— 全国高等职业教育康复治疗技术专业新形态规划教材 —

言语治疗技术

（供康复治疗技术、中医康复技术等专业使用）

主 编 智 娟

中国协和医科大学出版社
北 京

内容提要

本教材是“全国高等职业教育康复治疗技术专业新形态规划教材”之一，系根据本套教材的编写指导思想和原则要求，结合专业培养目标和本课程要求的教学目标编写而成，内容涵盖了失语症、构音障碍、吞咽障碍等。此外，本教材还增加了丰富的数字资源，包括教学视频、微课、课件、思维导图、岗位对标考试等知识点总结、能力测试等，丰富了教材内容，增强了线上和线下教学的联动性，以提升学生学习的主动性和积极性。

本教材主要供康复治疗技术、中医康复技术等专业使用，还可作为康复医学工作者的参考书。

图书在版编目（CIP）数据

言语治疗技术 / 智娟主编. -- 北京 : 中国协和医科大学出版社, 2025. 7. -- (全国高等职业教育康复治疗技术专业新形态规划教材). -- ISBN 978-7-5679-2645-5

Ⅰ. R767.92

中国国家版本馆CIP数据核字第202500T4B5号

主　　编　智　娟
策划编辑　魏亚萌
责任编辑　魏亚萌　刘　睿
封面设计　邱晓俐
责任校对　张　麓
责任印制　黄艳霞
出版发行　**中国协和医科大学出版社**
（北京市东城区东单三条9号　邮编100730　电话010-65260431）
网　　址　www.pumcp.com
印　　刷　三河市龙大印装有限公司
开　　本　889mm×1194mm　1/16
印　　张　18
字　　数　470千字
版　　次　2025年7月第1版
印　　次　2025年7月第1次印刷
定　　价　58.00元

全国高等职业教育康复治疗技术专业新形态规划教材建设指导委员会

全国高等职业教育康复治疗技术专业
新形态规划教材数字教材建设指导委员会

编者名单

主　　编　智　娟

副 主 编　季媛媛

编　　者（按姓氏笔画排序）

王珍玉（广州华夏职业学院）

成秋华（盐城市第三人民医院）

杜玉彪（菏泽医学专科学校）

李　慧（盐城市第一人民医院）

李婉莹（郑州健康学院）

吴大锐（重庆护理职业学院）

季媛媛（泰山护理职业学院）

赵鑫月（江苏医药职业学院）

贾丛州（江苏护理职业学院）

黄丽华（长春健康职业学院）

智　娟（江苏医药职业学院）

数字教材编者名单

主　　编 智　娟

编　　者（按姓氏笔画排序）

成秋华（盐城市第三人民医院）

赵鑫月（江苏医药职业学院）

智　娟（江苏医药职业学院）

出版说明

随着我国人口老龄化加速、慢性病患病率上升及全民健康意识增强，康复治疗技术已成为现代医疗体系的重要支柱。《“健康中国2030”规划纲要》提出，要加强康复等急需紧缺专业人才培养培训，加大康复治疗师等健康人才培养培训力度。当前，我国康复治疗师缺口高达数十万人，专业人才培养迫在眉睫。同时，智能康复设备、数字疗法等新技术的应用，要求从业者兼具传统康复技能与数字化工具操作能力。在此背景下，职业教育作为技术技能人才培养的主阵地，亟需建设适应产业升级、符合岗位需求的新型教材体系，为培养高层次、专业化人才奠定基础。

本套教材以实践科学发展观为指导思想，以服务教学、指导教学、规范教学、适应我国医学教育改革为宗旨，立足高等职业教育教学实际，以胜任能力培养为目标，使课程设置与理论实践紧密衔接，突出教材内容的实用性、先进性、科学性和通用性。本套教材为新形态教材，具体体现为：体现教育改革精神与职业教育特色；注重产教融合，突出实践教学；以实际操作技能为导向，融入新技术、新方法；融合思政，强化价值引领；以学生为中心，丰富模块设计；纸质教材与数字教材融合；教材编写在贯彻职业教育理念的同时，亦充分体现现代化的教育思想和方法，以全面提升学生的创新精神、人文素养、胜任能力等综合素质，培养适应医疗卫生体制改革的复合型和应用型人才。

同时，本套教材的编写遵循教材编写的基本规律，秉持“三基、五性、三特定”的原则，注重基础理论、基本知识和基本技能的培养，内容深度和广度适应全国高等职业教育的需求。教材编写以康复治疗技术专业的培养目标为导向，着重培养学生的职业技能，满足职业岗位需求、学生学习需求和社会需求。教材内容涵盖了康复治疗领域工作岗位所需的知识、技能和素质，帮助学生全面理解工作岗位，培养学生科学的临床思维和学习方法，以满足社会对学生知识和技能的要求，强调培养学生的创新能力、信息获取技能和终身学习能力，确保教材的启发性。在编写过程中，我们充分考虑到高等职业教育的多样性，确保教材既能适应不同院校的需求，又能满足学生毕业时的知识和技能要求。

本套教材涵盖康复评定技术、运动疗法技术、作业治疗技术等17门课程，定位清晰、特色鲜明，具有以下特点。

一、构建高质量、互动性强的创新形态教材体系

本系列教材为创新形态教材，教材所有内容，均实现数字化呈现；同时，为纸质教材提供配套教学视频、微课、思维导图、教学课件、在线练习等丰富教学资源，学生可直接获取与教材内容相关联的课程资源；支持多媒体资源嵌入与实时更新；配套的数字教材平台，支持在线教学、资源共享、数据分析等功能，实现教学全流程数字化管理，满足多样化教学需求。这种创新的学习方式，不仅提高了教学效果，也丰富了学习体验，使学习更加便捷，提升了学生的学习积极性和主动性。

二、强化价值引领，助推专业教育与思政教育相融合

本套教材以专业知识为载体，以思政教育为引领，深度挖掘专业课程蕴含的思政资源，巧妙融入教材内容，全方位助推专业教育与思政教育深度交融，培育德技兼修人才。在教材编写中，我们注重以康复案例为切入点，将社会主义核心价值观、医者仁心的职业精神、中华优秀传统文化等思政元素自然融入专业知识点。引导学生树立正确的职业价值观，具备社会责任感，在实践教学环节强化人文关怀培养，使学生在掌握专业技能的同时，自觉践行“健康所系，性命相托”的医者担当。

三、体现教育改革精神与职业教育特色

本套教材深入贯彻国家职业教育改革精神，坚持以人为本、能力为重，强调实践操作和技能培训，注重培养学生的职业素养和实际工作能力。内容贴近职业实践，力求使学生能够顺利进入职业领域，成为胜任基层医疗机构或康复治疗相关岗位的高级技术型专业人才。编写过程中，我们注重教材内容与实际工作岗位匹配，确保教材内容符合基层实际工作的需求。

四、注重产教融合，突出实践教学

高等职业教育强调产教深度融合，创新培养模式，这是职业教育的重要发展方向。本套教材的建设始终把提高人才培养质量放在首位，密切联系实际，突出实践教学，将专业内容设置与行业需求对接；推动教学与行业技术发展同步，使课程内容与职业标准对接；完善职业教育教学过程机制，使教学过程与实际工作过程对接。

五、贴合考试，对接行业需求

本教材严格遵循《国家职业教育改革实施方案》及职业教育规划教材建设要求，以康复治疗师职业标准为核心，将岗位技能、职业技能竞赛、职业资格考试内容有机融入教材，实现“岗课赛证”融通，助力学生无缝对接行业需求。

六、以学生为中心，丰富模块设计

考虑到职业教育学生的年龄和学习特点，本套教材的模块设置丰富多样，包括案例导入、思维导图、考试知识点总结、习题等模块。这种结构不仅有助于学生理解和记忆知识点，还能提高学生的学习兴趣和学习效果。每个模块设计精细，既有理论讲解，又有实践应用，旨在全面提升学生的综合素质。

希望本套教材的出版，能够推动高质量康复治疗技术专业人才的培养，促进我国康复治疗专业领域的教材建设与教育发展，为促进我国康复事业的发展和保障人民健康作出积极贡献。

前　言

随着社会的进步和人们对健康的重视，言语康复领域得到快速发展。作为康复治疗技术的重要组成部分，言语治疗技术在医疗、教育、心理等领域的应用日益广泛，行业对言语治疗人才培养的要求也在不断提高。为了契合新时代高等职业教育的发展要求，提高人才培养质量，亟需不断更新教学内容和教学方法。传统的教材和教学模式已难以满足学生成长和行业发展的需求，因此，我们组织编写了这本具有新形态的《言语治疗技术》教材，旨在更好地培养学生的实践能力和创新思维，使学生能够快速适应未来的工作岗位。

言语治疗涉及医学、心理学、语言学、教育学等多个学科领域的知识。本教材在编写过程中，注重整合学科知识，使学生能够系统地学习和掌握言语治疗技术，为未来开展综合应用奠定坚实基础。本教材详细介绍了言语治疗技术的基础知识、评定方法和治疗技术，涉及失语症、构音障碍、语言发育迟缓、听力障碍、口吃等多种言语障碍。通过理论和实践学习，学生能够扎实掌握理论知识，并具备熟练的操作技能，如各种评估工具的使用、治疗方案的制定和实施等。此外，本教材引入了大量临床案例和实际问题，引导学生运用所学知识进行分析和解决，培养学生的临床思维能力和实践操作能力。

作为一名言语治疗师，不仅需要具备专业的知识和技能，还需要有良好的职业素养和人文关怀精神。因此本教材在内容编排上，注重培养学生的职业道德、敬业精神和对患者的人文关怀，使学生在未来工作中能够以患者为中心，为患者提供优质的言语治疗服务。

为了提高学生的学习兴趣和效果，本教材采用了多种教学资源，除传统纸质教材外，还添加了丰富的在线学习资源，如电子课件、微课视频、思维导图、在线测试等，学生通过扫描书中二维码即可随时随地进行学习。

总之，本教材的编写旨在为高等职业院校康复治疗技术、中医康复技术等专业的学生提供一本全面、系统、实用的教材，帮助学生掌握言语治疗技术的专业知识和技能，为今后从事言语治疗工作奠定坚实基础。同时，希望通过本教材的推广与应用，推动高等职业院校康复治疗技术、中医康复技术等专业的教学改革和发展，为培养高素质的康复治疗人才贡献力量。

本教材在编写过程中，得到了各编者所在单位的大力支持，以及主编单位江苏医药职业学院康复医学院老师们的关心与帮助，在此向他们以及所有为此书奉献的编者们致以诚挚的谢意。康复技术日新月异，编者们能力有限，教材中难免有疏漏不足之处，敬请广大读者及同行提供宝贵意见和建议，以便在后续版本中进一步优化和完善内容。

编　者

2025 年 4 月

目录

第一章　总　　论

教学课件

学习目标

素质目标

（1）具备职业荣誉感与社会责任感，深刻理解言语治疗师的专业价值及其在国家健康服务体系中的重要作用。

（2）具备对国家卫生健康事业发展目标的认同感，明确言语治疗技术在促进全民健康、提升生活质量方面的核心使命。

（3）具备循证医学的科学思维模式，并奠定扎实的专业理论基础。

知识目标

（1）掌握：言语和语言的概念、言语障碍的常见类型。

（2）熟悉：言语治疗的原则。

（3）了解：言语治疗发展历史。

能力目标

能建立言语治疗的思维方法，理解言语治疗任务。

案例导入

【案例】

患者，男，58岁。半年前突发脑卒中，诱发严重失语症。临床表现为言语表达障碍、找词困难、不能理解他人的话等。经康复治疗后，该患者言语表达和理解能力显著改善，重拾与人交流的信心。

【问题】

针对该患者，言语治疗师应采取哪些措施？

·核心知识拆解·

第一节　言语治疗发展史

言语治疗作为康复治疗的重要组成部分，是对各种言语障碍和交往障碍进行评价、治疗和研究的学科。该学科涵盖了神经科学、语言学、声学、心理学、教育学等专业，属于多领域综合学科。

一、国际言语治疗发展史

言语治疗的起源可以追溯到19世纪末期，当时学习雄辩术的人开始与演说家、政治家、歌手、牧师或演员等有意改善口才或歌唱技巧的人一起工作。这一阶段，虽然尚未形成专业的言语治疗师组织，但已有一些勇于实践的专家在尝试解决言语障碍问题。在第一次世界大战期间，许多颅脑损伤患者出现了言语障碍，一些神经病学医生注意到这一现象，并开始尝试对这些患者的言语障碍进行治疗。到了第二次世界大战后，大量因脑外伤导致言语障碍的军人出现，因此神经科医生、心理学家和言语病理学家开始联合对言语障碍进行治疗，这极大地推动了言语治疗的发展。进入20世纪60至70年代之后，随着部分国家康复中心的建立，康复医学快速发展，言语治疗也逐渐受到了更多医疗机构的关注与重视。

不同国家的言语治疗开始的时期不同，美国关于言语治疗起源的描写都集中于专业组织的创立。1925年成立的美国言语语言听力协会（American Speech-Language-Hearing Association，ASHA）是全球规模和影响力最大的言语听力组织，该协会将言语治疗专业定义为言语－语言病理学（speech-language pathology），其专业人员称为言语－语言病理学家（speech-language pathologist，SLP）。言语语言病理学家的工作是预防、评估、诊断和治疗儿童及成人的言语、语言、社交沟通、认知沟通及吞咽障碍。此后，言语治疗不断发展，特别是在20世纪70年代以后，随着科学技术的进步，以及听力学、神经科学及心理学等多个领域研究成果相互融合，极大地推动了言语治疗理论和实践技术的发展。

法国、加拿大、澳大利亚等国家言语治疗的发展也十分迅速。1826年，法国Colmbat医生在巴黎创办了"语言矫治学院"，主要治疗讲话有缺陷的患者，这被认为是法国言语治疗行业的早期雏形。1950年，言语治疗在法国逐渐发展并成为一个独立的专业。1966年，法国言语治疗师协会（Fédération Nationale des Orthophonistes，FNO）成立，标志着法国言语治疗行业走向成熟。在加拿大，专业的言语治疗服务开始于1933年，至今已有90多年的历史。1964年加拿大成立了言语听力师协会（Speech-Language & Audiology Canada，SAC），属于国家专业协会，这为言语治疗行业的顺利发展提供了坚实的保障。1950年，澳大利亚言语语言听力协会（Speech Pathology Australia）成立，其是该国言语治疗专业的主要行业协会，负责制定行业标准、提供专业培训和认证等工作，推动了澳大利亚言语治疗行业的发展。

在日本、韩国等国家，言语治疗虽起步较晚，但发展迅速，目前也已经形成了较为完善的体系。

二、我国言语治疗发展史

视频：我国言语治疗的发展

我国古代医学书籍对言语障碍问题及治疗多有记载，殷商时代的甲骨文中已有“疾言”“疾音”的记载；《难经》对构音器官、共鸣器官的解剖结构有较详细的记载；《黄帝内经》中记载宫、商、角、徵、羽为五声，分属五脏功能，有“五音疗疾”之效；中医学古医籍也记载了一些有关言语治疗的理论和医疗方法（针灸、中药等）。此外，古代著作对言语障碍的发病机制也有论述，古人认为发音除与五脏、喉咙、唇齿等器官有关外，还与人体内的宗气、精气有关。

尽管如此，言语治疗作为一门科学、系统且独立的学科在我国建立的时间应追溯至20世纪80年代中期。当时，国内部分学者前往国外学习进修，将言语治疗的研究成果和专业知识引入国内。随后，他们结合国内的语言特点和文化习惯，编制出各种针对语言障碍的评价方法，开始对失语症、构音障碍、言语发育迟缓、口吃、孤独症，以及聋儿等语言和交流障碍的患者进行治疗和训练，并在全国范围内开展了聋儿语言训练工作。此外，学者们还将国外的治疗方法与中国传统医学相结合，在实践中积累了丰富经验。

随着我国康复事业的蓬勃发展，言语治疗学科也在不断进步。2019年中国言语语言康复联盟发布专家共识：中国言语语言康复工作者的职业名称拟定为言语语言康复师（简称言语康复师）或言语治疗师；职业定义拟定为使用相关理论与方法（含使用设备和用具等），为存在言语、语言、嗓音和吞咽等功能障碍的患者提供相关筛查、评估、治疗和咨询等服务的专业人员。至此，我国言语治疗工作内涵有了统一界定。

三、言语治疗技术发展史

（一）早期发展阶段

在20世纪初，言语治疗技术开始形成一门独立的学科。这一时期的言语治疗技术主要集中在基础沟通技能的培训上，如教导患者如何正确地发出声音和使用基础词汇进行交流。早期的治疗多依赖于模仿学习和重复练习的方法，治疗环境相对简单，主要在临床治疗中进行一对一的康复指导。

（二）中期技术进步与专业化

到了20世纪中叶，随着科技的发展和医学的进步，言语治疗技术也得到了显著的提升。这个时期见证了多种新技术和新理论的引入，如音频设备用于发音训练、录音技术用于患者进展监测等。此外，心理学和行为科学的理论也开始被整合到言语治疗中，使得治疗方法更为科学化和系统化。

（三）现代发展趋势

进入21世纪，言语治疗技术继续向着更加科技化和综合化的方向发展。数字技术的使用成为常态，例如使用计算机辅助设计和远程治疗服务，让康复治疗不再局限于传统的临床环境。人工智能和机器学习技术的引入正在改变言语功能的评估方式，并提供个性化的治疗计划。

四、言语治疗教育发展史

在发达国家（如美国、加拿大、德国、澳大利亚、日本等国家）已经建立了完善的言语治疗教育体系。美国300多所大学中设有语言病理学专业本科教育，其中200多所大学设有语言病理学硕士和博士研究生教育。加拿大、德国、澳大利亚等国家相继成立了语言病理学专业，日本、韩国及我国香港特别行政区已由20世纪80年代高等职业教育过渡到现在的研究生教育。

2012年“听力与言语康复学”专业（代码为101008T）作为特设专业被我国教育部纳入《普通高等学校本科专业目录》。截止至2024年，全国已有15所本科院校、18所高等职业院校开设了听力与言语康复学专业。

经过几十年的发展，我国言语听力康复与教育事业已经取得了令人瞩目的成绩，但是离发达国家的水平还相距甚远。国际上语言治疗师的需求量标准是每10万人口配备20名，参照此标准推算，中国大约需要27万名，然而目前我国从事言语治疗的专业人员尚不足该数量的1/10，在数量上和水平上均难以满足大量言语障碍者的需求。因此，不断壮大言语治疗人才的队伍、提高从业人员的专业水平是当前行业发展的紧要任务和迫切需求。

第二节　言语治疗的相关概念

一、语言与言语

1. 语言　语言（language）是人类社会中约定俗成的符号系统，用于表达和交流思想、情感、信息等。它是人脑的高级功能，也是人类区别于动物的重要标志之一。语言的形式丰富多样，包括口语、书面语，以及姿势语（如手势、表情、手语等）。其不仅是用于口头交流的工具，还涵盖了文字、视觉、声音和触觉等多种信息传递形式。

2. 言语　言语（speech）是人类运用语言进行表达的过程，也是产生口语语音的过程。这是一个神经肌肉组织参与的发声器官机械运动的复杂过程，并通过这一过程实现口语表达。言语是以语音为代码的语言，是人们最常用、最便捷、最基本的交流工具。

言语是第一性的，语言是第二性的。语言来源于言语。语言和言语都是交际工具，但语言更侧重于作为社会共有的交际工具，而言语则是个体运用语言进行交际的具体行为。语言对言语起着规范和制约的作用，而言语又反过来丰富和发展语言。人们在言语活动中不断创造新的词汇和表达方式，这些创新最终可能被纳入语言体系。

总的来说，语言和言语既有区别又有联系（图1-1）。语言是抽象的、社会的、有限的符号系统，而言语则是具体的、个人的、无限的行为过程。两者相辅相成，共同构成了人类复杂的语言现象。

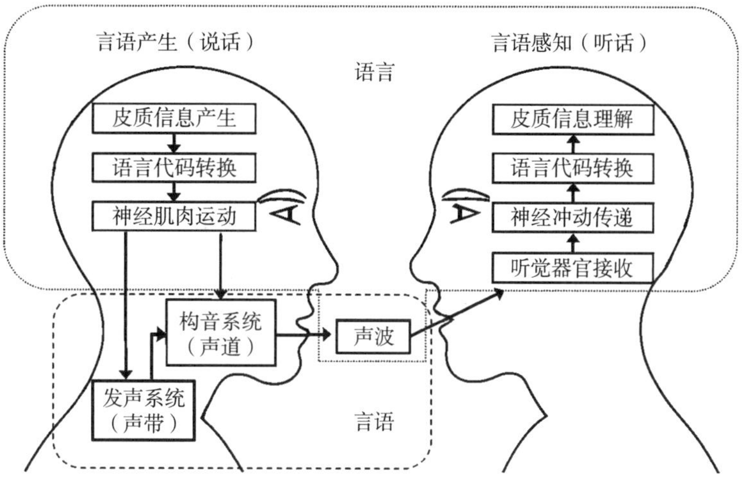

图1-1 语言和言语

二、听力与听觉

1. 听力 听力（hearing）是指人耳听到声音的能力，主要依赖完整的听觉传导通路。人们听到的声音有音长、音强、音高和音色四个属性。听力是先天具有的，主要涉及人耳的内部结构，如外耳、中耳和内耳，这些结构的完整性共同决定了耳是否能听到外界的声音。

2. 听觉 听觉（auditory sense）是在具备听音能力的基础上，大脑皮质高级中枢对声音进行综合处理的过程。听觉不仅包括听到声音的能力，还包括对声音的理解和辨识能力，这需要后天的发育及学习才能不断完善。

听力是听觉的基础和前提，没有听力就无法进行听觉处理。同时，听觉能力的发挥也需要听力的支持，只有听到声音才能进一步理解和处理。听力和听觉的发展是相互促进的，良好的听力环境有助于听觉能力的提高和发展，而听觉能力的提升也能反过来提高听力的敏锐度和准确性。

三、言语–语言障碍

言语–语言障碍有时统称为言语障碍，因此针对各种语言障碍、言语障碍进行矫治和研究的学科被命名为“言语治疗学”。在本教材中未特别指明时，出现的“言语”一词均代表“言语”（言）和“语言”（语）。

言语形成有三个环节，按其先后次序依次如下。①输入：通过视、听途径将感觉信息传入中枢。②综合分析：中枢对传入信息进行综合、比较、整合处理。③输出：经综合分析后，首先形成概念，即决定和组织好要表达的内容（要说的话，要写的字，要做的手势），然后把这些概念转化为输出的神经冲动，通过发音器官、肢体或表情肌的运动而构成言语、文字或手势和表情，最终达到表达思想、感情、意见和需要的目的。语言形成的三个环节中任何一环受损，均可发生言语障碍。

言语形成的机制不同，因此不同部位的损害会产生不同言语障碍表现，目前对言语障碍的分类尚无统一标准。临床上一般分为以下几类。

1. 失语症 一种言语获得后的障碍，是由于大脑损伤引起的言语功能受损或丧失，表现为听、说、读、写、计算等一个或多个方面的障碍。通常由脑卒中、头部创伤或神经退行性疾病引起。患者可能表现为理解和生成语言困难，包括说话、阅读、写作和理解他人言语的能力受损。根据受损的语言功能区域不同，失语症可以分为多种类型，如表达性失语症、感受性失语症和完全性失语症等。治疗通常涉及言语康复、认知康复和心理支持，以帮助患者尽可能恢复语言功能。

2. 构音障碍 指在言语活动中，由于构音器官的运动或形态结构异常，以及环境、心理等因素导致的语音不准确的现象。构音障碍是最常见的言语障碍之一，表现为语法、用词正确但发音不清楚。

根据病因，构音障碍可分为运动性构音障碍、器质性构音障碍和功能性构音障碍。运动性构音障碍是由于神经肌肉病变引起构音器官的运动障碍，出现发声或构音不清等症状；器质性构音障碍是由于先天或后天原因所致构音器官的形态结构异常，临床上最常见的是唇腭裂所致的构音障碍。功能性构音障碍多见于学龄前儿童，指在不存在任何运动障碍、听力障碍和形态异常等情况下，部分发音不清晰，通过训练可完全恢复。

3. 语言发育迟缓 是指儿童在生长发育过程中其语言能力明显落后于同龄儿童的现象。智力低下、听力障碍、构音器官疾病、中枢神经系统疾病、语言环境不良等因素均是引发儿童语言发育迟缓的常见原因，且通过语言训练可以显著改善其社会适应能力。

4. 听力障碍所致的言语障碍 言语发育过程中，听觉刺激是必不可少的因素。听力障碍对言语发育有直接影响，听力障碍所致的言语障碍可分为先天性和后天性两种类型。听力障碍如发生在获得言语之后，则只需进行听力补偿；如在获得言语之前，特别是婴幼儿言语尚未形成时，若发生中度以上听力障碍将严重影响言语发育，因此需要听觉言语的康复训练，以帮助患儿获得言语功能。

5. 口吃 言语的流畅性障碍，表现为说话过程中的重复、拖音及不恰当的停顿。可能是由于言语发育过程中不慎模仿或与遗传和心理等因素有关。部分儿童可随着成长自愈；部分则伴随至成年或终身，需经训练得以改善。

6. 发声障碍 发声是指由声门振动发出声波，通过喉头以上的共鸣腔产生声音，这里所指的“声”是嗓音。因此发声障碍也称嗓音障碍，是指由于器质性、功能性、神经源性、心理性疾病导致人体发声器官的结构、形态、发声功能及发出的声音出现异常状态。

▶知识拓展

言语残疾分级

2011年，我国颁布并实施了《残疾人残疾分类和分级》(GB/T 26341—2010)，其中指出言语残疾是指由于各种原因引起的不同程度的言语障碍，经治疗一年以上不愈或病程超过两年，仍无法或难以进行正常的言语交流活动，进而影响其日常生活和社会参与的状况，包括失语症、运动性构音障碍、器质性构音障碍、发声障碍、儿童言语发育迟缓、听力障碍所致的言语障碍、口吃等。根据口语表现、脑和发音器官的结构与功能损伤程度、活动和参与情况言语残疾可分为四个等级，需要注意的是，3岁以下儿童不定级。

（1）言语残疾一级：脑和/或发音器官的结构、功能极重度损伤，无任何言语功能或语音清晰度小于或等于10%，言语表达能力等级测试未达到一级测试水平，不能进行任何言语交流，在参与社会生活方面存在极严重障碍。

（2）言语残疾二级：脑和/或发音器官的结构、功能重度损伤，具有一定的发声及言语能力。语音清晰度在11% ~ 25%，言语表达能力等须测试未达到二级测试水平，在参与社会生活方面存在严重障碍。

（3）言语残疾三级：脑和/或发音器官的结构、功能中度损伤，可以进行部分言语交流。语音清晰度在26% ~ 45%，言语表达能力等级测试未达到三级测试水平，在参与社会生活方面存在中度障碍。

（4）言语残疾四级：脑和/或发音器官的结构、功能轻度损伤，能进行简单会话但用较长句或长篇表达困难。语音清晰度在46% ~ 65%，言语表达能力等级测试未达到四级测试水平，在参与社会生活方面存在轻度障碍。

第三节　言语治疗的途径与原则

一、言语治疗的途径

（一）言语训练

言语训练是言语治疗的核心，包括言语理解的训练、口语表达训练、阅读训练、书写训练、构音运动训练、语音清晰度训练、吞咽功能的训练、言语交流替代系统的应用训练、认识训练及与语言交流相关的心理训练。言语训练是以刺激的方式对患者进行听觉、理解、表达、构音功能等方面的治疗。

（二）指导

对于重度言语障碍的成人患者，首先要对患者的家属进行训练方法的指导，以及沟通技巧培训。对于中度和轻度言语障碍的成人患者，可以直接对本人进行指导，使他们充分配合治疗师的训练。对于重度言语障碍的患儿，应对其父母进行专业指导和必要的培训。对于口吃的患儿，还需要对幼儿园和学校老师进行指导。

（三）手法介入

通过运用传统医学中的手法（如针灸与按摩），以及协助患者进行构音器官运动等方法，改善言语运动功能障碍。此方法主要适用于运动性构音障碍，尤其是重症患者，也适用于重度神经性吞咽障碍的患者。

（四）辅助具

为了补偿功能受限，有时需要装配辅助具。如重度运动性构音障碍患者腭咽肌闭合不全时，需戴腭托以改善鼻音化构音。

（五）替代方式

当重度言语障碍患者难以进行正常交流时，可使用替代方式，如手势、交流板、言语交流器、增强和替代沟通系统（augmentative and alternative communication，AAC）等。

（六）计算机言语矫治

计算机言语矫治是一种基于计算机技术的辅助治疗方法，旨在通过科学的分析和训练软件，帮助患者改善言语和语言功能。计算机可以生成易被患者接受的听觉、视觉提示及反馈，对数据的测量更客观、可靠，是替代一部分人工矫治工作的主要手段，目前已被广泛使用。计算机言语矫治可用于发音训练、理解训练、词汇学习、口语表达、阅读书写、思维训练等。

二、言语治疗的原则

（一）准确评估、因人施治

在制定康复目标及康复方案前，首先需对患者的言语障碍进行准确评价和分型，了解言语障碍的侧重面、程度，并在此基础上，针对言语症状的各个方面，设定相应的训练项目。根据患者的病症程度、障碍侧重面、残余语言功能等方面，兼顾患者的文化水平和兴趣爱好，最终制定个体化的训练计划和具体的言语训练内容。

（二）难易适度、循序渐进

言语康复训练先易后难，由浅入深，强度要由小到大，循序渐进，使患者有一个适应过程。理想的训练强度以患者经过一定努力才能获得成功，正确率在80%左右为宜。训练后课题正确率若能达到80%以上，而且正确反应能固定下来，就可以考虑将训练难度上升一个阶段，如果错误反应增多，说明训练难度大，需要降级，如果降级后错误反应继续存在，可能与课题设定不正确有关，此时需重新评价和修订训练程序。

（三）重点突出、全面综合

针对患者突出的言语障碍问题，选择合适的康复治疗措施。如运动性失语患者口语表达障碍最为严重，则应侧重开展构音训练、口语和文字表达训练，同时也要兼顾听理解、阅读、书写，以及实际交际能力方面训练。以口语表达为中心，坚持“听、说、读、写”相结合，发挥各语言功能之间的协同强化作用。另外，有些患者合并有多种言语障碍，要区分轻重缓急，分别治疗。如部分失语症患者可能同时伴有构音障碍，制订治疗方案时需要注意兼顾构音器官和发音清晰度的治疗。

（四）内容适宜、形式多样

言语治疗是一个长期且枯燥的过程，为更好地调动患者参与治疗的积极性，训练的素材内容应适合患者的文化水平、职业身份及兴趣爱好。同时，训练时采用丰富的形式，如绕口令、讲故事、角色扮演、演讲辩论、多媒体训练等。治疗以一对一训练为主，也可适时采用小组训练法、游戏训练法等训练形式。

（五）关注心理、重视环境

在进行言语治疗时，还应时刻关注患者的心理变化，帮助其建立积极的治疗态度和信心。治疗取得进步时，要及时鼓励患者，帮其坚定信心。患者情绪饱满时，可适当增加训练难度，情绪低落时，可缩短治疗时间或暂停治疗。家属的参与和支持对患者的康复至关重要。治疗师应指导家属在家中辅助患者训练，并提供必要的心理支持。同时要让患者的家庭创造好的语言环境，以利于患者语言的巩固和应用。

第四节　言语治疗的要求和注意事项

一、言语治疗的要求

为达到最佳治疗效果，需要设法去创造可能的条件，但也并不是所有言语治疗都要机械地去苛求条件。

（一）训练场所

对于处于脑血管病急性期、脑外伤早期的患者，以及某些重症脑瘫患儿来说，在他们身体状况允许的情况下，可以在床边开始早期的言语康复训练；一旦患者能够自主移动至轮椅上，则可以转移到言语治疗室继续接受更系统的专业指导。成人言语治疗室通常设计为10m^{2}左右，空间无须过大。室内应配备治疗桌椅、教材柜及言语训练设备等必要设施。为了方便轮椅用户的进出，建议安装推拉门。相比之下，儿童言语训练室则需要更加宽敞的空间，因为有些活动需要在地板上完成，这就要求房间有足够的空间来支持这些活动。无论是成人还是儿童的言语治疗环境都应该保持简洁、安静、有序，避免使用色彩过于鲜艳的装饰品或海报，以免分散患者的注意力。理想的治疗环境应具备良好的隔音效果，以减少外界噪声对患者的干扰，帮助患者更好地专注于治疗过程，并有效接收听觉刺激信息。

（二）治疗形式

言语治疗通常采用一对一的训练方式，但有时也会进行集体训练。

1. 一对一训练　根据每个患者的具体情况，如病症程度、障碍侧重面、残余语言功能等，制定个人训练计划及具体的语言训练内容。训练主要包括两方面：一是语言功能训练，二是实际语言交流能力训练。

2. 集体训练 将类型和损伤程度不同的言语障碍患者集中在一起，以小组形式进行言语治疗。这种治疗方式能够改善言语障碍患者对社会的适应性，减少不安，提高患者交流的欲望。同时，这也为言语障碍患者提供了一个交流场所，对改善由言语障碍引发的二次障碍（如心理问题、情绪问题、人际关系问题等）起到积极作用。另外，通过集体训练，重症言语障碍患者可以从症状较轻的患者身上看到希望和信心，为其将来回归家庭和社会打下基础。还可以请心理治疗师、作业治疗师、社会工作者一起参加，有助于增加患者的自信心和兴趣。

（三）治疗次数和时间

言语治疗原则上应确保每天进行一次，每次训练时长至少30分钟，一般不超过1小时。对于低龄儿童患者，每次训练时间可适当缩短，一般不少于20分钟。住院患者可根据情况每天进行1～2次训练，门诊患者的训练间隔可以延长。言语治疗的检查，最好安排在上午进行，因为此时患者精神状态较好，头脑更为清醒；相比之下，下午患者的耐受力通常较弱。在训练过程中，要求患者保持注意力高度集中，但由于长时间训练可能导致疲劳，因此在整个过程中需要密切观察患者的身体状况，以防止意外发生或原有疾病复发等情况。

（四）家属指导及自我训练

治疗师会依据训练计划和每日的训练内容，为患者布置作业，这个作业就是患者自我训练的内容，要求患者每天训练5～6小时。这是一种有效的学习方法，通过完成作业可以强化患者每天训练的内容，还可使患者看到自己的进步，提高信心。

患者的家属在言语训练中扮演着重要的角色，他们需要积极参与并督促患者进行言语训练。在治疗过程中，家属应在旁边观察和检查患者的训练情况，治疗师会根据观察到的言语症状进行解释，使家属更容易理解。此外，治疗师还会观察患者与家属之间的互动，并向家属反馈交流方式是否恰当，同时提供具体的指导建议，以便更好地完成家庭训练任务。

二、言语治疗的注意事项

（一）及时把握训练时机

言语治疗原则上要求在发病后尽早开始训练。对于成人，由于其言语障碍通常较为明显且原发病相对稳定，因此在临床主治医师许可的情况下可立即展开治疗，甚至在急性期也可以进行床边训练。而对于婴幼儿，只有早期发现才能实现早期干预，因此早期识别至关重要。

（二）重视反馈机制

在言语治疗过程中，反馈是指患者对自己反应的认知，一是患者对自己所进行的活动有意识客观地把握，二是认识到自己反应是否正确。初期阶段，患者往往难以准确感知自己的表现，此时需要治疗师不断给予正面或负面的反馈来帮助患者建立正确的自我评估体系。这一过程不仅有助于提高患者对自己活动状态的理解，还能增强他们对正确与否的认识。当建立反馈困难时，可以通过视觉、触觉及听觉等多种感官刺激方式辅助达成目标。训练中要认真观察患者，及时对正确的反应给予正强化，错误的反应给以负强化。

（三）密切关注患者状况

治疗前需详细了解患者的基本情况及其可能面临的风险因素，注意监测可能出现的各种突发状况；同时还需持续监控患者的健康状况及参与康复活动的积极性。特别要注意观察是否存在过度劳累现象，一旦发现异常应立即停止当前训练计划。此外，针对存在注意力分散、情绪低落等问题的患者，言语治疗师应当采取适当措施调整交流方式，确保双方能够保持良好沟通，并促使患者积极参与到学习中去。

（四）确保交流手段

虽然言语是人类最主要的交流工具，但对于重症患者，首先要借助手势、笔谈、交流板、言语障碍诊治仪等交流工具建立非言语的交流方式，这对言语障碍患者尤其是对失语症患者有重要意义，可以有效促进信息传递与理解。

（五）加强卫生安全管理

言语治疗师在工作中常常不可避免地与患者的身体分泌物直接接触，因此必须严格遵守个人防护的相关规定。比如操作前后需彻底清洗双手；处理吞咽障碍时佩戴一次性手套；定期消毒所有器具等措施都是必不可少的。尤其是对于那些直接触碰口腔或者皮肤表面的物品，推荐使用一次性用品以减少交叉感染风险。

（六）尊重每一位服务对象

在整个康复过程中都应该努力营造一个温馨和谐的氛围，让每位患者都能感受到被接纳、包容、理解和尊重。通过积极倾听、耐心解答疑问等方式建立起信任关系；同时也要注重保护个人隐私权益不受侵害。

—• 考试知识点总结 •—　　—• 本章小结 •—

—• 协和云课堂…… 拓展练习及参考答案 •—

（智 娟）

教学课件

第二章 失 语 症

微课：
失语症

学习目标

素质目标

（1）树立尊重患者独立人格、尊严和自主权的意识，将患者置于康复决策的核心。

（2）具备同理心，深刻理解失语症对患者认知、情感、社会参与的多维度影响。

（3）具备耐心、爱心与专业的沟通技巧，深刻理解跨多团队合作在失语症康复治疗中的关键作用，强化职业责任感与团队使命感。

知识目标

（1）掌握：常见失语症类型的临床表现、国内常用失语症评价方法、失语症的对症治疗。

（2）熟悉：语言中枢的定位与功能、失语症的治疗原则。

（3）了解：失语症的病因、其他治疗方法。

能力目标

（1）能识别失语症，能对失语症进行评定并对结果进行分析。

（2）能开展失语症个性化治疗方案制定与实施。

（3）能与失语症患者及家属进行有效沟通。

案例导入

【案例】

王某，男，25岁，电脑程序员，右利手，3个月前脑出血致右侧肢体活动障碍伴言语不利。头颅MRI示左侧额叶损伤。言语功能检查：听理解、口语表达、复述、阅读理解和书写均有不同程度障碍，发音清晰度尚可。纯音测听为28dBHL。

【问题】

1．请运用所学知识判断该患者言语障碍的类型是什么？

2．针对该患者制定初期治疗目标及康复训练计划是什么？

·核心知识拆解·

第一节 概 述

一、大脑功能侧化和语言中枢

（一）大脑功能侧化

大脑在结构上可划分为左右两个半球，二者之间通过胼胝体紧密相连。每个大脑半球又分为额叶、顶叶、枕叶、颞叶以及岛叶五部分。

大脑的表层是大脑皮质，它承担着接收外界传入的神经信息、处理信息及向其他部位发出神经信息的重要功能。而在大脑的深部则是大脑髓质，其中神经纤维纵横交错。这些神经纤维就像是一条条高速公路，不仅在同侧大脑半球的各个部分之间传递神经信息，还负责在左右大脑半球之间以及皮质和皮质下中枢之间的信息传递与交流。通过这种广泛而复杂的联络与协调作用，使整个大脑能够整合成为一个有机的统一体，进而使大脑具备更为复杂和完整的功能。

在髓质中，存在着一个特殊的结构——基底核，它包含了纹状体、屏状核以及杏仁体等部分。其中，纹状体与肌张力的维持以及运动控制调节关系密切，此外纹状体受损还可能会引发一系列言语方面的问题，比如言语重复、模仿以及刻板的口语表达等。

在漫长的进化和发育历程中，大脑皮质的结构和功能都经历了高度分化。现代科学研究结果表明，两侧大脑半球各自拥有独特的优势功能。具体来说，左侧大脑半球与语言能力、意识活动、数学运算以及逻辑分析等方面紧密相关，它在思维活动中更侧重于抽象思维，并且具有连续性、有序性以及分析性的特点。正因如此，左侧大脑半球常常被称为优势半球。而右侧大脑半球则主要负责接收和处理音乐、绘画、舞蹈等各类艺术活动相关信息，同时还涉及空间知觉、发现隐蔽关系、想象以及情感表达等方面。它在思维活动中更侧重于形象思维，并且具有离散性、弥漫性以及整体性的特点。

值得一提的是，左侧额叶中的Broca区是产生语言的关键区域，而左侧颞叶与顶叶交界处的Wernicke区则在语言理解中起着至关重要的作用。

左、右大脑半球虽然各有其独特的优势功能，但它们之间并非孤立存在，而是相互补充、相互制约、相互代偿的，共同协作以完成各种高级神经活动。以语言这一复杂的神经活动为例，左半球主要负责语义的理解和话语的连贯性表达，而右半球则侧重于语调的控制，为话语赋予韵律感。只有当这两个半球的功能相互配合、有机结合时，人们才能说出既准确又动听的话语。

在正常情况下，大脑的两个半球在言语功能的发挥上存在一定的分工。一般来说，右半球的言语功能处于相对抑制的状态，通常不会直接参与到言语活动中。然而，当左半球受到损伤时，右半球在一定程度上能够代偿左半球的部分言语功能。

（二）语言中枢

大脑语言区主要位于优势半球的额叶、颞叶和顶叶，依其位置和在处理语言功能中作用的不同可分为不同的语言中枢（图2-1）。自从Broca证明脑与语言的关联以后，便产生了言语定位学派。该学派认为，每一种语言行为模式都可以被定位到特定的脑区，不同大脑部位的病变是产生不同语言障碍的基础。

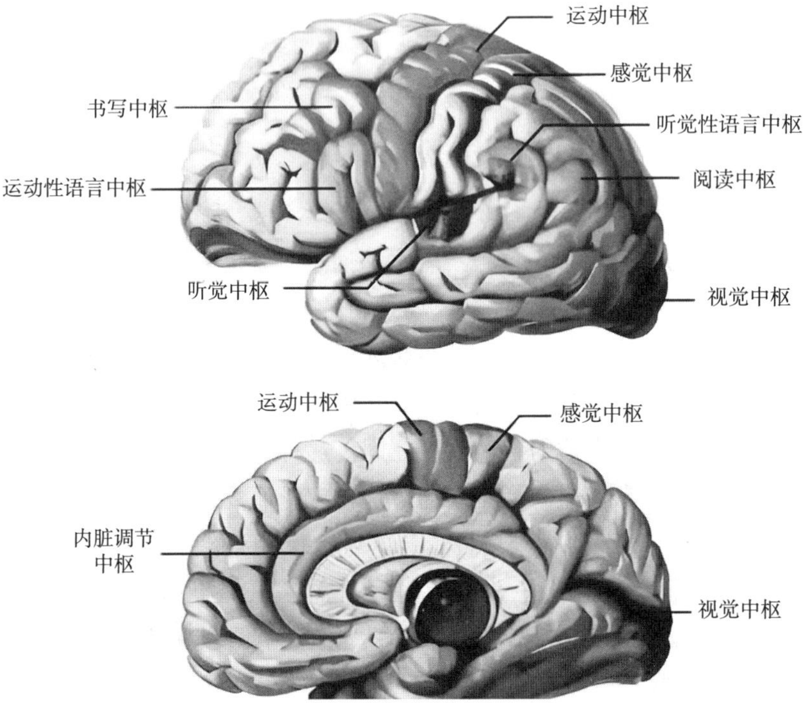

图2-1　大脑语言中枢

运动性语言中枢（说话中枢）：位于额下回后1/3处，紧靠中央前回下部，又称Broca区，能分析综合与语言有关的肌肉性刺激。此处受损时，患者与发音有关的肌肉虽未瘫痪，但却丧失了说话的能力。

听觉性语言中枢（听话中枢）：位于颞上回后部，又称Wernicke区，能调整自己的语言，还能听取、理解别人的语言。此处受损时，患者虽能讲话，但内容混乱而割裂；虽能听到别人讲话，但不能理解讲话的意思（即听觉上的失认），对别人的问话常答非所问。

视觉性语言中枢（阅读中枢）：位于顶下叶的角回，靠近视中枢。此中枢受损时，患者视觉无障碍，但角回受损使得视觉意象与听觉意象失去联系（即大脑长期记忆的信息编码以听觉形式为主），导致原来识字的人不能阅读，失去对文字符号的理解能力。

书写性语言中枢（书写中枢）：位于额中回的后部，此处受损时，虽然其他的运动功能仍然保存，但写字、绘画等精细运动发生障碍。

根据研究，听到别人言语，理解后用口语回答的神经过程可能是：①听觉冲动传至听觉区，产生听觉，并与Wernicke区联系，理解句意；②经过联络区的分析，将信息传送到Broca区。运动性语言中枢通过与头面部皮质的联系，控制唇、舌、喉、上肢、以及手部的运动，从而形成语言和文字，并表达出来。

现代功能影像技术已经探明大脑皮质中除了以上四大语言中枢外，其他部分区域也具有语言功能（表2-1）。

表2-1　与语言有关的大脑区域

大脑区域	定位	功能
初级听觉皮质	颞上横回后部41区和42区	接收和分析听觉信息
Wernicke 区	颞上回后部	听觉联合皮质，分析从初级听觉传来的输入信号，将这些信号与储存在记忆库中的信息进行匹配，并翻译其意义，该区对复述和理解都很重要
角回和缘上回	顶叶的前下部，位于听觉、躯体感觉和视觉联合皮质的交界区	联系三个区域的联合皮质。当给予听觉信息时，角回和缘上回都能扫描Wernicke区，且能够激发与听觉资料相匹配的视觉信息；同样，当给予视觉信息时，角回和缘上回也能够激发听觉联合皮质
视觉联合皮质	位于初级视觉皮质前，枕叶和顶叶的18和19区	对初级视觉信号进行分析
弓状纤维	一束将Wernicke区和Broca区相连的白色纤维	将信息从Wernicke区传向Broca区
Broca区	左侧第三额回下部	面、舌、唇、咽和呼吸的运动联合皮质，此区功能包含产生言语所必需的运动模式
初级运动皮质	中央前回，Brodmann 4区	将从Broca区传来的信息转变成运动活动
外侧裂周围	环绕外侧裂周围的区域	包括 Broca区、弓状纤维和Wernicke 区
交界区或分水岭区	大脑前动脉与大脑中动脉分布交界区，或者大脑中动脉与大脑后动脉分布交界区	因为Wernicke区仍然与Broca区保持联系，故复述功能保留
胼胝体	连接两个半球的纤维	联系每一半球的同一区域

二、失语症的概念与病因

视频：认识失语症

1. 失语症的概念　关于失语症，很多学者给予了不同的定义，虽然这些定义的侧重点不同，但主体内容大致相同。目前，临床上也较常用的是美国Benson给失语症下的定义：失语症是指大脑损伤引起的语言能力丧失或受损。失语症是后天获得性障碍，表现为大脑受损后已经获得的语言能力重新丧失或受损，即大脑受损致使患者的口语或书面语的理解、表达过程中的信号处理发生了障碍。此外，需注意的是因感觉缺失、广泛性精神衰退或错乱、肌肉病变等引起的语言障碍，不是失语症。

2. 失语症的病因　失语症的常见原因可分为三类。

（1）疾病因素：因脑血管意外、脑炎、脑部肿瘤等疾病引起的脑损伤。其中，脑血管意外是导致失语症最常见的病因。有资料显示，我国1/3以上的脑血管意外患者均出现不同程度的言语障碍。

（2）外伤因素：因战争、车祸、高空坠落等原因致脑外伤，引起言语障碍。

（3）中毒因素：因食物、药物等中毒致脑损伤，引起言语障碍。

三、失语症的症状

失语症患者的症状各不相同，即使是同一患者在发病初期和恢复期的症状也不相同。无论失语症患者的症状个体差异有多大，但总的来说都表现在听、说、读、写这四个方面。

（一）听理解障碍

听理解障碍是指患者对口语的理解能力降低或丧失，是失语症患者常见症状之一。口语听理解能力包括对字词、单句及复合句等不同层次、不同水平的理解，应具备语音辨识能力、语义理解能力、足够的听觉记忆跨度及句法学。以上任何能力的缺损都会引起不同程度的听理解障碍。

1. 语音辨识障碍 患者能听到声音，但对所听到的语音不能辨认，给人一种似乎听不见的感觉，但经听力检查，听力又无明显缺陷。患者仅存在口语理解、复述和听写障碍，无其他言语功能和神经生理异常的情况被称为纯词聋，在临床上极少见。

2. 语义理解障碍 患者能正确辨认语音，但部分或完全不能理解词意或语义，常表现为大声重复没有听懂的词语或句子。该症状在失语症中最常见。

（二）口语表达障碍

口语表达障碍亦是失语症患者常见的症状，是指患者的口语表达能力受损或丧失。

1. 口语的流畅性障碍 是指语言的流畅程度发生障碍。一般根据患者口语表达的特点，将失语口语分为非流畅性失语和流畅性失语。

（1）非流畅性失语：口语语量显著减少、说话费力、句子短、语调障碍，常表现为低的单音调，但口语多为关键词，提供的信息量较多。如一位Broca失语的患者被问到“你今天早上吃了什么？”时，其可能会回答：“早饭……面包……牛奶……不好……说不清……”。

（2）流畅性失语：口语量增多、句子长、不费力、语调正常且发音清晰，但多为无意义的语言，提供的信息量少，且语句中混有大量语音错语和新语。如一名Wernicke失语的患者在回答早上吃了什么时说：“嗯，我今天早上……那个东西，你知道的，就是那个……飞快的火车，还有绿色的天空，它们都在跳舞……”他的叙述与实际问题毫无关系。

美国Benson对流畅性失语和非流畅失语的鉴别见表2-2。

2. 发音障碍 失语症的发音障碍与非失语症的构音障碍不同。失语症患者的发音错误往往多变，包括韵律失调和四声错误，且有随意与有意表达的分离现象，即刻意表达的语言明显不如随意表达，模仿语言不如自发语言。当患者试图努力改善发音时，发音障碍却进一步加重。非失语症的构音障碍，发音错误常常不变。

3. 说话费力 一般常与发音障碍有关，患者常表现为语言不流畅并伴有说话时全身及面部用力。

4. 错语 亦称替代语。有三种，即语音错语、词义错语和新语。

表2-2 流畅性与非流畅性失语的鉴别

鉴别点	流畅性失语	非流畅性失语
说话量	多	减少，50词以下/分钟
费力程度	无	增加
句子长度	可说长句子	缩短
韵律	正常	异常
错语	少见（以语音错语为主）	多见（以语义错语为主）
信息量	少	多

（1）语音错语：是音素之间的置换，在汉语中表现为三种情况：①声母置换，如将“大象（dà xiàng）”说成“踏象（tà xiàng）”；②韵母置换，如将“河马（hé mǎ）”说成“猴马（hóu mǎ）”；③声调置换，如将他们（tā men）说成塔门（tǎ mén）。

（2）语义错语：是词与词之间的置换，如将“苹果”说成“香蕉”，“钢笔”说成“橡皮”。

（3）新词：则是用无意义的词或新创造的词代替说不出的词，如将“苹果”说成“塔莫”。

5. 杂乱语 杂乱语也称奇特语，是较长的、发音流畅的但无意义的言语，主要由错乱词语和新造词语组成，以至说出的话无法理解。

6. 找词困难和命名不能 是指患者在谈话过程中，欲说出恰当词时有困难或不能，特别是名词、动词和形容词。在谈话中因找词困难出现停顿，甚至沉默，或出现重复结尾词、介词和其他功能词等现象。当患者面对实物及图片时，不能说出名称则称为命名不能。患者知道物品的名称，但不能正确说出，常以说明物品的功能、性状等方式进行表达，如患者想说苹果，却表达为：“那是……那是圆圆的、红红的，长在树上，能吃的”。所有失语症患者都有不同程度的找词困难和命名不能。

7. 持续言语 表现为重复某个字、词或短语。通常在表达困难时或疲劳时出现。如给患者检查时，已更换了图片，但患者仍不停地说前面图片的内容。患者经常能认识到自己的错误，严重的患者在自动语序的背诵中也可出现持续言语。

8. 刻板语言 常见于重症失语症患者，表现为对任何问题均以单一、刻板的语音或字词来回答。如“哪”“哪”；“北根”“北根”。有些患者根据提问者的问题，作出有语调、有韵律的刻板回答来表达部分信息。如问“你想睡觉吗？”，患者会用轻柔的声音回答为“嗯…嗯”表示想睡觉，用高亢的声音回答为“嗯…嗯”则表示为不想睡觉。

9. 语法障碍 分为失语法和语法错乱两种。①失语法：构句中只有词的堆砌而无语法结构，不能完整的表达信息，类似电报文体，称作电报语言，也称为运动性语法障碍。②语法错乱：是指错误的运用语法成分，表现为语句中存在实词、虚词等，但用词错误，结构及关系混乱。

10. 复述障碍 是指患者在重复别人的言语时，不能准确重复别人说出的内容。

11. 模仿语言 指强制性地复述他人的话。如评定者问“你今年多大了？”，患者重复“你今年多大了？”。大多有模仿语言的患者还有语言的补完现象。如别人数“1、2”，患者会接下去数“3、

4、5、6、7……”。别人说“春眠不觉晓”，患者会接着背诵“处处闻啼鸟”。补完现象只是一种自动反应，患者实际并不一定了解所说的内容。

（三）阅读障碍

因大脑受损而导致阅读功能受损或丧失的言语障碍称作失读症。阅读包括朗读和文字理解两方面，两者存在分离现象。只存在文字理解障碍时，称为失读症，可伴或不伴朗读障碍。汉字的阅读障碍可表现为形、音、义联系中断的三种形式。

1. 形、音、义失读 患者不能正确朗读，亦不能理解文字的意思。表现为字或词与图、字或词与实物匹配错误，或根本不能配。

2. 形、音失读 患者不能正确朗读文字，但却能理解其意思，可正确完成字或词与图、字或词与实物的匹配。

3. 形、义失读 患者能正确朗读，却不理解文字的意思。表现为字或词与图、字或词与实物的匹配错误。形、义失读较少见。

（四）书写障碍

因大脑受损而导致书写功能受损或丧失称作失写症。书写是一个复杂的过程，它不仅涉及语言本身，而且还涉及视觉、听觉、运动觉、视空间功能和运动，以上任何环节发生障碍均可影响书写。失语症患者的失写表现通常类似于其言语表达障碍的类型。常见的失语症的书写障碍有以下几种。

1. 书写不能 表现为书写不能，具体表现为不具字形、抄写或描写也无法完成，亦称完全性书写障碍，多见于完全性失语的患者。

2. 构字障碍 表现为笔画增添或减少，甚至出现笔画全错的现象。写出的字像改写的字，属于文字结构障碍（图 2-2a）。

3. 象形书写 以画代替不能书写的文字。

4. 镜像书写 患者所书写出的文字与镜中的文字相同。常见于右侧偏瘫用左手书写的患者（图 2-2b）。

5. 惰性书写 表现为患者写出一个字词后再写字词时，仍然一直书写前面的字词，类似于口语中的言语保持现象。

6. 书写过多 书写中混杂一些无关字、词或句，类似口语表达中的言语过多。

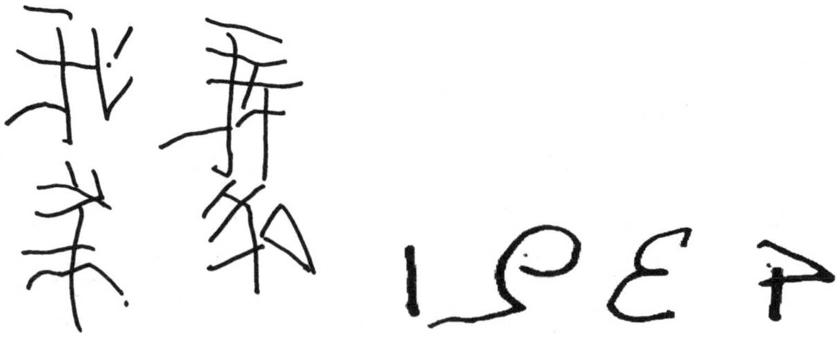

A　　　　B

图2-2　书写障碍

A.构字障碍；B.镜像书写。

7. 语法错误性书写 类似于口语中的语法障碍，表现为书写句子出现语法错误。

8. 视空间性书写障碍 表现为笔画正确但笔画的位置不对。

▶知识拓展

失语症患者的有效沟通技巧

与失语症患者出现沟通障碍时，言语治疗师可以运用各种不同的方法来增进彼此的有效沟通。

1. 尽量在比较安静的环境下进行沟通。

2. 与患者交流时必须面对面，提供视觉接触，增加注意力，使患者从治疗师的面部表情、肢体动作中得到非口语的线索，帮助患者理解。

3. 放慢说话速度，语音要清晰，尽可能将问题简化，一次只问一个问题，或直接问是否题。

4. 使用简单而语法完整的句子，句子之间要有适当的停顿，让患者有足够时间理解。

5. 谈话过程中时刻关注患者是否理解，必要时可重复几次或换个方式，如利用手势或借助道具。

6. 耐心倾听，避免马上给予提示，给患者充足的时间回答问题。

四、失语症的分类

失语症症状复杂多变，失语症的分类也多种多样。失语症研究早期，以Wernicke-Lichteim为代表，强调语言功能定位，建立了联系学说，认为不同部位病变是产生不同失语症类型的基础。随着近代神经心理学的发展，成套心理测试技术的改进以及神经影像学技术的应用，越来越多的证据表明语言障碍与大脑结构损害有关，Wenicke-Lichteim失语症分类法得到了学者们的重视。Benson和Geschwind在Wernicke-Lichteim 失语症分类的基础上相继提出了新的分类法，即根据定位理论将失语症分为七大类：外侧裂周失语综合征、分水岭区失语综合征、非定位失语综合征、皮质下失语综合征、失读症、失写症、纯词聋和纯词哑。

（一）汉语失语症分类

国内汉语失语症分类是以Benson失语症分类为基础，并结合汉语的特征而进行的分类（表2-3）。

表2-3　汉语失语症主要类型

类型	部分英文全称及缩写
1. 外侧裂周失语综合征	
Broca失语	Broca aphasia，BA
Wernicke失语	Wernicke aphasia，WA
传导性失语	conduction aphasia，CA
2. 分水岭区失语综合征	
经皮质性运动性失语	transcortical motor aphasia，TCMA
经皮质性感觉性失语	transcortical sensory aphasia，TCSA
经皮质混合性失语	mixed transcortical　aphasia，MTA
3. 完全性失语	global aphasia，GA
4. 命名性失语	anonic aphasia，AA
5. 皮质下失语	
基底节性失语	basal ganylion aphasia，BaA
丘脑性失语	thalamic aphasia，TA
6. 纯词聋	
7. 纯词哑	
8. 失读症	
9. 失写症	

（二）失语症的二分法

近些年来，由于影像学的不断发展，有文献表明，经典语言中枢的解剖定位与失语症类型并不完全相符，如非语言中枢受损也可引起失语症。为了避免不同分类系统引起的困扰，在失语症的类型划分上有学者提出使用二分法：如表达型/接受型、运动型/感觉型、流畅性/非流畅性。

失语症二分法不过分重视语言中枢的位置，而是更多关注患者的失语症状。目前，临床上应用比较多的是流畅性/非流畅性的划分方法，因为这种分类方法不仅突出了失语症语言障碍的特点，而且分类明确，容易将失语症归类，因此得到了国内外从事临床言语康复工作者的广泛认同。一般非流畅性失语的大脑病损部位在优势半球的中央沟前方，流畅性失语的大脑病损部位则在优势半球的中央沟后方。

五、常见失语症

（一）外侧裂周失语综合征

1. Broca失语 一直以来，Broca失语都是首先被描述，并被广泛公认的失语症类型，也是临床发病率最高的言语障碍类型，也称为表达性失语、运动性失语。

（1）临床特征：患者自发言语表现出明显的非流畅性失语，表达障碍较理解障碍更为显著，说话量少、讲话费力、呈现出电报式言语。病情严重时，患者甚至可能完全无法表达。在交谈中，患者常使用实质词，基本能够传达意思。大多数患者还存在复述障碍，尤其对较长句子的复述更困难，但相较于自发语言表达，复述的表现稍好一些。在复述语法词时，患者也会遇到困难，如让其复述“我们一起去上课”，患者可能会简化为“我们上课”。命名困难的患者往往知道物品是什么，却无法说出其名称，但可以接受语音提示，如“钢--”能引导他们说出“钢笔”。找词困难也是Broca失语患者的典型表现之一。此外，患者还常伴有发音和语调障碍，且错语现象常见，其中以语义错语为主，同时还可能出现韵律异常。

相比之下，患者的理解障碍相对较轻，但在理解长句和执行口头指令时仍会遇到困难。他们难以掌握连续、多个信息，对语法结构的理解也存在明显障碍，如对“要、比、被、在上面、在外面”等虚词的理解困难，因此常常难以完成指令性动作。在阅读理解方面，患者对单词水平的理解相对较好，但在执行文字指令和理解包含语法词的句子时会遇到困难。

书写方面，患者的书写量少，句子缺乏语法结构，可能出现构字障碍或笔画缺失、字体较大等现象，但抄写能力通常优于描写和听写能力。

另外，患者还常伴有口、颜面失常和右侧偏瘫的症状，上肢障碍通常重于下肢。也有些患者还会出现意念运动性失用的情况。

（2）病变部位：多见于优势半球额下回后部1/3的Broca区。

（3）预后：从整体看，Broca失语的预后比其他失语症类型好，但因病变程度不同，个体差异也较大。通常预后情况与病灶大小有关，但大多患者预后良好，如有遗留症状也常限于口语表达，且具有非流畅性失语性质，大部分患者能保证日常交流。

2. Wernicke 失语 又称听觉性失语或感觉性失语，是被广泛公认的一种失语症。

（1）临床特征：口语表达为典型的流畅性失语，语量正常或过多，部分患者出现强迫语言，滔滔不绝，需要阻止才能停止由于听理解障碍严重，患者常表现为答非所问。此外，患者说话不费力，发音与语调正常，但短语表达冗长、语义含糊。语句大多有适当的语法结构，但在句子衔接、前后逻辑等方面出现错误。由于缺乏实词或有意义的词，说得多却不能表达出想要表达的意思，即所谓的空话。此类患者也常出现大量的错语：以语音错语和新语为主，语言无法被理解。

口语理解障碍也是Wernicke失语的临床表现，但不同的患者其严重程度会有差异。有的患者可以理解一些单词、常用词、常用短语和短句，有的严重到几乎完全不能理解，常常答非所问。

口语复述障碍与理解障碍大体一致。患者抓住一些能够听懂的词，加以猜测，以错语和赘语（要求复述之外的语言）进行复述。

命名障碍，患者较少不反应，多以错语、赘语反应，而且无论出示什么物品，患者的错语往往是一样的，且不接受提示。

朗读和文字理解障碍，患者口语和文字理解障碍可同步，亦可分离。

书写障碍以听写严重受损为特点，可以自发书写熟悉的字，如姓名和系列数字，也可以抄写而且并非照字描画，但写后却不认识字。如能自发书写，则可见构字障碍，出现形似字形但笔画错误，严重者写不出字形。这类患者往往除失语外没有其他明显的神经系统阳性体征，或者仅有轻微的偏身感觉障碍，或轻偏瘫。约半数患者有上象限性同向性偏盲。

（2）病变部位：主要位于大脑优势半球颞上回后部1/3的Wernicke区，也有学者提出在大脑外侧裂的后下缘，以颞上回、颞中回的后半部分为中心区域。

（3）预后：Wernicke 失语者，理解障碍的严重程度与Wernicke区受损范围的大小密切相关。当病变小于该区域一半时，多数患者能够较好地恢复理解能力；而如果病变超过一半时，则大多数患者在病后一年的理解能力恢复仍然较差。部分患者能通过结合语境、使用手势和身体语言进行日常沟通。对于脑出血引起的病变，大多数患者可以恢复到日常生活所需的交流水平；而脑梗死导致的大面积损伤则恢复更为困难。总体而言，这类失语症通常预后不佳。

3. 传导性失语

（1）临床特征：自发性言语为流畅性，多为语音错语，找词困难是突出的表现，谈话常因此出现犹豫、中断。与命名性失语的忘词不同，传导性失语患者自知言语错误并试图纠正。复述障碍为传导性失语的特征表现，比自发谈话更困难，表现为在自发谈话时可以说出的词在复述时却说不出。听理解和阅读理解均较好，只是在句子水平有轻度障碍。常出现错语命名，可接受选词提示，但仍以错语反应。多数患者还伴有书写障碍，常表现为命名性书写及描述性书写较好，句子描述书写时常有构字障碍。

（2）病变部位：多见于优势半球缘上回皮质或深部白质内的弓状束。

（3）预后：总体来讲，此类患者一般预后较好。脑出血患者通常比脑梗死患者预后好，病灶限于缘上回者，比同时累及颞叶的患者预后好，多数患者可恢复到正常交流，但复述仍有不同程度的障碍。

（二）分水岭区失语综合征

1. 经皮质运动性失语

（1）临床特征：经皮质运动性失语者的言语症状类似于Broca失语，与Broca失语的区别在于此类患者可以复述较长的句子。具体表现为自发谈话较困难、非流畅性、自发语少，对刺激往往会作出相应简单的反应，表达的复杂程度减少，有些可表现为启动发音困难、结巴或出现类似口吃的语言。保留复述能力是经皮质运动性失语的特征表现，患者并不是完全的鹦鹉学舌，往往能修正不正确的语音或语法，如要求复述“苹果我吃”，患者可按照正常的语法关系复述为“我吃苹果”。患者的命名障碍比较容易接受提示，一些患者有明显的言语持续现象。听理解和阅读理解相对保留，常比Broca失语患者的阅读理解能力强，朗读障碍与口语表达与Broca失语患者类似。书写障碍相对较重，书写的文字笨拙，字体比较大，自发书写自己的名字和抄写相对好，描写和听写障碍严重。大多患者伴有意念运动性失用、右侧偏瘫，一般无感觉障碍。

（2）病变部位：与左侧大脑半球分水岭区前部损伤有关，病变部位在优势半球额叶Broca区的前部或上部，也可累及额下回中部或前部、额中回后部或额上回。

（3）预后：经皮质运动性失语者预后较好，可恢复正常或近于正常。

2. 经皮质感觉性失语

（1）临床特征：此类失语者的言语症状类似于Wernicke失语，与Wernicke失语的主要区别是复述功能保留。自发性言语为流畅性，语量多，信息量少。杂乱语和模仿言语是此类失语的主要特点。复述能力好或极好，能够完整准确复述词、短语和句子等，但不理解复述的内容。命名障碍严重，主要是语义错语和新语，不接受提示。听理解及阅读理解均有严重障碍，多为形、义失读。书写亦有明显障碍。大多数患者除失语外无其他明显的神经系统阳性体征，常有轻度的感觉异常。由于夸夸其谈又词不达意，经常答非所问，易被误诊为精神疾病。

（2）病变部位：病变多位于优势半球外侧裂言语中枢周围，但局限于后部的损伤也会出现同样的症状。

（3）预后：经皮质感觉性失语的患者预后较差，往往遗留明显的言语障碍。

3. 经皮质混合性失语 也叫孤立性失语，是少见的失语综合征。类似于混合性失语，最突出的特点是只保留了复述能力，其他语言功能严重受损或完全丧失。

（1）临床特征：自发语言为非流畅性，自发言语少，无法构成有意义的语言，甚至仅为刻板重复或仅限于模仿检查者全部或部分语言。如医生问“你叫什么名字？”，患者立即回答“你叫什么名字”，即模仿语言，是经皮质混合性失语的特征之一。另一个突出表现是序列语言非常好，还有补完现象。复述也不完全正常，限于词、短语和短句，复合句复述有困难，表现为只能复述句子中的几个字词，但往往不会出现语音错语。听理解严重障碍，甚至完全不能理解口语。命名障碍严重。偶尔可出现一些新语或语义错语，也会有言语的持续现象。阅读、书写严重障碍或完全不能。

（2）病变部位：一般认为病变部位为优势半球分水岭区大片病灶。

（3）预后：通常不良。有文献报道，部分早期经皮质混合性失语患者经康复训练可转为经皮质运动性失语。

（三）完全性失语

1. 临床特征 完全性失语又称混合性失语。此类失语症表现为所有言语功能均严重障碍或几乎完全丧失。自发言语较少，仅会说个别单词或重复性的刻板语。命名、复述、朗读不能，听理解和阅读理解严重障碍。多伴有右侧偏瘫、偏盲及半身感觉障碍。

2. 病变部位 多见于优势侧大脑中动脉分布区，优势侧的额叶、颞叶、顶叶区域广泛损害。

3. 预后 预后差，只有极少数患者可以恢复成Broca失语的临床表现，多数患者经过言语训练，可以恢复不同程度的听理解能力，可以简单进行是否题的反应，但口语交流困难，很多患者会一直保留刻板性的言语表达。

（四）命名性失语

1. 临床特征 命名性失语又称遗忘性失语或健忘性失语，是以命名障碍为主的流畅性失语。自发语言为流畅性，缺乏实质词，赘语和空话多。主要特点为命名不能，患者表现为说不出事物的名称，表达低频词时更为明显。当患者要说出指定物体的名称时，仅能描述该物体的性质和用途，表现为迂回语言。别人告知该物体名称时，患者能辨别对方讲得对或不对。听理解、复述、阅读和书写障碍较轻或功能保留。除失语外，患者常无其他神经系统阳性体征。

2. 病变部位 其病变部位在优势半球颞中回后部或颞枕结合区，也有报道在优势半球颞叶后部颞顶结合区。

3. 预后 通常较好。

（五）皮质下失语

传统上所谓典型的失语综合征是指纯皮质病变。随着临床诊断技术的发展，学者们发现实际上单独的皮质下病变亦可引起失语症，即皮质下失语，但引起失语症的机制尚有争论。根据病变部位，常见的类型有丘脑性失语和基底节性失语。

1. 丘脑性失语 是一种由局限于丘脑区域的病变所引起的语言障碍。其主要症状包括声音低沉、音量小，有时听起来像是耳语，发音清晰。部分患者表现出表情淡漠，并且不会主动进行交流，能够简单回答问题并叙述自己的病史，有错语现象。复述功能大多正常或轻微障碍。在命名方面存在显著困难，特别是倾向于使用词义相关的错误词汇来指代物品，对颜色的识别和命名相对较好；相比之下，普通名词的命名及列举能力则受到严重影响。听觉理解方面，对单个词语、短语，以及简单句子的理解较好，但对于比较级结构、顺序逻辑，以及复杂句式的理解较差。此外，还可能出现形、义失读。大多数病例中，患者在书写时会遇到构字困难及语法结构上的错误。总体而言，这种类型的失语症预后较好，多数人能在几周内恢复大部分功能，但命名问题可能会持续存在，甚至有少数报告显示某些个体会残留较明显的长期语言缺陷。

2. 基底节性失语 病变部位不同，其临床表现也存在差异。根据国外的研究结果，当病变位于较前的位置时，语言障碍的表现类似于Broca失语；而当病变位于较后的位置时，则更接近于Wernicke失语的特点；如果病变范围较大，影响到整个基底节区域，那么患者的语言障碍可能表现为完全性失语的症状。这类患者在复述方面相对较好，但对于长句的复述困难。在命名方面，他们对名词和颜色的识别能力较好，但在列举事物名称时会遇到较大的挑战。此外，这些患者在理解单词和短句方面表现尚可，但对于长句的理解及执行口头指令的能力明显受损。大多数患有基底节性失语的人还存在形、义失读。书写障碍也是常见的症状之一，自发性的书写活动受到严重影响。此类病症的主要病变位置集中在基底节及其周围的内囊区。

（六）纯词聋

纯词聋又称词语聋或听觉性失语症，是一种罕见的神经学症状，属于听觉处理障碍的一种。患者在纯词聋的状态下，无法理解通过听力途径接收到的语言信息，即他们听得到声音，但听不懂语言的内容。然而，患者的听力本身并未受损，他们可以听到非语言的声音，如环境噪音、音乐等。

纯词聋通常与大脑左半球的颞叶区域，尤其是Wernicke区的损伤有关。这一区域在语言理解方面起着关键作用。尽管患者能够听到声音，但他们的大脑无法将这些声音解析为有意义的语言信息。因此，患者在交流中表现出严重的理解困难，尤其是在处理复杂句子或快速对话时更为明显。

纯词聋需要与经皮质感觉性失语和感觉性失语进行区分。纯词聋与经皮质感觉性失语的区别在于，前者言语复述严重受损而后者的复述能力相对保留；与感觉性失语相比，纯词聋患者的阅读能力、自发言语、命名及书写均表现正常，而感觉性失语患者则表现为自发语言流畅但充满错语、赘语及空话，命名时含有大量错语，且阅读及书写存在严重障碍。

（七）纯词哑

纯词哑，又称构音性失用或言语讷吃，是一种以口语表达严重受损为特征的言语障碍，而患者文字表达、理解等言语功能相对保留。患者通常急性起病，初期哑或仅能发出少量含糊不清、音调低沉的语音，数天至数周后虽可发声，但说话缓慢、费力，声调异常，有音素替代。在自发口语表达时，具有完整的语法结构和正确的用词。由于口语表达困难，患者发病初期可能在复述、命名和朗读等任务中表现出明显的障碍或仅有轻度异常。而书写方面，患者的表现通常优于口语，能够基本保持正常或仅出现轻微的漏字、替代或构字障碍，使书写成为患者有效的交流手段。

左半球中央前回下部、额下回后部皮质和皮质下损害可以导致纯词哑，也有报道表明其病变部位在右侧额叶。

（八）失读症

失读症是指由于大脑损伤导致患者对书面语言（文字）的理解能力丧失或受损，可伴或不伴有朗读障碍。这种障碍不是由于患者视觉、注意、记忆等高级脑功能损伤引起。Benson将其分为以下4种类型。

1. 失读伴失写 失读、失写并存。患者在出声读和阅读理解方面都存在障碍。书写方面，抄写可能好于听写和描写，对提示通常无明显反应。在错语表达、复述、听理解等方面存在障碍。

2. 失读不伴失写 又称纯失读、后部失读症，临床上较为罕见。患者可能不能读出自己刚写出的字，但通常可以理解一些常用的文字，如自己的姓名和居住城市的名称。然而，他们通常不能理解文章的内容，且许多患者还存在颜色命名困难。

3. 额叶失读 又称前部失读症，常见于运动性失语。患者可以理解文字，但主要限于单词水平的名词和动词，在句子层级方面有困难，特别是在出现有决定意义的形容词、介词、连词时。

4. 失语性失读 是指感觉性失语、传导性失语及难以进行分类的失语症所伴有的阅读障碍。不同类型失语症表现出不同的阅读障碍。

（九）失写症

失写症是指大脑功能受损所导致的书写功能受损或丧失。Benson等将失写症分为失语性和非失语性失写症，然而国内的大部分学者认为，失写症应限于失语性失写症。失语性失写症有两种基本形式：流畅性和非流畅性失写。

1. 非流畅性失写症 非流畅性失语患者大多数可产生与非流畅性失语口语相对应的失写。表现为书写量少、简单、缺乏语法词且具有拼写困难。

2. 流畅性失写症 见于流畅性失语患者，表现为书写量多，但拼写困难，缺实质性词，有大量的语音性错写和词义性错写。

第二节 失语症的评定

失语症评定是指通过系统全面的语言评定，发现患者是否患有失语症，确定严重程度及其分类，了解各种影响患者交流能力的因素，评定患者残存的交流能力，预测患者的康复进程并制定相应的治疗计划的过程。听理解和口语表达是语言最重要的方面，应视为评定的重点。

一、失语症评定方法

（一）国际常用失语症评定方法

国际常用的失语症评定方法有：波士顿诊断性失语检查（Boston diagnostic aphasia examination，BDAE）、西方失语症成套测验（western aphasia battery，WAB）、日本标准失语症检查（Standard language test of aphasia，STLA）、Token测验。

1. 波士顿诊断性失语检查 BDAE是目前英语国家普遍应用的标准失语症检查。此检查由27个分测验组成，分为5个大项目：①会话和自发性言语；②听理解；③口语表达；④书面语言理解；⑤书写。河北省康复中心已将此测验翻译成中文，现已在我国应用并通过了常模测定。此检查虽能详细、全面测出语言各种模式的能力，但有检查耗时较长，评分困难的缺点。

2. 西方失语症成套测验 WAB是加拿大人Andrew Kertesz在1982年依据BDAE修改的，其克服了BDAE冗长的缺点，减少了民族文化背景的影响。该测验会提供一个总分，称为失语商（aphasia quotient，AQ），可以根据AQ分辨出有无失语症，若有失语症则可根据失语症评分特点确定出具体的失语症类型。WAB还可以测出操作商（performance quotient，PQ）和皮质商（cortical quotient，CQ），前者可了解大脑的阅读、书写、运用、结构、计算、推理等功能；后者可了解大脑认知功能。该测验还对完全性失语、感觉性失语、经皮质运动性失语、传导性失语等提供标准误差解释和图形描记。以上指标可用在失语症的诊断和研究上。如该表格可以利用AQ的计算反映失语症的严重程度，也可以通过语言各个分项目的计分反映出失语症的不同类型，并且可以通过计算PQ和CQ反映出大脑的非言语功能。同时，还可分别计算失语症患者右、左大脑半球的全认知功能，评估内容包括流利程度、听力、重复、命名、阅读、写作和计算，以及绘画、块设计、实践和视觉思维等非语言能力。值得注意的是，WAB以西方英语发音为基础，并不完全符合中国汉语失语症的评价。

3. 日本标准失语症检查 此检查是由日本失语症研究会设计完成的，检查按阶段评分，简单易行，对检查后的训练有指导意义。可诊断汉语失语症患者，还可判断中度（失语商为41～81分）汉语失语症的严重程度，可检测言语次序的短时记忆广度和句法能力，鉴别由于其他能力的低下而使语言功能障碍不突出的患者。但此测验对不同类型失语症无区别，对患有听记忆和纯言语听理解缺陷的患者，检查的结果假阳性较高。须注意的是，年龄与文化水平对其评价效果存在明显的影响。

4. Token测验 是一项专为评估日常对话中言语障碍轻微或未出现明显失语症状的患者而设计的测验。它特别适用于检测存在轻微或潜在失语问题的患者，能有效发现轻微的理解障碍，因此在实际应用中十分广泛。这项测试操作简便，其得分与听觉理解能力测试的分数密切相关。此外，Token测验还能考察言语顺序的短时记忆，以及句法结构理解能力，有助于识别因其他能力较弱而掩盖言语障碍的患者。但需要注意的是，该测验不适用于患有色盲、视觉空间认知障碍或色觉辨识困难的患者。此外，该测验题量较大，检查需要的时间较长，且失语分类与现今的不一致。

以上量表可应用于脑组织病变后语言功能的评估，如脑卒中、脑外伤、脑肿瘤、脑炎等疾病导致的患者语言符号系统理解和表达能力受损，尤其是语音、词汇、语法等语言成分、语言结构和语言内容与意义的理解和表达障碍，以及语言认知加工过程的衰退。

（二）国内常用的失语症评定方法

1. 西方失语症成套测验汉语版 WAB汉语版主要包含8个检查项目。从整个量表中主要可以得出5个结果：失语症的类型、AQ、PQ、CQ，以及语言商数（language quotient，LQ）值。WAB汉语版的特点是简明、实用、鉴别结构清晰，基本上可在1小时之内测评完毕，临床应用广泛。评定结束后，将各项分数统计，可进行结果判定。

（1）失语商

1）AQ的计算：以表2-4的折算举例，各项目评分相加折算后的分数即为AQ分数，满分100分＝50×2。

2）AQ的意义：AQ＝98.4 ～ 99.6为正常；AQ＜93.8可评为失语；AQ＝93.8 ～ 98.4可能为弥漫性脑损伤或皮质下损伤。

表2-4 失语商的计算

项目	折算	评分
Ⅰ自发言语		
（1）信息量		10
（2）流畅度、语法能力和错语		10
Ⅱ听理解		
（1）是否题	60	
（2）听词辨认	60	
（3）相继指令	＋80	
	200/20＝	10
Ⅲ复述	100/10＝	10
Ⅴ命名		
（1）物体命名	60	
（2）自发命名	20	

续 表

项目	折算	评分
（3）完成句子	10	
（4）反应命名	＋10	
	100/10＝	10
		共50分

（2）PQ、CQ计算：在完成阅读和书写及后续非语言部分的检查后，可进行LQ的计算；在全部完成后，检查者可以进行PQ、CQ的计算，并可分别计算左右脑的CQ值。

PQ：为失语症套表中非口语性检查的分数之和。计算方法为阅读和书写分数除以10，运用分数除以6，结构分数除以10，然后各项相加。PQ的最高分为40分，可反映大脑的非口语性功能，即阅读、书写、运用、结构、计算、推理等多方面的功能状况。

CQ：为大脑口语功能与非口语功能之和，总和100。全部检查合计为失语症患者的全认知功能的总括，也适用于非失语脑损伤者，尤其对适用于智能测验不适宜的重症患者。计算方法为自发谈话、口语理解、复述、命名、阅读和书写各除以10后加上运用分数除以6与结构分数除以10。公式：CQ＝1/2AQ＋PQ＋理解分/20。

LQ：LQ是Shewan于1986年提出的用于描述患者语言功能的参数，它是由量表的前五项（自发语、听理解、复述、命名、阅读与书写）得来的，Shewan认为LQ数值的60%反映了患者的口语功能情况，余下40%反映患者的书面语功能情况。

（3）主要类型失语症的WAB评分如表2-5。

表2-5　主要类型失语症的WAB评分

失语症类型	言语流畅性（分）	理解（分）	复述（分）	命名（分）
完全性失语	0～4	0～3.9	0～4.9	0～6
Broca失语	0～4	4～10	0～7.9	0～8
Wernicke失语	5～10	0～6.9	0～7.9	0～9
命名性失语	5～10	7～10	7～10	0～9
经皮质混合性失语	0～4	0～3.9	5～10	0～6
经皮质运动性失语	0～4	4～10	8～10	0～9
经皮质感觉性失语	5～10	0～6.9	8～10	0～9
传导性失语	5～10	7～10	0～6.9	0～9

（4）失语症诊断流程的建立在WAB中，根据评分结果，建立图2-3中的失语症鉴别流程。

在图2-3中，先根据流畅程度检查结果将所有失语症分为两大类，括号内为该类的可能类型；然后根据听理解检查结果各分为好和差的两类；最后依据复述的好坏区分出常见和较常见的失语症。

2. 汉语标准失语症检查法 国内常用的汉语标准失语症检查方法是中国康复研究中心听力语言科以日本标准失语症检查为基础，同时借鉴国外有影响的失语症评定量表的优点，按照汉语的语言特点和中国人的文化习惯编制而成，亦称中国康复研究中心失语症检查法（China rehabilitation reseurch center aphasia examination，CRRCAE），适用于我国不同地区使用汉语的成人失语症患者。

此检查包括两部分内容，第一部分是通过患者回答12个问题了解其言语的一般情况；第二部分由 30个分测验组成，分为9个大项目，包括听理解、复述、说、出声读、阅读、抄写、描写、听写和计算。为不使检查时间太长，身体部位辨别、空间结构等高级皮质功能检查未包括在内，必要时需另外进行。此检查只适合成人失语症患者。在大多数项目中采用了6等级评分标准，在患者的反应时间和提示方法上都有比较严格的要求，此外，还设定了终止标准。此检查只适合成人失语症患者，能通过语言的不同模式来反应观察的差异。使用此检查前必须掌握正确的检查方法，因此应该由参加过培训或熟悉检查内容的检查者进行检查，评估项目见表2-6。

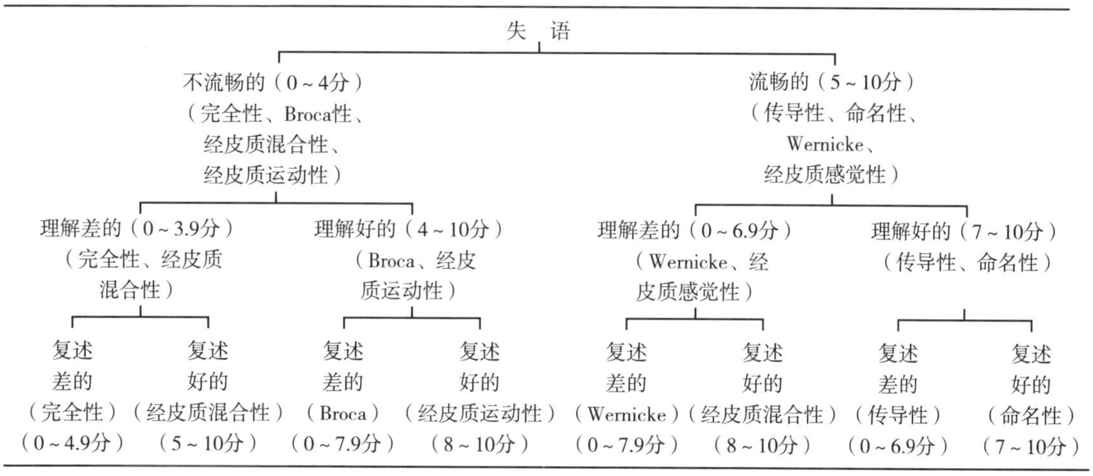

图2-3 失语症鉴别流程

表2-6 中国康复研究中心汉语标准失语症检查（CRRCAE）表

检查前，通过问患者以下问题，了解患者的一般言语状况：

1. 姓名	7. 学历
2. 住址	8. 爱好
3. 出生日期（年、月）	9. 主诉
4. 年龄	10. 发病前后语言状况
5. 家庭成员	11. 发病时状况
6. 职业史	12. 方言

Ⅰ 听
1. 名词的理解

说明：“请指出来是哪个图”？
误答或15秒后无反应重复提问一次。

Ⅰ 听
2. 动词的理解

说明和打分同左。

6分：3秒内回答正确。
5分：15秒内回答正确。
3分：提示后回答正确。
1分：提示后回答不正确。
终止A：3分以下，连续错两题。

问题	得分
1. 西瓜	
2. 雨	
3. 自行车	
4. 月亮	
5. 椅子	
6. 电灯	
7. 火	
8. 钟表	
9. 牙刷	
10. 楼房	

终止B：全检

问题	得分
1. 飞	
2. 睡	
3. 喝水	
4. 跳舞	
5. 穿衣	
6. 敲	
7. 坐	
8. 游泳	
9. 哭	
10. 写	

终止B：全检

Ⅰ 听
3. 句子的理解

说明："请指出来是哪个图"？
误答或15秒后无反应重复提问一次。
6分：3秒内回答正确。
5分：15秒内回答正确。
3分：提示后回答正确。
1分：提示后回答不正确。
终止A：3分以下，连续错5题。

问题	得分
1. 水开了。	
2. 儿童们堆了一个大雪人。	
3. 男孩洗脸。	
4. 男孩付钱买药。	
5. 老人拄着拐杖独自过人行横道。	
6. 两个儿童在讨论书上的图画。	
7. 男儿童在湖上划船。	
8. 小男孩的左臂被车门夹住了。	
9. 一个男演员边弹边唱。	
10. 护士准备给男孩打针。	

终止B：分项目1或2中6和5分在5题以下。

Ⅰ 听
4. 执行口头命令

（患 者）

钢笔	剪子	牙刷	镜子	盘子	手帕	牙膏	钱（硬币）	梳子	钥匙

（检查者）

说明："请按我说的移动物品，请注意听"。超过两单位错误或15秒后无反应需提示（重复提问一次）。

6分：3秒内回答正确。5分：15秒内回答正确。4分：15秒内回答但有错误。3分：15秒后经提示回答正确。2分：提示后不完全反应。1分：提示后答错误。

终止A：4分以下，连续错5题。

问题	得分
1. 把梳子和剪子拿起来。	
2. 把钢笔放在盘子旁边。	
3. 把牙刷碰三下盘子。	
4. 把牙膏放在镜子上。	
5. 把钥匙和钱放在手帕上。	
6. 把盘子扣过来再把钥匙拿起来。	
7. 摸一下镜子然后拿起梳子。	
8. 把钱放在牙膏前面。	
9. 把剪子和牙刷换个位置，再把镜子翻过来。	
10. 把钢笔放在盘子里，再拿出来放在牙膏和钱之间。	

终止B：分项目2中6分和5分在6题以下或3中在5题以下。

Ⅱ 复述
5. 名词

说明："请模仿我说的话，我只说一遍，请注意听"。

6分：3秒内复述正确。

5分：15秒以内复述正确。

4分：15秒复述出，不完全反应。

3分：提示后复述正确。

2分：提示后回答同4分结果。

1分：提示后反应在2分以下。

终止A：4分以下，连续错3题。

问题	得分
1. 自行车	
2. 楼房	
3. 西瓜	
4. 月亮	
5. 电灯	
6. 牙刷	
7. 钟表	
8. 鱼	
9. 椅子	
10. 火	

终止B：全检

Ⅱ 复述
6. 动词

说明和打分同左

问题	得分
1. 坐	
2. 哭	
3. 睡	
4. 游泳	
5. 穿衣	
6. 喝水	
7. 写	
8. 飞	
9. 敲	
10. 跳舞	

终止B：全检

Ⅱ 复述
7. 句子

说明："请模仿我说的话，我只说一遍，请注意听"。
6分：10秒内复述正确。
5分：30秒内复述正确。
4分：30秒内复述出，不完全反应。
3分：经提示复述正确。
2分：经提示后不完全反应。
1分：提示后低于2分结果。
终止A：4分以下，连续错3题。

问题	得分
1. 护士/准备/给男孩/打针。	
2. 男孩/洗/脸。	
3. 一个/男演员/边弹/边唱。	
4. 儿童们/堆了/一个/大雪人。	
5. 水/开/了。	
6. 小男孩/的左臂/被/车门/夹住了。	
7. 男儿童/在湖上/划船。	
8. 两个/儿童/在讨论/书上的/图画。	
9. 男孩/付钱/买药。	
10. 老人/拄着/拐杖/独自过/人行横道。	

终止B：分项目5或6中6和5分在6题以下。

Ⅲ 说
8. 命名

说明："这个是什么"？
6分：3秒内回答正确。
5分：15秒内回答正确。
4分：15秒内回答，不完全反应。
3分：提示后回答正确。
2分：提示后不完全反应。
1分：提示后答错。
终止A：4分以下，连续错3题。

问题	得分
1. 月亮	
2. 电灯	
3. 鱼	
4. 火	
5. 椅子	
6. 牙刷	
7. 楼房	
8. 自行车	
9. 钟表	
10. 西瓜	

终止B：全检

Ⅲ 说
9. 动作说明

说明："这个人（他、它）在干什么"？
（其他同左）

问题	得分
1. 喝水	
2. 跳舞	
3. 敲	
4. 穿衣	
5. 哭	
6. 写	
7. 睡	
8. 飞	
9. 坐	
10. 游泳	

终止B：全检

Ⅲ 说
10. 画面说明

说明："这幅画描写的是什么"？
6分：10秒内回答正确。
5分：30秒内回答正确。
4分：30秒内回答不完全反应。
3分：提示后回答正确。
2分：提示后不完全反应。
1分：提示后答错。
终止A：4分以下，连续错4题。

问题	得分
1. 男孩付钱买药。	
2. 儿童们堆了一个大雪人	
3. 水开了	
4. 男孩洗脸	
5. 老人拄着拐杖独自过人行横道。	
6. 一个男演员边弹边唱。	
7. 护士准备给男孩打针。	
8. 小男孩的左臂被车门夹住了。	
9. 小男孩在湖上划船。	
10. 两个儿童在讨论书上的图画。	

终止B：分项目8或9中6和5分在5题以下。

Ⅲ 说
11. 漫画说明

问题	反应
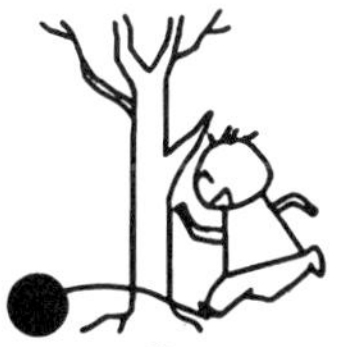 ①	
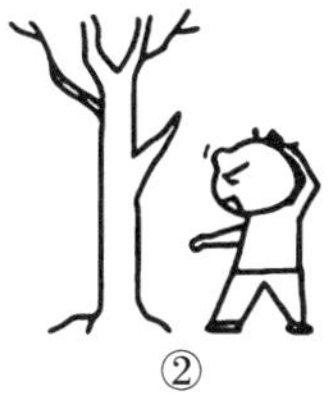 ②	
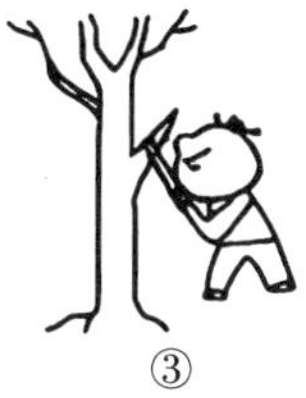 ③	

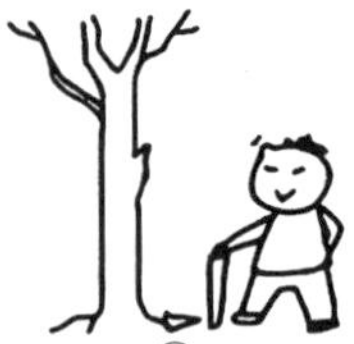 ④	

说明："请把这个漫画描述出来"限时5分钟
6分：基本含义包括（撞、起包、锯、高兴等）流利、无语法错误。
5分：基本含义包括，有少许语法错误，如形容词、副词等。
4分：三个图基本含义正确，有一些语法错误。
3分：二个图基本含义正确，有许多语法错误。
2分：一个图基本含义正确，只用单词表示。
1分：以上基本含义正确，相关词均无。
终止A：1分钟未说出有意义的词语。
终止B：分项目8或9中6和5分在6题以下，分项10在2题以下。

得分	

Ⅲ 说
12. 水果列举

说明：请在一分钟内尽可能多的说出水果的名字，如苹果、香蕉……
打分：每说出一个水果名字1分。限时：1分钟。

终止B：分项8或9中6分和5分在3题以下，分项10在2题以下。

Ⅳ 出声读
13. 名词

说明："请读出声"。
6分：3秒内读正确。
5分：15秒内读正确。
4分：15秒内读，不完全反应。
3分：提示后读正确。
2分：提示后不完全反应。
1分：提示后错误。
终止A：4分以下，连续错两题。

问题	得分
1. 楼房	
2. 牙刷	
3. 钟表	
4. 火	
5. 电灯	
6. 椅子	
7. 月亮	

Ⅳ 出声读
14. 动词

说明和打分同左

问题	得分
1. 写	
2. 哭	
3. 游泳	
4. 坐	
5. 敲	
6. 穿衣	
7. 跳舞	

问题	得分
8. 自行车	
9. 鱼	
10. 西瓜	

终止B：全检

问题	得分
8. 喝水	
9. 睡	
10. 飞	

Ⅳ 出声读
15. 句子

说明："请读出声"
6分：10秒内读正确。
5分：30秒内读正确。
4分：30秒内读，不完全反应。
3分：提示后读正确。
2分：提示后不完全反应。
1分：提示后错误。
终止A：4分以下，连续错两题。

问题	得分
1. 水/开/了。	
2. 男孩/洗/脸。	
3. 男孩/付钱/买药。	
4. 儿童们/堆了/一个/大雪人。	
5. 老人/拄着/拐杖/独自过/人行横道。	

终止B：分项目13或14中6和5分在5题以下。

Ⅴ 阅读
16. 名词

说明："这个卡片上写的是哪个图"
6分：3秒内正确指出。
5分：15秒内正确指出。
3分：提示后正确指出。
1分：提示后指错。
中止A：3分以下，连续错2题。

问题	得分
1. 鱼	
2. 西瓜	
3. 电灯	
4. 月亮	
5. 火	
6. 钟表	
7. 自行车	
8. 椅子	
9. 楼房	
10. 牙刷	

Ⅴ 阅读
17. 动词

说明和打分同左

问题	得分
1. 敲	
2. 游泳	
3. 跳舞	
4. 喝水	
5. 穿衣	
6. 坐	
7. 飞	
8. 哭	
9. 睡	
10. 写	

中止B：全检

V 阅读
18. 句子

说明："这个卡片上写的是哪个图"？

6分：10秒内正确指出。5分：20秒内正确指出。3分：提示后正确指出。1分：提示后错误。终止A：3分以下，连续错5题。

问题	得分
1. 水开了。	
2. 两个儿童在讨论书上的图画。	
3. 儿童们堆了一个大雪人。	
4. 男孩付钱买药。	
5. 男孩洗脸。	
6. 男孩在湖上划船。	
7. 小男孩的左臂被车门夹住了。	
8. 老人拄着拐杖独自过人行横道。	
9. 护士准备给男孩打针。	
10. 一个男演员边弹边唱。	

终止B：分项目16或17中6和5在5题以下。

V 阅读
19. 执行文字命令

（患者）

钢笔	剪子	牙刷	镜子	盘子	手帕	牙膏	钱	梳子	钥匙

（检查者）

说明："请按文字命令移动物品"。

6分：10秒内移动物品正确。

5分：20秒内移动物品正确。

4分：20秒内移动，不完全反应。

3分：提示后移动正确。

2分：提示后不完全反应。

1分：提示后移动错误。

终止A：4分以下，连续错5题。

问题	得分
1. 把梳子和剪子拿起来。	
2. 把钢笔放在盘子旁边。	
3. 把镜子扣过来再把钥匙拿起来。	
4. 用牙刷碰三下盘子。	
5. 把钥匙和钱放在手帕上。	
6. 把牙膏放在镜子上。	
7. 摸一下镜子然后拿起梳子。	
8. 把剪子和牙刷换个位置，再把镜子翻过来。	

问题	得分
9. 把钱放在牙膏面前。	
10. 把钢笔放在盘子里再拿出来放在牙膏和钱之间。	

终止B：分项目17中6和5分在6题以下，18中5题以下。

Ⅵ 抄写
20. 名词

说明："请看好这些词并记住，然后写下来"
6分：3秒内抄写正确。（非利手可延长时间）
5分：15秒内抄写正确。
4分：15秒内抄写不完全反应。
3分：提示后抄写正确。
2分：提示后不完全反应。
1分：提示后抄写错误。
中止A：4分以下，连续错2题。

问题	得分
1. 西瓜	
2. 自行车	
3. 楼房	
4. 牙刷	
5. 月亮	

中止B：全检

Ⅵ 抄写
21. 动词

说明和打分同左

问题	得分
1. 游泳	
2. 飞	
3. 睡	
4. 写	
5. 喝水	

Ⅵ 抄写
22. 句子

说明："同分项目20和21，只是反应时间延长至10秒（6分）和30秒（5分）"
6分：10秒内正确指出。
5分：20秒内正确指出。
3分：提示后正确指出。
1分：提示后错误。
终止A：3分以下，连续错5题。

问题	得分
1. 男孩/洗/脸。	
2. 水/开/了。	
3. 儿童们/堆了/一个大雪人。	
4. 男孩/在湖上/划船。	
5. 老人/拄着/拐杖/独自过/人行横道。	

终止B：分项目21或22中6和5分在3题以下。

Ⅶ 描写
23. 命名描写

说明："这个图是什么，用文字写下来"
6分：10秒内书写正确。（非利手可延长时间）
5分：30秒内书写正确。
4分：30秒内书写不完全反应。
3分：提示后书写正确。
2分：提示后不完全反应。
1分：提示后书写错误。
终止A：4分以下，连续错两题。

问题	得分
1. 电灯	
2. 月亮	
3. 楼房	
4. 自行车	
5. 钟表	
6. 牙膏	
7. 椅子	
8. 鱼	
9. 火	
10. 西瓜	

终止B：全检

Ⅶ 抄写
24. 动作描写

说明："这个人（他、她）在干什么"
其他同左

问题	得分
1. 跳舞	
2. 喝水	
3. 睡	
4. 飞	
5. 坐	
6. 写	
7. 哭	
8. 敲	
9. 穿衣	
10. 游泳	

终止B：全检

Ⅶ 描写
25. 画面描写

说明："用一句话描写出这幅图"
6分：15秒内书写正确。（非利手可延长时间）
5分：30秒内书写正确。
4分：30秒内书写不完全反应。
3分：提示后书写正确。
2分：提示后书写不完全反应。
1分：提示后书写错误。
终止A：4分以下，连续错2题。

问题	得分
1. 儿童们堆了一个大雪人。	
2. 男孩付钱买药。	
3. 护士准备给男孩打针。	
4. 小男孩的左臂被车门夹住了。	
5. 男孩在湖上划船。	
6. 一个男演员边弹边唱。	
7. 水开了。	
8. 男孩洗脸。	
9. 两个儿童在讨论书上的图画。	
10. 老人拄着拐杖独自过人行横道。	

终止B：分项目23或24中6和5在5题以下。

Ⅶ 描写

26. 漫画描写

问题	反应
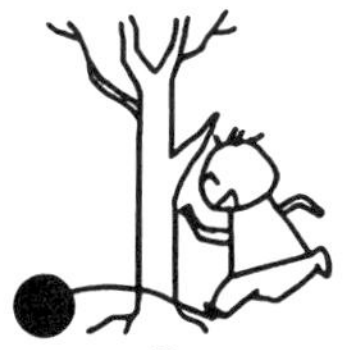 ①	
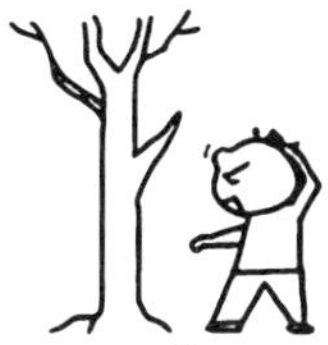 ②	
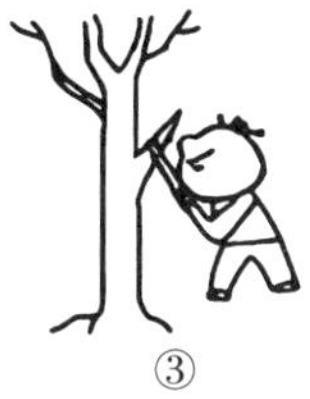 ③	
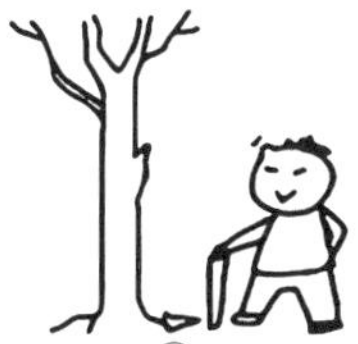 ④	

说明："请按照漫画的意思写出"

6分：基本含义包括（撞、起包、锯、高兴等）流利、无语法错误。

5分：基本含义包括有少许语法错误，如形容词、副词等。

4分：三个图基本含义正确，有一些语法错误。

3分：两个图基本含义正确，有许多语法错误。

2分：一个图基本含义正确，只用单词表示。

1分：以上基本含义及相关词均无。

终止A：此题无限制时间，但1分钟未写出有意义的文字终止。

终止B：分项目23或24中6和5分在6题以下，分项25在2题以下。

得分	

Ⅷ 听写
27. 名词

说明："请将我说的话写出来"
6分：10秒内书写正确。（非利手可延长时间）
5分：30秒内书写正确。
4分：30秒内书写不完全反应。
3分：提示后书写正确。
2分：提示后不完全反应。
1分：提示后书写错误。
终止A：4分以下，连续错2题。

问题	得分
1. 楼房	
2. 钟表	
3. 电灯	
4. 月亮	
5. 鱼	

终止B：全检

Ⅷ 听写
28. 动词

说明和打分同左

问题	得分
1. 写	
2. 游泳	
3. 敲	
4. 跳舞	
5. 睡	

终止B：分项目27中6和5分在3题以下。

Ⅷ 听写
29. 句子

说明：同27、28。
开始写的时间由10秒延长至15秒（6分）。

问题	得分
1. 水/开/了。	
2. 男孩/洗脸。	
3. 男孩/在湖上/划船。	
4. 一个/男演员/边弹/边唱。	
5. 老人/拄着/拐杖/独自过/人行横道。	

终止B：分项目27中6和5分在3题以下。

Ⅸ 计算
30. 计算

说明：对1题给1分
终止A：＋，－，×，÷各项错2题终止该项。

$1 + 2$	$4 + 7$	$27 + 5$	$35 + 27$	$135 + 267$
$4 - 1$	$16 - 7$	$32 - 9$	$87 - 38$	$306 - 186$
2×4	3×5	16×3	52×32	57×26
$2\sqrt{4}$	$7\sqrt{63}$	$6\sqrt{102}$	$17\sqrt{714}$	$36\sqrt{1332}$

得分	

3. 汉语失语症成套测验 汉语失语症成套测验（aphasia battery of Chinese，ABC）是由北京大学医学部神经心理研究室参考西方失语症成套测验结合国情编制而成，包括会话、理解、复述、命名、阅读、书写、结构与视空间、运用和计算、失语症总结 10大项目，采用统一指导语、评分标准及图片文字；项目足够、长度适中，可以有效消除不同日期测试的变异性，并且可在一天之内评价结束；亚项可区别有临床意义的不同失语类型，便于观察严重程度。在进一步的信度、效度检验中，汉语失语检查法的评分标准稳定、可靠；诊断失语症时，内部检验的错误率为1%，失语症分型的正确诊断率为80%，充分证明了汉语失语症成套测验可用于汉语失语症的临床诊断、治疗和研究。

（三）失语症严重程度的评定

国际上多采用BDAE中的失语症严重程度分级。在临床上BDAE将失语症分为轻、中、重度，其中BDAE分级4级和5级为轻度，2级和3级为中度，0级和1级为重度。BDAE失语症严重程度分级标准见表2-7。

表2-7 BDAE失语症严重程度分级标准

程度	级别	评定标准
重度	0级	无有意义的言语或听觉理解能力
	1级	言语交流中有不连续的言语表达，但大部分需听者去推测、询问或猜测，可交流的信息范围有限，听者在言语交流中感到困难
中度	2级	在听者的帮助下，可以进行熟悉话题的交谈，但对陌生话题常常不能表达出自己的思想，使患者与检查者都感到言语交流有困难
	3级	在仅需少量帮助下或无帮助下，患者可以讨论几乎所有的日常问题，但由于言语或理解能力的减弱，使某些谈话出现困难或不能
轻度	4级	言语流利，可观察到有理解障碍，但思想和言语表达尚无明显限制
	5级	有极少可分辨的言语障碍，患者主观上可能有困难，但听者不一定能明显观察到

二、失语症的鉴别

（一）主要失语症类型鉴别

在失语症治疗前应对患者言语能力进行全面系统的评定，确定失语症的类型，并且应与其他语言障碍类型相鉴别，如言语失用、运动性构音障碍、言语错乱、痴呆及格斯特曼综合征等。

在鉴别常见失语症类型时，主要关注三个核心方面：一是患者的自发性言语是否流畅；二是患者对口语的听觉理解能力；三是患者的复述能力。此外，脑部受损的具体位置也是判断失语症类型的关键因素（表2-8）。

表2-8 常见失语症类型的鉴别诊断流程

自发性言语	听理解	复述	诊断	脑损伤定位	预后
非流畅性失语	较好	差	Broca失语	优势半球额下回后部（Broca区）	较好
	较好	好	经皮质运动性失语	优势半球Broca区的前、上部	较好
	差	差	完全性失语	优势半球外侧裂周的语言区域	较差
	差	好	经皮质混合性失语	优势半球分水岭（病灶大）	较差
流畅性失语	差	差	Wernicke失语	优势半球颞上回后部（Wernicke区）	较差
		好	经皮质感觉性失语	优势半球颞顶叶分水岭区	较差
	较好	差	传导性失语	优势半球缘上回或深部白质内的弓状纤维	较好
		好	命名性失语	优势半球颞中回后部或颞枕交界区	较好

1. 言语流畅度 患者可被划分为流畅性和非流畅性失语两大类别。流畅性失语往往与优势半球中央沟前部的损伤有关，而非流畅性失语则多与中央沟后部的病变相联系。非流畅性失语涵盖了Broca失语、经皮质运动性失语、完全性失语，以及经皮质混合性失语；而流畅性失语则包括Wernicke失语、经皮质感觉性失语、传导性失语和命名性失语。

2. 听理解能力 通过观察患者能否理解检查中的语句或简单指令来评估其理解能力。若能理解，则表明口语理解能力强；反之，则表明理解能力弱。理解能力强的患者，其病变部位通常位于前部；而理解能力弱的患者，则可能意味着病变位于后部颞叶或病变范围较广。在非流畅性失语中，Broca失语和经皮质运动性失语的听理解能力相对较好，而完全性失语和经皮质混合性失语的听理解能力则较差。在流畅性失语中，传导性失语和命名性失语的听理解能力较强，而Wernicke失语和经皮质感觉性失语的理解能力则相对较弱。

3. 复述能力 若患者能准确复述句子，则表明复述能力强；反之，则表明复述能力弱。复述能力弱往往提示病变位于优势半球外侧裂周区。在非流畅性失语中，经皮质运动性失语的复述能力较好，而Broca失语的复述能力较差；在理解能力弱的一组中，经皮质混合性失语的复述能力较强，而完全性失语的复述能力则较弱。在流畅性失语中，经皮质感觉性失语和命名性失语的复述能力较强，而Wernicke失语和传导性失语的复述能力则相对较弱。

（二）失语症与其他言语障碍的鉴别诊断

1. 言语失用 指个体在尝试发音和进行言语活动时，无法自主控制运动，且这种障碍不能单纯归因于言语肌肉的麻痹、力量减弱或运动不协调。多见于左大脑半球受损，特别是涉及第三额回区域。言语失用可能单独出现，但经常与运动性失语并存。患者的口语表现特征为：随着发音动作的复杂性提升，发音错误也随之增多；单词开头位置的辅音发音错误更为频繁；模仿回答时的发音错误多于自发性言语；在模仿元音顺序时遇到困难，并常伴有探索现象。

2. 运动性构音障碍 源于神经和肌肉系统的病变，导致与言语产生相关的肌肉出现麻痹、收缩力减弱或运动不协调。轻度患者言语模糊，重度患者则完全丧失说话能力，但听理解能力、阅读及书写能力均保持正常。在成人中，由假性球麻痹引起的痉挛型构音障碍最为常见，表现为发声粗糙、费力，伴有明显的鼻音，以及构音器官的运动障碍。此类障碍多单独存在，特别是在轻度病例中需仔细鉴别。有时其也可能与失语症同时存在，这时在临床上需要格外注意。

3. 言语混乱 是一种因脑损伤导致的定向能力丧失和记忆、思维混乱所引起的言语障碍。患者的时间、地点、人物定向感混乱，无法正确理解和认识周围环境，记忆和思维能力也受损。然而，患者的听理解、找词能力、复述能力及语法结构通常保持正常。在交谈中，患者往往容易离题和虚谈，缺乏自知力和合作精神，对疾病的认识不足。言语混乱多因双侧颅脑损伤所致，且多为短暂性或一过性，若持续时间超过数周，应考虑其他诊断。

4. 痴呆 是一种与多种神经疾病、中毒、感染和外伤相关的综合征。痴呆患者可能表现出与失语症相似的症状，如命名困难、刻板语言、非流畅性言语、杂乱语和迂回表达等。在诊断时，需详细询问病史，并采取一系列针对性的诊断程序。痴呆的特征不仅限于言语障碍，还包括慢性进行性的智力、记忆、人格和社交能力的退行性改变。

5. 格斯特曼综合征 是一种言语障碍，表现为左右辨别不能、手指失认、失写和失算四种症状。当这些症状全部出现时，通常意味着优势侧大脑顶叶存在病变。在评估时，需要综合考虑这些障碍是单独存在还是全部并存。

三、失语症评估报告的书写

为了对失语症患者进行适当的言语治疗，首先应对失语症作出正确的诊断和评定。失语症的评定报告应涵盖患者的基本信息、详细评估、评估结论、近期与远期目标、训练计划等内容。规范化的训练报告应包括训练原则、方法、频率、强度、评估与调整等方面，以确保训练的全面性和有效性。同时，还需注意患者的个体差异和禁忌证，确保训练的安全性和个性化。

（一）基本信息

记录患者姓名、年龄、性别、诊断日期等基本信息，以及对患者的临床诊断和语言障碍诊断。对病史做概述，包括失语症的起因（如脑卒中、脑损伤等）、病程及既往治疗情况、患者的家庭和社会环境，以及这些因素对失语症恢复的影响。

（二）详细评估

语言能力的评估包括口语表达（流畅性、语法、词汇）、听力理解、阅读理解、书写能力、计算等方面。此外，还应注意患者认知功能，必要时可评估患者的注意力、记忆力、执行功能等，因为这些功能对语言恢复至关重要。还应了解患者的情绪状态、焦虑或抑郁程度，以及这些情绪对失语症恢复的影响。评估报告书及报告中应记载的要点见表2-9、表2-10。

表2-9 评估报告书

语言评定报告（初次）

患者： 年龄： 性别： 职业： 利手：
临床诊断： 语言障碍诊断： 语言科
（CT或MRI） 言语治疗师：
Ⅰ. 大体所见
1. 失语症
2. 脑功能低下
3. 口部颜面部失用，其他高级脑功能障碍
［现存交流能力］
以失语症程度为标准
Ⅱ. 检查结果
1. 语言功能
➢ 听：
➢ 说：
➢ 读：
➢ 写：
➢ 计算：
2. 其他全部脑功能：（WAIS-R知能诊断检查的动作性检查结果和KHOS立方体检查结果等）
Ⅲ. 总结
1. 语言障碍种类、程度、类型及作为诊断依据的语言症状总结
2. 合并障碍
3. 推测预后
4. 制定计划（长期和短期目标设定）
5. 适当的治疗途径和方法
6. 其他与治疗有关的问题

（中国康复研究中心制）

表2-10 评估报告书中应记载的要点

项目	内容
听	有无听理解障碍，及其水平（单词、短文、口头指示）、内容（高频率语、低频率语、语言的抽象度、文章的构造）；是否因话题而不同；单纯写作和谈话有无差别；检查认知障碍的有无和程度
说	有无自发性言语，自发语的数量；有无一定程度的系列语，说话水平（单词文章）及其内容（与说话量比较的情报量）；流畅度；有无错误构音；有无命名困难（迂回、延迟、不能）；有无错语（语性、音韵性）；有无语法障碍；有无复述障碍及其水平（单词、文）；有无回响语言、自发语言、惯用的（自动的）语言
读	与听理解障碍程度比较的阅读理解障碍程度，以及有无肌肉运动知觉的影响
写	自发书写（姓名、住所）、抄写（视觉通路）、听写（听觉通路）
计算	是否保留数的概念、笔算（加、减、乘、除）水平

（三）评估结论

总结患者的言语功能受损情况，描述言语症状的种类、程度（表2-11）、类型等；是否有合并障碍；记录主要障碍点和相对保留的能力；提出可能的病因或发病机制，以及影响恢复的因素，

推测预后。

表2-11 失语症语言障碍程度归纳表

Ⅰ听理解能力
0）无障碍
1）听广播（天气预报、新闻）、和少数人说话几乎没问题，但细节上有听漏的地方
2）几乎不妨碍普通日常会话，但复杂内容理解上有困难
3）大体上能进行日常会话，但有时漏听重要事情
4）能进行简单的会话，但对方不反复说明时，不懂的事很多
5）配合手势进行交流，能理解极短的文章和单词
6）无实用性理解力

Ⅱ说话能力
0）无障碍
1）在日常情况能大体上较流畅地讲话，但遇到有复杂内容时还显得有些不足
2）能简单会话，但长篇表达困难，用片段性言语和单词表达意思
3）以单词的水平表达实用性意思
4）使用的单词很有限，有错误说话方式，在一定程度上按自己的要求和愿望向对方表明自己的意思
5）无实用性会话言语

Ⅲ 阅读理解能力
0）无障碍
1）小说、传记和一般性杂志能用比正常慢一些的速度阅读，但细节上有漏读的地方
2）报纸、短杂志、简单记事（如社会方面记事等）几乎能理解
3）简单的短文几乎能理解
4）日常用语80%能阅读理解，句子和文章中有很多能理解
5）能正确地把数字中常出现的字与图对应，有许多单词既能书写也能听懂
6）无实用性读解能力

Ⅳ书写能力
0）无障碍
1）用文字形式表现（需花费较正常时间长的时间，与对方通过信和写作形式交流几乎无错误，但内容复杂时还有不足）
2）能写短的日记和信，文字的文法上有较多错误
3）能写短的简单句，能做听写，但写长的复杂文章时很困难
4）能写80%日常用语、句子
5）能写自己的姓名，能做极有限的单词和少数单词的听写
6）无实用性书写能力

Ⅴ计算能力
0）无障碍
1）完全能进行加减运算，复杂的乘除也几乎能完成，但需要时间，有时有错误
2）完全能进行加减运算，乘除运算能到，复杂运算有困难
3）可进行简单加减运算，能进行一个题以上复杂加减运算，但乘除运算不能达到
4）一定程度上能完成简单加减运算，乘除不能达到
5）几乎不能运算，保留数的概念
6）数的概念丧失

（四）近期目标与远期目标

为失语症患者设定近期目标与远期目标时，需要充分考虑患者当前语言功能水平、认知状态、身体条件，以及个人需求和期望。近期目标通常几个月内实现，远期目标通常半年到一年的时间实现，主要包括提高患者听、说、读、写、计算等方面能力。

1. 口语表达方面 近期目标可关注词汇增加、简单句子构建、发音清晰度方面。远期目标可结合患者实际情况设定为会使用复杂句子与语法或在无需过多提示的情况下，能够参与并维持一段连贯的对话。

2. 听理解方面 近期目标可先发展基本指令理解，能够准确理解并执行简单的口头指令，如“拿起杯子”“坐下”。远期目标为能够理解复杂指令与故事，如“请帮我把书架上的第三本书拿过来”；能够听懂并记住简短的故事情节。可以进行社交沟通。

3. 阅读与书写方面 近期目标可先识别常见字词，比如常见日常用品、家庭成员名称等；进行简单书写自己的名字、简单的单词或短语，如“谢谢”“爱”。远期目标是能够阅读并理解简单的文章或故事，如提取关键信息、理解主旨大意；能够书写简单的信件、日记或故事。

4. 计算方面 近期目标是能进行简单的加减法，远期目标是可进行进位加法、退位减法和复杂的加减乘除计算。

具体的远期目标可以根据失语程度的不同来确定。轻度失语症远期目标，可以定为提高患者的语言表达能力，使其能够恢复基本的工作能力，并适应职业要求。中度失语症远期目标，发挥残存的语言能力，积极改善其功能，使患者能够进行日常的交际活动，达到生活自理、交流自如的目的。重度失语症远期目标，尽可能发挥残存的语言能力，即便达不到自由沟通的程度，也要坚持康复训练，以便患者能够回归家庭，进行最简单的日常交流，具体可以参照表2-12。

表2-12 失语治疗远期目标

分度	BDAE失语严重级	远期目标
轻度	4、5	改善语言功能，力争恢复就业
中度	2、3	充分利用残存功能，在交流上做到基本自如
重度	0、1	利用残存功能和代偿方法，进行简单的日常交流

（五）训练计划

根据长期目标和患者的具体情况决定，拟订一周或一个月的进度和应达到的水平，在确定初期计划时要注意以下几点。

1. 训练内容和难度要依据患者的现存能力来确定。
2. 要求达到的目标不能超出患者预期能达到的功能水平。
3. 根据患者的具体情况和需求，制定个性化的康复训练目标，以满足患者的特殊需求。
4. 训练内容要由浅入深，从简单的元音、辅音发音开始，循序渐进，逐步过渡到单词、句子和复杂的交流场景。

5. 及时给予患者反馈，观察患者在训练过程中的表现，如面部表情、呼吸情况、疲劳程度等，并根据患者的进步和反应适时调整训练计划。

6. 在训练过程中保持与患者的良好互动，通过游戏、情景模拟等方式激发患者的兴趣和参与度，同时给予患者充分的鼓励和肯定，增强其积极性和自信心。

7. 提供详细的家庭训练指导手册，鼓励患者在家中进行有效的训练，以巩固和加强在言语治疗中学习的技能。

8. 每两周进行一次定期评估，了解患者的康复进展和存在的问题，以便及时调整训练计划。

此外，还需注意训练环境的选择和布置，训练工具的消毒和卫生，以及训练内容的趣味性和实用性等，以提高患者的训练效果和康复质量。

第三节 失语症的基础治疗

一、失语症治疗的原则

1. 治疗前评估 在实施针对性治疗之前，需对患者进行标准的失语症评定：确定患者是否存在失语症，并明确其失语症的类型及程度，从而为制定治疗方向提供准确依据。

2. 开展综合训练并着重于口语训练 失语症患者的听、说、读、写能力多会受损，所以需实施综合训练。随着治疗逐渐深入，需循序渐进地把训练重点放在口语训练上，因其在日常交流中使用频繁，所以强化口语能助患者融入沟通场景，提升康复效果。针对部分重度失语症患者，则需高度关注其阅读与书写能力的训练，因为阅读和书写能力的提升对于口语能力的改善起到积极的促进作用。

3. 遵循因人施治、循序渐进原则 先明确患者残余语言功能，以此逐步拓展、提升其语言能力，如同搭积木打根基。治疗内容要兼顾患者文化程度与兴趣爱好，按先易后难顺序推进，适时加大刺激量，推动康复效果逐步提升，达到最佳状态。

4. 合理运用反馈机制，并注重对患者心理反应的调节 只要治疗有成效，即使微小，也要立刻给予鼓励，帮患者树立信心。若患者状态好、精力足，应趁机提高训练难度。若患者情绪低落，则可缩短单次治疗时长，或安排其感兴趣的活动调节情绪，严重时应暂停治疗，待状态恢复后再重启。

5. 根据情况的轻重缓急来进行区分 对于多种言语障碍患者，除失语症外，患者可能还遭受构音障碍的困扰。在这种情况下，应当重视训练患者的理解能力，包括命名、词汇检索，以及句子构建的练习。同时，也应适当安排构音器官的运动训练和提高发音清晰度的训练。

6. 家庭指导与语言环境的调整 在失语症康复中，家庭作用重大。患者在医院训练时间有限，多在家庭度过，因此急需对家属进行指导，使其熟知治疗要点与注意事项，配合医院治疗。同时，家属要为患者营造充满语言刺激的家庭氛围，多互动、鼓励其开口，借日常交流巩固所学语言技能，助力患者灵活运用于实际，加速康复。

二、失语症治疗的原理

失语症多因大脑语言中枢及其相关结构受损所致，患者有恢复可能，依据的是大脑可塑性原理。在失语症言语治疗方面，主要有两大学说：一是功能代偿学说，即受损的言语区域功能可由大脑其他部位代偿；二是功能重组学说，大脑会重新规划神经通路与功能模块，助患者恢复语言功能。

1. 功能代偿学说 Luria提出，大脑病损区的功能可由其他脑区替代，这并非简单转移，而是基本脑结构到高层脑结构功能的调动，即部分神经细胞能代偿受损细胞功能。如传统 Schuell刺激法，治疗师会明确患者残存的言语功能区，并施加刺激激活残余功能，让其他脑区的神经细胞经训练后代偿受损区，帮助患者恢复言语交流功能。

2. 功能重组学说 大脑神经结构受损后，可借助未受损的神经通路，用不同方法让其代行受损结构功能。就失语症而言，康复本质是神经系统的重塑。反复且有针对性的刺激如同催化剂，促使神经细胞重建连接、优化协作，推动神经系统重组，帮患者恢复言语功能，重拾交流信心。

三、失语症治疗的策略

（一）治疗时机

当患者出现失语症状时，通常都需要开启相应治疗，这是一般的处理原则。但要注意，对于意识不清、情感与行为失控的患者，以及精神病患者，即刻开展语言训练不但难以取得效果，甚至可能引发意外状况，所以并不适宜。在原发疾病停止进展、生命体征平稳且意识清晰的情况下，应尽早开启训练，起始训练的时间越早，所获训练成效便越佳。训练之前需开展语言评估工作。在失语症治疗中，遇到以下情况可考虑暂停语言训练：一是患者全身状况差、意识不清、患重度痴呆，或抵触训练、毫无诉求，强行训练难有成效；二是患者训练一段时间后进入进步缓慢的平台期，沿用旧模式效果不佳。此时应暂停训练，待患者状态改善或有突破策略后重启训练。

（二）治疗阶段

失语症治疗有三个关键阶段。

1. 开始期 这一阶段开启的重要前提是患者原发疾病不再恶化，生命体征平稳，只有满足上述条件，才能尽快着手制定训练方案。针对行动受阻、无法自如活动的患者，可充分利用病房空间，巧妙安排一些简易实用的训练活动。同时，要把患者面临的困境、后续训练涉及的重点知识，告知患者及其家属。

2. 进行期 由于受到时间、频次方面的客观限制，患者实际能在治疗室接受集中训练的机会有限。这就凸显出家庭与病房自主训练的重要性。患者回到日常环境后，必须积极主动地持续训练。而且随着训练逐步展开，初期评估患者状况时潜藏的缺漏、偏差会逐渐暴露，此时就需要灵活调整初始拟定的训练规划，确保其契合患者当下的实际需求。

3. 结束期 经过前期持续训练，患者功能逐步提升，达到一定程度后，患者进步速度陡然放缓，并进入平台期。进入此阶段后，训练方向要做出调整，依据患者已经熟练掌握的技能，精心设计适应性更强的训练内容。在训练结束后，需向患者家属详尽地回顾整个过程，并将训练中的关键细节和注意事项逐一阐释，为家属在后续照料患者及辅助康复方面提供专业的指导，确保患者在家庭环境中也能获得适当的康复，从而巩固训练的成效。

（三）训练方式

最初，选择简单的日常名词和动词作为训练素材，随后过渡到动词与名词的联动形式（如“穿衣服”）。最终，引入基于故事语法的叙事话语框架，围绕“设置场景”（开头）、“发生的事件”（中间）和“结束故事”（结尾）来组织句子。通过这三个阶段，旨在全面提升患者的语言功能。这些训练方法可以通过一对一训练、小组训练或远程康复的形式实施，需要根据患者的具体情况选择难度适宜的词汇，并针对听、说、读、写等语言技能进行提升，以期最大限度地恢复患者的言语功能，并保持康复治疗的成效。言语康复是一个持续的过程，许多患者在出院后仍需继续跟进康复进度。因此，远程康复的优势逐渐显现，其形式包括视频对话、应用程序使用、计算机辅助治疗等，而其载体则涵盖了各种通信设备。

（四）训练疗效与预后

临床对照研究表明，言语治疗对失语症患者益处明显。大多数学者肯定其有效性，认为效果并非自然恢复而来，需专业人员指导才能达到预期。在训练频次上，每周至少3次，视患者身体状况、病情程度，每天安排训练1～2次，每次30～60分钟为宜。发病3～6个月是黄金恢复期，但发病2～3年的患者经适配训练也能有改善，但速度缓慢。若能长期密集训练，预后会更乐观，帮助患者恢复正常交流。

失语症的预后受到多种因素的影响，主要包括以下因素。

1. 原发病、病灶 颅脑外伤预后优于脑卒中；病灶小、单一病灶者，比病灶大、复发或多病灶者预后好。

2. 病情轻重 病情轻者预后好。

3. 并发症 无并发症者预后好。

4. 训练起始时间 开始训练越早，预后越好。

5. 发病年龄 发病年龄越年轻，预后越好。

6. 失语类型 表达障碍型比理解障碍型预后好。

7. 利手关系 左利或双利者比右利者预后好。

8. 智力 智商高者预后优于智商低者。

9. 性格 性格外向者预后好。

10. 训练积极性与期望 积极训练、迫切期望恢复者预后好。

四、失语症的基础治疗方法

失语症的基础治疗方法，根据治疗目标的不同，可分为两大类：一类是以改善言语功能为目的的言语认知治疗，另一类是以改善日常生活交流能力为目的的功能性沟通治疗。

（一）言语认知治疗

伴随认知神经心理学的持续进步，语言加工理论模型指出，失语症本质上属于言语表征的缺失，词汇检索、语义、音韵、语音等心理层面在言语加工过程中会遭受不同程度的损害。脑卒中后失语症患者几乎都存在一定程度的命名障碍，这是由于他们难以从心理词典中找到目标词汇，也就是说，在概念准备、词条选择、音节化与音位编码、语音编码，以及发声运动这一整个言语产生的心理流程中，每个环节都可能出现损伤，进而导致患者的词汇通达受阻，无法顺利获取词汇语义及语音编码。而言语认知治疗的目的在于提升患者特定言语损伤的水平，并从言语认知心理的角度出发，充分挖掘患者剩余的认知能力，助力其重新构建言语功能。

1. 刺激促进疗法 自20世纪60年代以来，Schuell的失语症刺激促进疗法（stimulation-facilitation therapy）已成为失语症治疗领域的核心，并且是应用最为普遍的疗法。该疗法最初在美国的多所学校中得到实施。美国言语病理学家Hildred Schuell基于对数千名失语症患者的临床观察，对这一疗法的理论基础、治疗依据、原则，以及实践方法进行了全面的总结和阐述，确立了该疗法在失语症治疗中的核心地位。为了纪念她的重大贡献，这种疗法被广泛称为“Schuell刺激疗法”或“Schuell失语症疗法”。

Schuell刺激疗法是治疗失语症的重要手段，它针对患者受损的语言符号系统，以适度、强力且受控的听觉刺激为关键，助力患者言语功能恢复。该方法表明单刺激一种语言系统效果不佳，需凭借“感觉刺激是引发大脑认知变化的根基”这一理论，全方位运用多元、可控的感觉刺激激发患者潜能。要重点指出的是，在诸多治疗输入形式里，构建听觉模式最为重要。因感觉刺激能开启大脑活动之门，反复刺激可为大脑功能运作提供动力。人类语言发展主要靠听觉系统管控信息、构建反馈回路，失语症患者多存在听觉模式障碍，且其贯穿语言处理全程。所以，Schuell刺激疗法实施时，把握一定强度听觉刺激是关键规则，能帮患者突破失语困境。

（1）刺激原理：可以归纳为六条，见表2-13。

表2-13 Schuell刺激疗法的刺激原理

刺激原理	说明
利用强的听觉刺激	是刺激疗法的基础，因为听觉模式在语言过程中居于首位，而且听觉模式的障碍在失语症中也很突出
适当的言语刺激	采用的刺激必须能输入大脑，因此，要根据失语症的类型和程度，选用适当控制下的刺激。难度上要使患者感到有一定难度但尚能完成为宜
多途径的言语刺激	多途径输入，如给予听刺激的同时给予视、触、嗅等刺激（如实物），可以相互促进效果
反复利用感觉刺激	一次刺激得不到正确反应时，反复刺激可以提高患者的反应性
刺激应引出反应	一项刺激应引出一个反应，这是评定刺激是否恰当的唯一方法，它能提供重要的反馈而使治疗师能调整下一步的刺激
正确反应需强化，错误反应矫正刺激	当患者对刺激反应正确时，要鼓励和肯定（正强化）。得不到正确反应的原因多是刺激方式不当或不充分，需矫正刺激

（2）治疗形式：运用Schuel刺激疗法时，治疗师操作应有针对性。先综合考量患者失语症类型、病情严重程度、日常沟通主障碍，再从预设范围中选出10 ～ 30个“靶向刺激”，设计专属的治疗作业。治疗流程含三个关键环节，治疗师依剖析有策略地给予刺激（stimulate，S），激发患者反应；患者给出反应（reaction，R），为后续提供线索；治疗师根据反应及时反馈（feedback，FB），或鼓励、引导、调整策略。S-R-FB有机结合成高效治疗链，帮助患者走出失语困境。

（3）治疗策略

1）刺激：运用Schuell刺激疗法时，要依患者失语症严重程度采取不同策略。重度患者，治疗要“强”：一是增加刺激频率，使大脑活跃，进而激发语言反应；二是融合多感官刺激，结合听觉话语、视觉图片、触觉实物，唤醒语言感知区，并用文字、图片、手势辅助理解。刺激内容与形式要简单，选日常常见的名词，用二选一训练。轻度、中度患者，侧重听觉刺激强化语言能力，还可适当提升任务难度，如拉长理解内容篇幅，或采用多选一模式，拓展语言思维，帮助其恢复交流能力。

2）刺激提示：患者受刺激后的即时反应很关键，若数秒内没回应或回应有误，需及时提示。重度患者大脑言语功能受损严重，需多元提示，即描述性信息，用生动语言描绘事物助联想；配合手势，直观传递信息辅助理解；给出词头音，激发大脑搜索回忆，引出完整词语。轻度患者语言基础相对较好，受损程度小，给予单一简单提示即可。精准提示能助患者捕捉关键信息、纠错，并沿正确思路提升语言能力。

3）反应评价：实施Schuell刺激疗法治疗时，患者对刺激反应各异。理想的正确反应有，快速精准作答、稍延迟后答对、作答有误能即时纠正，这类记“+”。若答案不符合预设，如理解偏差、词不达意，记“-”。治疗中，若患者多次无反应或频繁答错，需考虑降难度；若某课题连续三次正确回答率超80%，可考虑提升难度。

4）反馈：在失语症患者康复中，行为干预策略很关键。患者接受治疗，对刺激给出快速精准回答、延迟回答对或自行纠错等正确反应时，应及时肯定、奖励即正强化，能激发兴趣、增强自信；若患者作答有误，如理解偏差、用词不当，要立即温和坚定地纠正，防止错误强化，确保治疗稳步迈进。

（4）训练课题的选择：失语症发病后，听、说、读、写及计算能力多出现障碍，程度不一、各有侧重。有的听觉理解差，像信息传输受阻；有的口语表达难，有话难言；有的仅命名有困难，其他尚好；还有的多种言语模式障碍并发。在治疗中，患者障碍会改变，其程度、模式或有调整，依此对规划治疗、筛选课题至关重要（表2-14）。一般轻、中度失语症患者，目标是提升言语功能与日常交流能力；重度患者重在唤醒残存功能，可采用手势、图片等代偿手段或尝试试验性治疗。不同失语症类型的训练课题见表2-15。

表2-14　不同语言模式和严重程度的训练课题

语言模式	程度	训练课题
听理解	重度	单词与画、文字匹配，是或非反应
	中度	听短文做是或非反应，正误判断，口头命令
	轻度	在中度基础上，选用的句子和文章更长，内容更复杂（新闻理解等）
阅解	重度	画和文字匹配（日常物品，简单动作）
	中度	情景画、动作、句子、文章配合，执行简单书写命令，读短文回答问题
	轻度	执行较长文字命令，读长篇文章（故事等）回答问题
口语	重度	复述（音节、单词、系列语、问候语），常用词命名，动作描述，读单音节词
	中度	复述（短文），读短文，称呼、动作描述（动词的表现，情景画及漫画说明）
	轻度	事物描述，日常生活话题的交谈
书写	重度	姓名、听写（日常生活物品单词）
	中度	听写（单词-短文），动作描写
	轻度	听写（长文章），描述性书写，日记
其他		计算练习、钱的计算、写字、绘画、写信、查字典、写作、利用、趣味活动等，均应按程度进行

表2-15　不同类型失语症训练课题

失语症类型	训练课题
Broca失语	构音训练、口语和文字表达
Wernicke失语	听理解、复述、会话
命名性失语	执行口头指令、口语命名、文字称呼
传导性失语	听写、复述
经皮质感觉性失语	听理解（以Wernicke失语为基础）
经皮质运动性失语	以Broca失语课题为基础
完全性失语	视觉理解、听觉理解、手势、交流板应用

2. 阻滞去除疗法 是1970年Weigl E与Bierwisch提出的针对失语症的治疗方法。他们发现失语症患者语言根基尚在，只是运用困难，经训练可恢复语言的运用能力。“阻滞去除”理念很关键，因为大脑功能区受损程度不同，所以先刺激轻症区，在长期记忆区引发兴奋扩散，从而让重症区更易反应。此方法常与Schuell刺激疗法联用，将未阻断的语言形式作“前刺激”打头阵，如Wernicke失语患者听理解差，训练时先刺激阅读中枢，以“看”破“听”的阻滞，使言语功能区沟通顺畅。

3. 旋律语调疗法 目前，在非流畅性失语的治疗方法中，旋律语调疗法（melodic intonation therapy，MIT）是研究最为广泛的一种。该方法由美国波士顿大学的言语病理学家和神经学家团队于20世纪70年代共同开发并创立。早在20世纪初，临床医生们就注意到一个有趣的现象：一些失语症患者在唱歌时能够更流畅地表达歌词，但在日常交流中却遭遇严重的言语障碍。这一观察激发了研究者们对音乐与言语康复之间潜在联系的深入探索。研究揭示了语言和音乐在大脑神经处理过程中存在诸多相似之处和重叠区域，例如，两者都涉及对声音的感知、节奏的掌握和音高的处理。这种神经学上的联系为利用音乐促进言语功能恢复提供了理论基础，也推动了MIT的发展。

（1）MIT的定义：是指主要利用语言中的音乐元素（包括旋律、韵律和节奏）来促进言语输出的一种结构化治疗方式。MIT紧扣三要素，即以旋律串联言语逻辑、用节奏构建表达韵律、借重音凸显语义重点，从而引导患者进行唱歌、哼唱训练。在发声练习中，唤醒言语相关脑区，帮助患者借助旋律哼唱找语感，最终实现言语产出功能的恢复。

（2）理论依据：MIT有两大理论支撑，一是利用音乐的节奏感与旋律性，激发患者对声音的感知，调动听觉神经向大脑传递信号，冲击左脑言语皮质，提升其兴奋性，为言语恢复奠定基础；二是借左右脑功能互补的特性，MIT激活右脑言语同源区，代偿左脑受损的功能。治疗中要强化患者手部节拍与语言节奏的匹配，MIT训练通过双手及手指参与节奏训练，可激活右脑感觉运动皮质网络，协同口颜面运动网络，为口语产生提供神经冲动，帮助非流利性失语患者改善表达。

（3）适应证：①具备良好的听理解能力，如在中等或更高水平上保持听力理解能力，能够借助听觉反馈进行自我修正。②非流畅性失语，患者在命名、复述句子，以及补充发音方面表现不佳，但会不断尝试自我纠正。③非语言行为表现出良好的专注力，康复的意愿较为强烈，情绪状态相对稳定。④有共存的功能障碍，通常伴随着口颜面功能障碍、偏瘫等症状。

（4）治疗方法：MIT由专业的言语治疗师依据患者的实际情况来执行，共包含三个阶段的治疗计划，每个阶段又细分为多个步骤，具体操作如下。

1）第一阶段，即初级阶段：在MIT实施时，治疗师制定循序渐进策略。刚开始时，选择慢节拍，轻声哼出目标词汇，同时以相同节奏敲患者左手，种下韵律种子。接着患者加入，与治疗师同步抬手敲节拍、哼唱目标词，在反复协作中尝试独自有节奏的哼唱。随着训练增多，治疗师只靠节拍哼词，患者借手部敲节拍辅助重复词汇，最终患者仅凭手部节拍拍打就能自信回答目标词，实现言语进阶。

2）第二阶段，即中级阶段：最初，治疗师吟唱目标词汇，双手配合着打出清晰的节拍，引导患者静心聆听。然后，治疗师转换为提问者角色，通过吟唱抛出问题，患者则以同样的吟唱方式回答目标词汇。在这一阶段初始，治疗师会运用音乐旋律作为辅助手段，帮助患者开启复述，随后循序渐进，慢慢仅依靠打拍子给予节奏支撑，促使患者不断强化复述能力。最终使患者彻底脱离辅助，凭借自身能力准确复述目标词汇，实现自主表达。

3）第三阶段，即高级阶段：治疗师先与患者以搭档的形式，用接唱、道白打磨目标词汇，过程中治疗师将逐渐减少参与，让患者凭自身能力独立表达词汇，实现从依赖到自主的跨越。接着，治疗师切换至正常语调说出目标词，患者依样用正常语调复述。最后，治疗师以日常说话方式提问，患者在无辅助下，用正常言语准确回答，实现向自如沟通的转变。

MIT的结构清晰，难度逐步提升。在进行治疗时，言语治疗师必须运用特定技巧，并严格遵循分级制度。如图2-4简洁地展示了三个不同阶段的治疗流程。

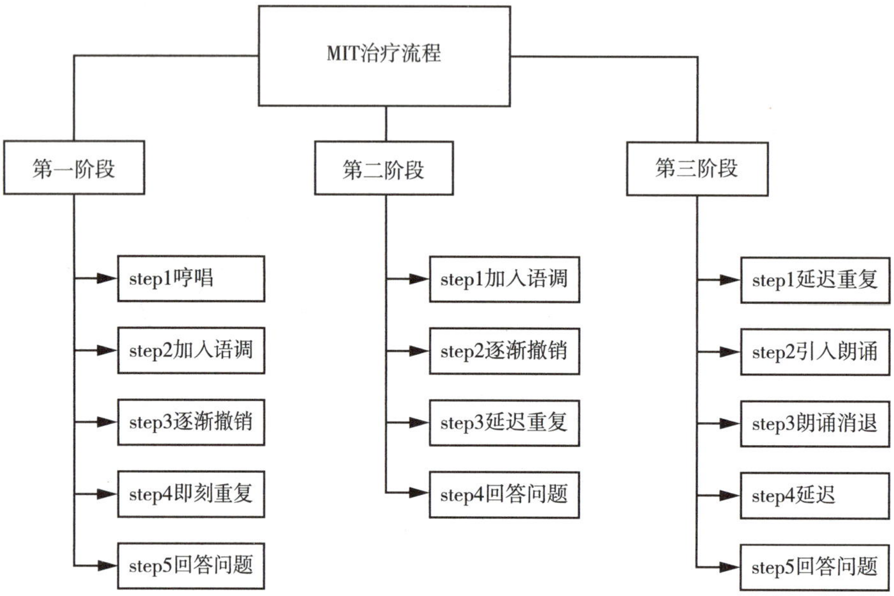

图2-4 MIT的治疗流程

视频：语义特征分析疗法

4. 语义特征分析疗法 语义特征分析疗法（semantic feature analysis，SFA）普遍认为是由美国语言学家Jerrold Katz及其同事Paul Postal等在20世纪60年代创立的。该方法致力于揭示词汇语义的深层结构及其相互关系，为语言意义的精确描述和阐释提供了一种有效的途径，具体的治疗理念及方法如下。

（1）SFA的定义：SFA是一种以最小语义特征为单元的检索语义练习。该疗法通过目标词汇的扩散，促进相关语义的相互激活，旨在帮助失语症患者重建语义记忆，并恢复他们获取词汇语义的能力，是一种有效的言语治疗手段。

（2）理论基础：扩散激活模型认为，访问特定的特征会导致语义相关概念的激活，并向下扩展到音素水平，从而完成词汇语义访问及语音编码层面的激活。

（3）适应证：以语义理解障碍为主的失语症，如命名性失语、经皮感觉性失语和传导性失语等。

（4）治疗方法：常规SFA是基于患者识别的单词图进行词汇语义联想，并描述该词关联的其他语义特征，包括类别、使用、动作、属性、方位及联想（图2-5），形式多为失语患者与治疗师互相根据描述的语义特征选择目标图片。与语音治疗局限于名词及动词的特点不同，语义治疗能够进行动词网络强化处理，即让失语患者以动词及其主题名词的词汇检索为目标，生成动词-名词关联模式，表达完整的叙事信息，具体如下。

1）选择词汇：依据患者的生活经验、兴趣爱好和语言水平，挑选出一组具有关联性的词汇，如围绕“日常用品”这一主题选择“牙刷”“牙膏”“毛巾”“肥皂”等词汇。

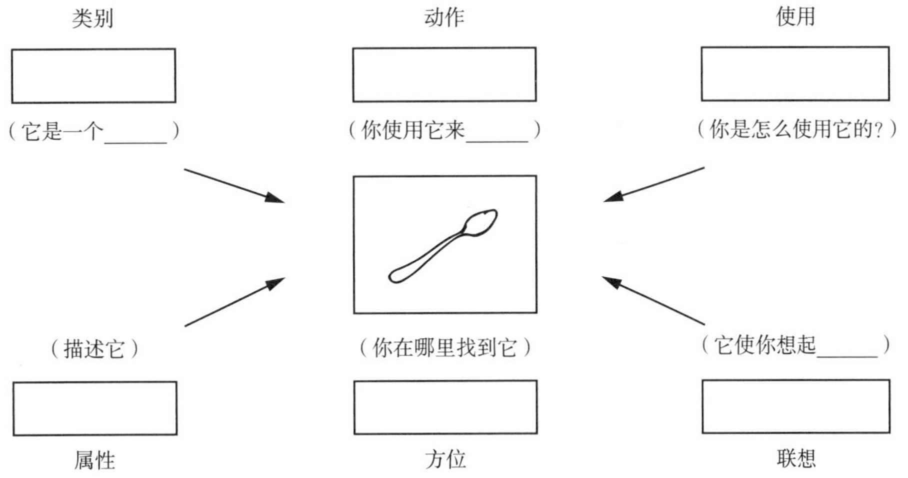

图2-5 SFA治疗框架

2）导入词汇：通过展示图片、实物或简单描述等方式，向患者呈现要训练的词汇，吸引患者的注意力，引发患者对词汇的初步认知。

3）引导特征提取：针对每个词汇，向患者提出开放性问题，如“牙刷是什么样子的”“它有什么用”等，引导患者尽可能多地说出词汇的语义特征，如“牙刷有长长的柄”“上面有细细的毛”“用来刷牙”等。

4）补充与完善：在患者回答的基础上，治疗师适时补充和完善词汇的语义特征，确保涵盖该词汇类别、使用、动作、属性、方位及联想五个方面，同时帮助患者拓展思维，加深对词汇的理解。

（二）功能性沟通治疗

功能性沟通着重于恢复患者在日常生活场景中的沟通能力。其运用多种言语康复训练手段，如文本形式、现实虚拟技术，以及软件系统等言语康复工具，助力脑卒中后失语症患者最大限度地清除交流阻碍，早日重返家庭与社会。经研究表明，在失语症早期开展短时间的功能性沟通训练，能够减轻患者心理压力，提升康复的信心。但由于语言系统的参与要素会对患者的整体康复效果产生影响，所以在临床实践中，仍需对不同患者的言语功能恢复需求加以评定，进而制定出契合个人情况的康复训练计划，以实现更佳的治疗效果。

1. 交流效果促进法 交流促进疗法（promoting aphasics communication effectiveness，PACE）由Davis与Wilcox创立，是提升实用交流能力的核心手段。其训练体系兼具科学性与实用性，国际认可度高，适用于各类型、各程度言语障碍患者，能依患者情况定制康复方案，帮助其克服交流困难、恢复表达能力、重拾沟通自信。

（1）基本原理：①以患者为中心。强调患者在交流中的主体地位，关注患者的交流意愿和需求，鼓励患者主动发起和参与交流互动，而非仅被动接受治疗师的指令和训练。②信息交换。注重真实的信息交换，模拟日常生活中自然的交流场景，使患者在有意义的交流中提升言语能力，而不仅是进行机械的语言练习。③反馈与强化。通过及时的反馈和强化，帮助患者认识到自己的交流效果，增强患者的交流信心和积极性，促进患者不断调整和改进自己的交流策略。

（2）治疗原则：见表2-16。

表2-16　交流效果促进法的治疗原则

原则	方法
交换新的未知信息	要求交流双方未知的信息。如利用多张信息卡，患者和治疗者随机抽卡，然后尝试将卡上的信息传递给对方
自由选择交流手段	不限口语，还包括书面语、手势、绘画等
平等分担会话责任	会话任务在双方间交替进行，交流的形式要尽可能相同
根据信息传递的成功程度进行反馈	患者作为表达者，治疗者作为接受者时，根据患者的理解程度给予适当的反馈，促进患者表达方式的修正和发展

（3）操作方法：先准备一摞图片面朝下放在桌面上，治疗师与患者轮流抽取，不能让对方看到图片内容。抽完后，双方用呼喊名字、描述、手势、指物、绘画等交流方式传递图片信息，接收方靠重复确认、猜测、反复询问等途径获取反馈，治疗师依患者能力水平给予指导示范。

（4）局限性：①对治疗师要求高。治疗师需要具备较高的专业素养和丰富的临床经验，能够灵活运用各种交流技巧和策略，准确地把握交流的节奏和方向，及时给予患者恰当的反馈和指导。②患者个体差异影响大。由于患者的失语症类型、程度、认知能力、性格特点等个体差异较大，可能会导致训练效果参差不齐，部分患者可能无法快速适应这种自由交流的训练方式，需要较长时间的引导和调整。③训练环境要求高。需要一个相对安静、舒适、无干扰的训练环境，以保证交流的顺利进行和患者的注意力集中，但在实际临床工作中，可能难以完全满足这一要求。

2. 强制性诱导失语症治疗　强制性诱导失语症治疗（constraint-Induced aphasia therapy，CIAT）是由美国阿拉巴马大学的爱德华·陶布教授所创立属于强化语言表达训练。CIAT是通过限制患者对非语言交流方式的运用，使患者不得不更多地借助语言来展开沟通交流，以此提升语言输出的频次与机会，最终有效增强语言表达的流畅性及连贯性。

（1）基本原理：①克服习得性失用：大脑具有一定的可塑性。失语症患者由于言语功能受损，往往会减少语言的使用，进而导致言语功能进一步退化，形成习得性废用。CIAT通过强制患者使用语言，打破这种习得性废用的恶性循环，促使大脑重新分配资源，激活和重塑语言相关脑区，从而改善言语功能。②强化言语训练：基于神经可塑性理论，CIAT的高强度言语训练刺激能够激活大脑中原本因失语症而受损或处于休眠状态的语言区域，在短时间内给予患者高强度、重复性的语言训练刺激，可以促进神经突触的形成和强化，提高语言处理效率，进而加速言语康复进程。

（2）适应证：主要针对慢性期失语症患者，特别是那些经过一段时间标准言语治疗后，言语功能恢复遇到瓶颈、进展缓慢甚至停滞的个体。对于那些具备一定语言理解能力，但语言表达能力显著受限的患者，CIAT可能带来更为显著的疗效。

（3）治疗原则：①短期内强化练习效果优于长时间低频练习。②促使患者用平时无法使用的口语交流。③治疗聚焦日常生活行为，帮助患者将所学用于生活，实现治疗与生活无缝衔接。

（4）治疗方法：通常采用小组治疗的形式，治疗师与其他参与者共同营造一个支持性的环境，以便患者能在类似日常生活的场景中练习口语交流。治疗师会依据患者的生活经历和兴趣，设计多种多样、富有创意的语言交流环境，如模拟在餐厅点餐、在超市购物、参加家庭聚会等。在这些模拟场景中，患者被赋予具体的语言交流任务，如在模拟餐厅点餐时，患者需要向“服务员”（由治疗师扮演）详细描述自己想要点选的菜品和饮料，包括菜品的名称、口味偏好，以及数量等信息。在治疗期间，患者被严格要求仅使用语言来表达自己的想法和需求，不得借助手势、点头、摇头或面部表情等非语言手段。这是CIAT的核心原则之一，目的是促使患者最大限度地运用其语言能力。

（5）治疗时间及频率：具体如下。①单次治疗时长：一般每次治疗时间在3～6小时。这是因为较长时间的连续治疗能够让患者持续处于语言强化训练的状态，更有利于激活大脑的语言功能区域，促进言语能力的恢复。②总治疗周期：完整的CIAT治疗通常需要持续数周，一般为2～4周。在这个周期内，患者持续接受高强度的言语训练，以逐步改善言语功能。但对于一些病情较为严重或复杂的患者，治疗周期可能会延长至6周，甚至更久。③每周治疗天数：多数情况下，CIAT采用每周5天的治疗频率，即周一至周五连续进行治疗。这样的安排可以保证治疗的连贯性和系统性，让患者的大脑持续受到语言刺激，加速语言学习和康复的进程。④每日治疗次数：每天通常进行1～2次治疗，每次治疗之间会安排适当的休息时间，以避免患者过度疲劳而影响治疗效果。例如，上午进行一次3小时左右的治疗，下午休息一段时间后，再进行一次1～2小时的治疗，具体安排会根据患者的身体状况和耐受程度进行调整。

3. 功能性交际治疗法 功能性交际治疗法（functional communication therapy，FCT）着重日常交往与信息传递，目标是帮患者走出治疗室、融入社会，激发其运用书写、姿势、口语等未受损能力，全方位强化沟通成效。

4. 脚本情景训练 脚本情景训练是一种通过特定主题的情景对话练习以提升口语交流技能的功能性康复方法，它包括标准化、半结构化和个性化三种形式。

（1）理论基础：具体如下。①基于情境学习理论：该理论认为，学习是在具体的情景中发生的，知识和技能的获得与应用离不开特定的背景。对于失语症患者来说，将语言学习融入到熟悉且有意义的生活情景中，能够更好地激发其语言表达和理解能力，因为在真实情景中，语言的使用具有明确的功能性和目的性。②激活大脑神经网络：脚本情景训练通过创设各种丰富的情景，刺激大脑中与语言相关的多个区域，促进神经网络的重新连接和激活。当患者在情景中进行语言交流时，不仅涉及语言中枢，还会调动记忆、情感、认知等多个脑区，有助于整体语言功能的恢复。

（2）治疗方式：具体如下。①脚本编写：首先确定主题，根据患者的生活经历、兴趣爱好和康复需求，选择贴近其日常生活的主题，如购物、就餐、家庭聚会等。这些主题容易引起患者的共鸣，激发他们参与训练的积极性。然后创作内容，以简单易懂的语言编写对话脚本，包含患者在该情景中可能需要表达的各种语言功能，如打招呼、询问信息、表达需求、描述事物等。脚本的难度要适中，循序渐进，从简单的句子逐渐过渡到复杂的对话。②情景创设：先进行环境布置，利用治疗室的空间和道具，尽可能真实地还原脚本中的情景。例如，在进行购物情景训练时，摆放货架、商品模型等，营造出商店的氛围。其次进行角色分配，治疗师和患者分别扮演不同的角色，按照脚本进行对话互动。治疗师可以先示范正确的语言表达和交流方式，然后引导患者逐步参与。

（3）治疗优势：脚本情景训练几乎都以某个完整的场景为基础进行对话及叙事训练，脑卒中后失语症患者的接受度、耐受度较高，有足够的参与感，但国内外基于脚本训练研究较少，一般是小样本试验，未得到进一步开发及使用。

5. 非言语策略训练 重度失语症患者言语障碍程度较重，口语与书面语交流近乎瘫痪，只能依赖非语言交流。所以，强化非语言交流技能训练很关键，关乎患者的实际交流。但不少患者非语言功能也受损，掌握替代沟通手段困难，需付出更多努力摸索适合个体的沟通模式。

（1）主要内容：具体如下。①手势语训练：手势语训练范围广，含手部、头部及四肢动作。对经训练恢复实用口语无望的失语症患者，开展手势语训练是可行策略，能帮他们开辟交流新通道。训练可以从基础手势（如点头表示肯定，摇头表示否定；指向物体表示指示等）开始，逐步加强手势的运用。接着，治疗师可以展示手势语言，引导患者进行模仿练习。随后，通过图像与实物的匹配练习，进一步训练患者使用手势语言回答问题，目的是确立手势语言的沟通方式。②交流板/交流册训练：适用于口语、书面表达困难但能识别文字图画的患者。交流板/交流册内容有日常用品、动作插图，也可用精选照片或杂志图片。交流板/交流册要依患者需求、交流场合定制，有阅读能力的患者，交流板/交流册上加文字说明协助沟通。③画图训练：该方法可能对患有严重言语障碍但保留一定绘画能力的患者产生积极效果。在训练启动前，建议先开展一系列评估工作，包括绘制人体器官、主要身体部位及理解漫画等。在训练过程中，应当鼓励患者使用多种沟通方式，如结合图画的手势、使用单字词的口语表达，以及辅助文字说明等。

（2）非言语策略治疗的选择：在脑卒中后失语症的早期阶段，非言语策略训练的补偿效果尤为显著，涵盖了两种主要的治疗方法：部分限制性失语治疗模式和不限制性失语治疗模式。①部分限制性失语治疗模式：即强制语言行动疗法（intensive language-action therapy，ILAT），允许患者借助特定手势进行交流。治疗手段多样，包括哑剧、绘画、书写等。研究指出，首次接受ILAT治疗的患者相较于第二次接受治疗的患者，展现出更为显著的总体改善，暗示了其在早期干预中的潜在高效性。②不限制性失语治疗模式：即替代沟通训练，着重于消除沟通环境中的障碍，使患者能够利用手势、画板、表情、动作等多种语言和非语言手段来提升沟通效果，主要适用于治疗严重的运动性失语或经皮质感觉性失语。研究表明，对早期脑卒中后失语症患者进行为期2周增强性的替代沟通训练，能够有效提升患者的沟通效率、语言表达能力，以及生活质量，并有助于减少抑郁症的发生。

6. 镜像神经元多模式疗法 要求失语症患者依照提示进行标准短语及其对应口型或动作的模仿练习。康复过程通过视频和语音等多种方式提供听觉与视觉的双重刺激，激活了包括左侧额下回、颞中回、前运动皮质、中央前回、前额叶皮质，以及顶叶在内的主要脑区。这些被激活的脑区与传统的语言认知网络有部分重叠，进而增强了言语中枢的活性，促进了言语能力的恢复。

（1）镜像神经元的定义：镜像神经元是一类神经元，当个体执行某个动作时，这类神经元会被激活，同时，当个体观察到其他个体执行相同或相似动作时，这些神经元也会被激活，就好像个体自己在执行该动作一样。在人类大脑中，镜像神经元系统更为广泛和复杂，不仅涉及与运动相关的脑区，如布洛卡区（与语言产生有关）等经典语言区域也被认为存在镜像神经元，此外还包括顶叶的一些区域，这些区域与身体的感觉运动整合、空间认知，以及语言理解等多种功能相关联。

（2）镜像神经元的功能：镜像神经元的核心功能之一是通过观察他人的动作来理解其意图和意义。当我们看到他人执行某个动作时，镜像神经元的激活使我们能够在大脑中模拟该动作，从而在内部重现他人的行为模式，进而理解他人的动作意图。这种能力是人类学习和模仿能力的重要基础，如婴儿通过观察成人的面部表情和肢体动作来学习语言和社交行为。对于失语症患者，通过观察和模仿与语言产生相关的动作，可以刺激镜像神经元，进而促进言语功能的恢复。

（3）治疗方式：具体如下。①动作挑选：治疗师会精心挑选一系列与口腔运动、面部表情及手势等密切相关的简单动作，这些动作与语言表达紧密相连，例如张嘴、闭嘴、伸舌、皱眉、点头、摆手等。这些动作能够与特定的语音或语义相对应，从而构建起动作与语言之间的映射关系。②动作观察：患者首先需仔细观察治疗师演示这些动作。在进行动作的同时，治疗师可以配合相应的语言描述，以加强动作与语言之间的联系。例如，治疗师在张嘴时发出“啊”的声音，引导患者将注意力同时聚焦于动作和声音。③动作模仿：在观察之后，患者应尽可能精确地模仿治疗师的动作，并尝试发出相应的声音。初始阶段可能仅限于简单的音节，但随着训练的深入，患者将逐渐过渡到词语、短语乃至句子的模仿。④重复强化：通过反复进行上述观察与模仿的过程，不断激活镜像神经元，形成稳固的神经通路，有助于提升患者的语言表达能力。

（4）视频反馈：借助视频记录和回放患者的动作及语言表现，让患者作为第三方观察自己的行为，这种自我观察同样能激活镜像神经元系统。患者可以更直观地看到自己的表现与目标之间的差距，从而进行针对性的调整和改进。在治疗过程中，使用摄像机或其他录像设备记录患者进行动作观察与模仿、语言表达练习等训练活动的过程。让患者观看录制的视频，同时治疗师与患者一起分析视频中的表现，并指出正确和需要改进的地方。患者在观看自己的动作和语言时，镜像神经元会被激活，有助于加强对自身行为的认知和理解。根据视频分析的结果，患者进行针对性的训练，重点改进在视频中发现的问题，如发音不准确、口型不规范、动作与语言不协调等。然后再次录制并回放，形成一个循环反馈的训练过程，持续提高言语能力。

第四节 不同类型失语症的对症治疗

不同类型失语症患者的听、说、读、写障碍程度不同，因此需要采用不同的治疗方法。

一、Broca失语的治疗

（一）表达训练

1. 言语表达能力训练 有言语声音接收障碍、表达困难的个体需重建言语表达能力。治疗师先引导患者熟悉单个韵母、声母，之后把声母、韵母组合成单词，再连成句子。训练时，治疗师从易辨识的/b/、/p/、/m/等声母教起，示范口型给患者提示，遇到困难用辅助技巧。利用镜子当视觉反馈工具，帮患者优化发音。治疗师留意患者偶然发声，如听到“笔”就展示毛笔图片，用慢口型引导发“毛笔”，拓展词汇，重建表达能力。

2. 发音灵活性训练 对于发音速度缓慢，发声费力的患者，可以引导患者反复练习，如连续发/pa-pa-pa/、/ta-ta-ta/、/ka-ka-ka/，然后过渡到发/pa/-/ta/-/ka/，反复练习。

3. 自动性语言训练 如数数训练，让患者从1数到21，循序渐进，每日掌握规定数字，增量控制在3～5个，助其建立数数的语言自动反应。还可利用病前熟悉的唐诗，引导患者逐句背诵，唤醒语言记忆，激发表达自动性，强化语言能力。

4. 命名训练 流利性失语患者常面临命名障碍难题。康复初期，治疗师可用多种方法助其突破：提供音素提示，即说出物品开头音节；给出上下文情境，让患者依语境联想；描述物品功能唤醒记忆。患者成功命名后，要鼓励加快反应速度，如患者对“电话”实物或图片茫然时，治疗师引导“在医院有事告知家人要用……”，经数次引导能说出“电话”。还可通过展示口型、说词首音、列举相关词汇，帮患者找回精准命名能力。

5. 描述图画训练 选择图画时应考虑所需表达的细节程度和复杂性。例如，在治疗初期，可以使用描绘运动员跑步等包含人物和动作（主谓结构）的图画。随着治疗的深入，可以采用那些需要使用人物、动作和名词（主谓宾结构）来描述的图画。随后，治疗师可采取进阶训练，准备印刷好的词汇给患者，让其依图画排列成通顺、精准描述画面的句子，过程中治疗师指导患者识别、纠正错误，强化语法与语句构建能力。还可为患者提供图画和动词卡片，鼓励选取动词描述图画，构建连贯句子，提升语言组织表达精准度，克服交流阻碍。

6. 语法结构训练 采用递进式教学成效较好。先教主谓宾结构，帮患者搭基础框架，之后依次引入形容词、副词、介词、连词，完善语法体系。练习素材选“妈妈打开门”这类简单句，因其对普通人和失语症患者理解难度低。还可用“逐步增加难度”策略，从“妈妈缝衣服”起步，慢慢添加内容，变为“妈妈一边缝衣服一边看电视”等，循序渐进提升句子语法复杂度，助力患者言语康复。

（二）复述训练

面对患者复述障碍，精准选择训练方式很关键。障碍轻的直接复述，需辅助则借助图片、实物激发表达欲，需要强化记忆则反复复述。部分患者宜延迟复述，锻炼记忆转化能力。治疗时借鉴表达训练法，调动多感官。如用压舌板辅助唇舌运动、精准发音，让患者对镜纠正口型、用手势辅助，治疗师捕捉偶然发声，展示相关图片，引导拓展词汇，MIT 提升复述能力效果显著。

（三）听理解训练

听理解虽不是这类患者的首要障碍，但听理解问题仍普遍存在。为改善这一状况，可采取以下训练方法：给患者较复杂说明，让其依据听到的内容，在画中精准指出相应内容。

（四）持续现象训练

持续现象是固执、连续重复的语言症状，通常在命名、书写等领域出现，干扰患者语言认知功能。如让患者先命名“牛奶”再命名“面包”，患者却反复说“牛奶”，在此情况下就需改善患者的命名能力，以打破这种语言的持续。

基本的治疗策略如下。①解释策略：直白地向患者点明他们身上存在持续现象这一问题，让患者意识到并主动配合，同时采取相应措施改善症状。②分散注意力法：每次尝试引入一个全新词汇，转移患者的注意力，又或是使患者一起参与搭积木等互动游戏，使患者在轻松氛围中摆脱重复言语的“魔咒”。③运用听觉和视觉提醒手段：把要学习的词汇工整地写在纸上，让患者反复看、反复听，借助双重感官刺激强化记忆；④控制表达节奏策略：在不同项目间展开练习，全方位提升患者日常生活中的交流能力。尤其对于那些患有严重表达障碍的Broca失语患者，还可以启用代偿交流的“备用方案”，如开展手势语训练或是巧妙运用交流板等，帮助他们重新搭建与外界沟通的桥梁。

二、Wernicke失语的治疗

（一）听理解训练

提升患者听力理解能力要遵循由浅入深原则。训练内容有指认任务，从“指出杯子和房子”到“指出杯子、房子和树”再到“指出杯子、房子和汽车”；指令任务，治疗师下达“过来、关闭窗户、坐下、递给我笔”等指令，观察患者执行情况；是非题回答，如问“下雨了吗”；情景图画描述训练，治疗师描述图画、提问，引导患者简短回答或指出特定元素。

（二）复述训练

治疗早期，重症患者宜采用视听结合疗法，治疗师可与患者面对面或让患者面对镜子交流。待患者听理解能力提升或轻度患者病情缓解，就引入听觉复述训练，并按单韵母、双韵母、声母、词汇、句子的顺序逐步推进。

（三）阻断去除技术

患有这类失语症的患者其阅读理解能力常比听力理解能力强，可用阅读练习帮助听力恢复。先将文字材料排成两三个连贯的句子供阅读，再将书面语句与图片配对，接着治疗师下口头指令让患者指出句子，随后让患者识别句子中的特定单词，之后展示短语相关图片，最后让患者答句子问题、口头描述图片。

（四）旋律语调疗法

MIT疗法可应用于口语理解障碍的患者，通过唱词的方式帮助他们理解词语的含义。

三、命名性失语的治疗

（一）词汇训练

1. 图卡练习 治疗师准备一系列印有常见物体、动作、人物等图片的图卡。向患者展示图卡，要求其说出图片所代表的词汇。可以从简单的具体名词开始，如苹果、椅子等，逐渐过渡到抽象名词、动词、形容词等。对于患者难以说出的词汇，治疗师可以给予语音提示，如说出词汇的第一个音节，引导患者说出完整词汇。

2. 词汇联想 给出一个词汇，让患者尽可能多地说出与之相关的其他词汇。例如，给出“医生”，患者可以联想出“护士”“医院”“患者”“药品”等。通过这种方式，扩大患者的词汇量，同时激活大脑中与词汇存储和提取相关的神经网络。

（二）命名训练

1. 直接命名 将各种物品或图片摆放在患者面前，让患者直接说出其名称。可以从患者熟悉的日常生活用品入手，如杯子、牙刷等，逐渐增加难度，引入一些不常见或抽象的事物。当患者出现命名困难时，治疗师可以给予适当的提示，如描述物品的功能、形状、颜色等，帮助患者回忆起词汇。

2. 延迟命名 先向患者展示一个物品或图片，让其观察一段时间后，将其隐藏，然后让患者说出刚才看到的物品名称，可以帮助提高患者的词汇提取能力和记忆力。

（三）语义训练

1. 范畴归类 准备一些不同类别的物品或词汇卡片，如水果类、动物类、家具类等。让患者将这些物品或卡片按照类别进行归类，并说出每个类别的名称。通过这种训练，强化患者对词汇语义的理解，提升患者的分类能力，从而提高命名的准确性。

2. 语义特征描述 选择一个物品或概念，让患者尽可能详细地描述其语义特征。例如，对于“汽车”，患者可以描述其外观、功能、用途、组成部分等。这有助于加深患者对词汇的理解和记忆，同时提高语言表达能力。

（四）语义特征训练

命名性失语的患者，虽对事物有一定认知和理解，但难以准确说出其名称。语义特征分析训练可帮助患者剖析事物的各项语义特征，强化词汇的语义网络，从而提升命名能力。如患者看到“苹果”说不出名称时，通过分析其颜色、形状、口感、用途等语义特征，能更好地提取和说出这个词汇。

（五）非言语策略训练

1. 手势语训练 教患者使用简单的手势来辅助表达难以说出的词汇。例如，用手指指向嘴巴表示“吃”，用双手做捧东西的动作表示“拿”等。通过手势与语言的结合，增强患者的沟通能力，同时也有助于激活与语言相关的大脑区域。

2. 交流板训练 为患者制作一个交流板，上面印有各种图片、符号或文字。患者可以通过指认交流板上的内容来表达自己的想法和需求。交流板可以根据患者的具体情况进行个性化设计，内容可以包括日常生活用品、活动、情感等方面的词汇和图片。

四、完全性失语的治疗

完全性失语患者言语能力受损严重，难以通过言语、书写进行沟通，也无法理解口头、书面语言。但他们仍保留一定视觉交流能力，能执行指令、回答问题、描述事件、表达情感，说明对部分自然语言的认知功能尚在。临床实践证明，应用恰当暗示、提示与刺激，重症失语患者也有望恢复理解和产生言语的能力。

（一）视觉－动作疗法

视觉－动作疗法（visual act therapy，VAT）是一种基于动作交流的治疗手段，旨在帮助完全性失语患者通过有意义的动作进行沟通。该疗法致力于训练患者利用符号动作来响应非视觉的刺激，VAT被视为一种补偿性策略，其提供了一种与言语不同的表达和交流方式。此外，VAT也被认为是一种有效的治疗方法，研究显示它能够激发大脑活动。其治疗目标是使患者能够将动作与日常物品进行有效配对，并能在自然的社会互动中运用这些有意义的动作来表达自己的需求。

1. 原理

（1）视觉与动作的相互作用：人类的视觉系统和运动系统紧密相连，视觉信息为动作的计划、执行和调整提供了关键的反馈和指导。视觉-动作疗法强调利用视觉感知来引导和修正动作，同时通过动作的反馈来增强视觉认知，两者相互促进、协同发展，以达到治疗的目的。

（2）动作与语言的关系：使用肢体动作进行交流，与口头交流不同，它依赖于非言语的沟通方式。肢体交流比言语交流需要更少的精细运动控制。此外，肢体运动与面部运动不同，它主要由单侧控制。VAT的优势在于，其使用的肢体器官与说话时必需的面部器官不同，这些肢体器官对发起者来说是可见的，因此可以通过视觉进行实时监测。

2. 分类 VAT主要可分为三类：近端肢体VAT（proximal VAT，PL VAT）、远端肢体VAT（distal VAT，DL VAT）、Bucco-facial VAT（B/F VAT），具体见表2-17。

表2-17 VAT的分类

分类	使用动作	运动方式	使用物品
近端肢体VAT	近端肢体（靠近躯干的四肢，如手臂和腿）	粗大运动功能（如用木棍敲打桌子）	旗帜、油漆棒、木棍、锯和铁等
远端肢体VAT	远端肢体（远离躯干的肢体，如手指和脚趾）	精细运动功能（如打电话）	螺丝刀、茶匙、电话、画笔和茶包等
Bucco-facial VAT	包含面部动作手势	颊面部运动功能	哨子、花、棒棒糖、吸管和润唇膏等

对于那些表达能力明显不足，但对言语和书面语言理解无碍的人士，DL VAT是最为适宜的选择；而对于那些语言表达能力受限，但听力相对较强的人士，B/F VAT则更为合适。这三种VAT类型均采用相同的刺激方式，包括实物、实物线条图以及实物图片。从将实物与图片进行匹配，到通过手势传达概念，即使在没有相应实物的情况下，这一过程也是逐步推进的。

3. 治疗方法

（1）准备物品：准备15种常见易单手操作的物体，如刮脸刀、杯子，还有使用物体动作的线条画、物体彩图。VAT疗法选取的这类实物便于单手操作，并且可以用一种手势示意。训练依难易分步骤、水平，首先引导患者熟悉线条画和手势含义，之后促使其自发做手势，提升交流与认知能力。

（2）主要步骤：图片对象匹配、训练物体使用、动作图片与物品使用的匹配、学会用哑剧动作描述功能、用动作表示隐藏的物体。

（二）听觉口语训练

早期康复时，完全性失语患者可用Schuell刺激疗法训练听理解能力，从词汇、词组、短句到长句逐步理解。听理解能力提升后，转向言语发音练习，包括呼吸控制、发声技巧、共鸣与构音及语音训练。言语发音有成效后就进行基础交流技能训练，并在此过程中借视觉、触觉辅助增强效果。

（三）旋律语调治疗

部分完全性失语症患者右脑的韵律功能依然健全。对此，可引导患者选日常简单语言片段、句子，配上旋律歌唱，借此激活大脑相关区域，唤醒发音功能，助其重建说话发音能力。

（四）非言语策略训练

临床实践表明，治疗师一方面可引导患者用手势交流，这对手语康复有积极作用；另一方面可借助人工语言工具如交流板，进而用形状、线条图替代口头表达传达概念。

五、失语法的治疗

治疗失语症关键是利用促进语法结构建立的技术，如刺激法。还可用再教育法，先教主、谓、宾基本结构，再逐步引入形容词、副词、介词、连词。此外，用描述动作的句子训练同样有效。

1. 语法结构训练

（1）简单句构建：从最基础的简单句开始，如“我吃饭”“他跑步”，帮助患者理解和掌握句子的基本结构，即主语＋谓语＋宾语的模式。通过反复练习，让患者逐渐熟悉这种语法结构，并能正确运用到日常表达中。

（2）复杂句拓展：在患者掌握简单句的基础上，逐渐引入复杂句的训练。例如，“因为下雨了，所以我没去上班”，引导患者理解句子中各个成分之间的逻辑关系和语法连接词的使用。可以通过填空、改写句子等方式进行练习，提高患者构建复杂语法结构的能力。

2. 词汇强化训练

（1）丰富词汇量：增加患者的词汇储备，尤其是与日常生活密切相关的名词、动词、形容词等。可以通过图片、实物、动作演示等多种方式帮助患者理解和记忆词汇。例如展示一张苹果的图片，同时说出“苹果”这个词，并让患者重复，然后引导患者用“苹果”造句。

（2）词汇分类与搭配：通过训练患者对词汇进行分类和配对，例如将水果类词汇归为同一类别，以及将动词与相应的宾语进行恰当搭配，可以有效提升患者组织语言的能力，进而增强其表达的准确性和流畅性。例如，提供“吃”这一动词，引导患者列举出可以与之搭配的食物类词汇。

六、双语与多语失语症的治疗

双语失语症患者的语言表达能力受损通常表现为两种语言的同步退化，然而在某些情况下，第二语言的退化程度可能比第一语言更为严重。至于语言翻译能力的损害，则可能呈现为无法翻译、仅能单向翻译、非理解性翻译或自动翻译等不同形式。

（一）恢复模式

双语失语症患者的两种语言恢复过程相当复杂，与单语失语症的恢复模式存在显著差异。Paradis综合分析了双语或多语失语症患者在表达能力、翻译能力以及认知因素等方面的恢复模式。

具体而言，语言表达能力的恢复模式涵盖了平行恢复、差异性恢复、混合性恢复、选择性恢复、对抗性恢复、变换对抗性恢复及连续性恢复（表2-18）。

表2-18 双语失语的恢复模式及语言特点

恢复模式	语言特点
平行恢复	语言能力的恢复与病前能力平行，如果一种语言病前占优势，则恢复可能占优势
差异性恢复	一种语言的恢复明显优于另一种语言
对抗性恢复	随着第二种语言的恢复，最初恢复的语言能力逐渐消失
变换对抗性恢复	对抗性恢复的反复循环，循环周期可为24小时至数月
混合性恢复	即使试图说一种语言时，仍出现两种或多种语言的词汇或语法结构不可控制的混合
选择性恢复	仅有一种语言能力丧失，而另一种语言能力并未检测到缺损
连续性恢复	两种或多种语言先后恢复

目前，这些恢复模式的发病率及其恢复机制尚不完全清楚，但平行恢复模式似乎是最为普遍的一种。值得注意的是，这些恢复模式并非互斥，不同的语言组合之间可以展现出多种不同的关系，并且恢复模式可能会随着病情的进展而发生变化。

双语失语恢复模式受多种因素交互影响。语言自身特性方面，涉及获得或学习的先后、途径、日常使用频率、流畅性、结构差异；损伤层面涵盖损伤类型、严重程度、书写体系及走向、病灶位置与大小、失语症种类。个体因素如年龄、语言精通程度、学习背景、双语类型，性别、利手情况、受教育程度、病变状态、康复诉求等。此外，母语、语言环境、语种差别作用重大，脑成像显示母语交流时大脑激活区小，因此同等受损下母语更易恢复。患者语言选择受环境影响，营造康复语言环境有利于恢复，两种语言结构异同也影响恢复，如广东普通话和粤语双语者因结构相近更易连续恢复。

（二）语言选择策略

1. 确定言语治疗的优先顺序 在对患者进行治疗前，我们需细致评估其病前对各种语言的掌握程度、使用频率、习得顺序以及情感偏好等要素，以确定主导语言。通常情况下，治疗会优先考虑使用主导语言，因为患者在该语言上有更扎实的基础，恢复的可能性更大。此外，在治疗初期使用主导语言能够更容易获得患者的配合和信任，从而增强其对治疗的信心。对于发病初期或病情较重的患者，建议专注于一种语言进行治疗。目前，双语或多语失语患者康复有四种关键语言选择策略：一是选母语，因其扎根最深；二是选病前最熟悉的语言，契合表达习惯；三是选最先自然恢复的语言，大脑唤醒更易；四是选治疗环境中的通行语言，便于融入交流。若四种策略指向同一语言，依失语症评定与康复方案，以该语言为治疗切入点，提升各项能力，再借翻译训练拓展到其他语种。若母语既是病前最熟、最先恢复的语言，而治疗环境语言不同，则也应以母语为康复核心语言，同时调适环境，让环境语言支持康复治疗。

2. 均衡治疗多种语言 在治疗过程中，我们不应仅限于使用优势语言进行治疗，而应适时地融入非优势语言的训练。随着治疗的深入，应逐步提高非优势语言治疗的比例，以防止患者在康复过程中出现语言能力发展的不平衡，避免优势语言过度恢复而使非优势语言恢复缓慢，甚至遭受抑制。

（三）治疗方法

1. 语言能力的训练 对于大多数双语失语症患者而言，单语失语症患者的治疗原则和方法同样适用。选择的训练课题难度应恰到好处。目前，有效的双语失语症治疗方法包括全面刺激法，例如密集的听觉刺激、重复刺激、复述、命名、阅读以及不同语言水平的书写练习等。其他治疗方法还涉及语调和节律的训练，以促进患者词汇和短语的产生。通常，根据双语失语症患者训练语言的选择原则，会采用单一语言作为训练媒介。在训练过程中，应依据患者病前的语言使用习惯，选择合适的训练语言和任务。例如，在口语理解与表达训练中，通常优先使用患者的母语；而在阅读训练时，则应选择患者病前经常用于阅读的语言。

2. 转换与翻译训练 对于双语或多语失语患者，要达最佳康复效果，语言治疗不能只重单一语言恢复，需要推动已康复语言向未康复语言转换、开展翻译训练，这在康复进程中同样重要。研究表明，语言转换依托神经生理和语言解剖结构。即便同时治两种语言，初期效果也常集中于一种，后续要靠持续康复实现向另一种语言的转换，达成全面康复。两种语言结构差异影响转换效率，结构相似时转换更顺畅。此外，第二语言向母语转换相对便利，利于患者最终流利运用双语或多语，重拾交流能力。

当出现翻译功能障碍时可以从以下几方面给予康复。

（1）词汇辨识训练：例如将不同语言的单词进行连线练习。

（2）词汇翻译练习：包括口头翻译和书面翻译两种形式。

（3）句子翻译练习：同样涵盖口头翻译和书面翻译两种形式。

（4）语种指令表达练习：即用一种语言表达另一种语言的指令，无论是口头还是书面。

（5）语法判断练习：设计正确与错误的语法结构，通过听力和阅读理解进行训练。

第五节　失语症的其他治疗

一、中医康复治疗

在中医学知识体系里，没有现代医学“失语”病名，但古医籍有“喑痱”“风懿”等相关记载。中医理论认为，失语症发病机理复杂，是风、火、瘀、痰四邪损害心、肝、脾、肾四脏。心主宰神明，心气连舌，心气不足则致舌强语涩；脑为元神之府，风袭脑络使血脉瘀阻、气血不畅，或肾虚精亏致髓海空虚，风、火、瘀、痰互结窜于经络，上阻清窍，引发神昏失语，常归入“中风”范畴论治。

失语症患者病情稳定后应尽快开展中医康复治疗。临床中，中医康复治疗与听理解、口语表达、阅读、书写等言语训练相结合对全面康复极为关键。

（一）针灸治疗

1. 体针 体针疗法（毫针疗法）以毫针作用于人体经络特定腧穴，施行特定操作，通调营卫气血、脏腑功能，诊治相关疾病。失语症体针治疗取穴有讲究，主穴为廉泉、哑门，配穴为通里。治疗前常规消毒穴位，廉泉穴用2寸针，先垂直进针透至舌根部，退针至皮下向左右30°透刺，不留针；哑门穴用1.5寸针垂直进针，捻转平补平泻后即取针；通里穴直刺0.3 ～ 0.5寸，视病情留针。针刺每天1次，10次为1疗程，疗程间间隔3 ～ 5天。

2. 刺络放血 用特制针具刺人体特定穴位或浅表血络，放少量血或淋巴液祛病。依中医经络与气血理论，借针刺放血疏通经络气血、调整紊乱的脏腑功能，纠正气滞血瘀病理变化。治疗失语症主选金津、玉液穴，操作时让患者张口，用压舌板抬舌，暴露舌下系带两侧静脉，左金津、右玉液，消毒三棱针，速刺，放1 ～ 2滴血，该疗法可结合体针疗法。

3. 头针 头针疗法（头皮针疗法）依据大脑皮质功能定位理论，认为头皮有与皮质功能对应的区域，刺激可治病。实施时按头皮针国际标准化方案取穴，治疗语言病症的语言加强区在运动区下2/5两侧、距边缘0.5 ～ 1.0cm。运动区有特定定位法，中风失语症要据类型选优势半球头皮言语区，如完全性选语言Ⅰ～Ⅲ区。操作有“三快”特点：进针快、捻转快、起针快，用1.5 ～ 2.0寸28 ～ 30号毫针快速进针至帽状腱膜下层，每分钟200次快速捻转，过程中可让患者发音练习。治疗每天或隔天1次，10次为1疗程，疗程之间间隔3 ～ 5天，以防晕针。

4. 舌三针 岭南针灸学派靳瑞教授的“靳三针疗法”尤为出名，其治疗失语症的舌三针疗法聚焦咽喉穴位，取上廉泉穴为舌Ⅰ针，左右旁开0.8寸分别是舌Ⅱ针、舌Ⅲ针。治疗时，患者仰卧，医护人员常规消毒后按先左后右、先上后下取穴。操作者用28号不锈钢毫针单手快速进针，针尖向舌根呈45° ～ 60°斜刺0.8 ～ 1.0寸，得气后提插捻转20秒至患者发声，留针30分钟，每10分钟捻转20秒平补平泻，出针后让患者大声说话。该疗法可配颞三针、智三针、体针及金津、玉液刺络放血，每天1次，10次为1疗程，疗程间间隔3 ～ 5天。

（二）推拿治疗

1. 常用手法 包括推法、按法、压法、揉法、拿法和捏法等。

2. 操作方法 患者坐在治疗椅上，诊疗师双手拇指从印堂交替推至发际线，再分推至太阳穴揉按30秒，接着用大鱼际从太阳穴经耳上、风池推至颈肩部，重复5 ～ 8次，捏拿肩部肌肉后急速搓揉大椎穴2分钟；双手交替沿督脉及膀胱经从前额按至颈项部5 ～ 8次，揉按百会、四神聪1 ～ 2分钟，揉两颞骨部2分钟；双手五指分开从前额至脑后轻敲1 ～ 2分钟，小鱼际侧敲头顶、额颞部2 ～ 3分钟，揉拿颈项部，重揉按压风池、哑门、风府穴各2 ～ 3分钟，多指揉颈项部；单手揉按搓双耳至微热，按压听宫、听会、耳门穴，双手交替沿胸锁乳突肌纵向及喉结周围推按200次，捏拿廉泉穴，压揉合谷穴；患者做咀嚼肌运动1～2分钟后放松。每次治疗30～40分钟，每天1次，2～6周为一疗程，疗程间间隔3 ～ 5天。

二、计算机言语训练系统

随着计算机技术的广泛普及和进步，语言治疗师已经开始利用计算机系统内置的程序，对失语症患者进行刺激性治疗。通过精心设计失语症康复训练内容，制定个性化的治疗方案，并实现反复训练和人机互动，显著提高了患者康复训练的效率。

1. 计算机言语训练的优势

（1）减轻治疗师的工作负担。

（2）提升训练的效率。

（3）利用先进的语音识别软件对患者的发音进行精确识别，并提供直观的视觉反馈。

（4）通过语言交流替代系统软件，辅助患者改善语言交流能力。

（5）结合语音训练的软件能够为训练过程增添趣味性。

（6）便携式平板电脑的普及，使得患者能够在家中接受言语治疗。

（7）智能云技术的应用，使未来的言语治疗能够实现远程操作。

2. 计算机言语训练的局限性 失语症的发病机制极为复杂，言语功能的变化多样，构成了人类最复杂的言语障碍。在失语症的训练过程中，个体差异性尚未通过相关程序实现智能选择和应对。此外，计算机训练系统在训练材料的丰富性、组合变化、可选择性和扩展性方面仍存在显著局限，无法完全取代传统的一对一训练方式，也不适用于失语症治疗的全部过程。因此，在失语症的治疗中，人工训练依然是主要治疗手段。计算机训练和评价系统处于辅助治疗的地位，需要经验丰富的治疗师运用或指导患者使用以进行治疗。

三、远程康复治疗

随着计算机技术的进步，失语症患者的远程康复训练和护理成为可能，不仅实现了失语症患者远程康复训练，还能够进行远程评定，提供干预措施的指导，并执行实时监测功能。

1. 技术应用

（1）视频会议技术：目前，视频会议技术已成为失语症远程康复的关键手段之一。借助视频会议软件，治疗师能够实时与患者进行交流互动，执行康复评定与训练任务。这一技术突破了地理限制，使得患者能够在家中接受专业的康复治疗服务。

（2）移动应用程序：市场上不断推出专为失语症康复设计的应用程序，它们集成了语音训练、词汇学习、语言游戏等多种功能。患者可以利用手机或平板电脑随时随地进行自主训练，大大提升了训练的便捷性和灵活性。

（3）人工智能技术：人工智能在失语症远程康复领域正逐渐展现其潜力。例如，通过语音识别技术，可以分析患者的语言表达并为治疗师提供客观数据支持；自然语言处理技术的应用能够生成个性化的训练内容和反馈，从而提升训练效果；此外，智能虚拟康复助手能够模拟真实的交流环境，为患者提供陪伴式的训练体验。

2. 治疗模式

（1）个性化治疗方案：借助远程评估工具，治疗师能更全面地了解患者的病情、语言能力和生活环境，从而制定出更贴合患者个体需求的治疗方案，包括训练内容、训练强度和训练频率等。

（2）家庭参与式治疗：远程康复鼓励家庭成员积极参与，家属可在治疗师的指导下，协助患者进行日常训练、监督训练进度、巩固治疗效果，同时也有助于改善家庭沟通氛围。

（3）多学科协作模式：远程康复便于整合多学科资源，言语治疗师、神经科医生、心理医生等可通过线上平台进行会诊和交流，为患者提供综合的康复服务。

3. 拓展服务

（1）服务范围扩大：远程康复突破了地域限制，使居住在偏远地区、交通不便的患者也能获得优质的康复服务，大大提高了失语症康复服务的可及性和覆盖范围。

（2）服务时间延长：患者可根据自己的时间安排，灵活选择训练时间，不再受限于传统康复机构的固定营业时间，增加了训练的持续性。

四、辅助沟通系统

在现代康复领域，辅助沟通系统（augmentative and alternative communication，AAC）可用手势、图片、符号等帮沟通障碍的患者传递信息，实现交流。美国言语语言听力协会将AAC定义为涵盖广泛要素的综合体系，包括符号、支持、沟通策略与技术，共同提升沟通成效。对于获得性言语障碍患者，AAC不只是交流替代品。国外研究表明，它能促进语言能力恢复。但AAC成功应用涉及复杂的评定及训练技术，要精准评估患者需求、适配能力，据此定制合适的方案，后期还需跟进训练效果并动态调整策略，临床应用需慎重。

根据是否依赖于身体以外的设备辅助沟通，AAC可以分为两大类：无辅助沟通系统和有辅助沟通系统。

五、神经调控技术在失语症中的应用

神经调控技术是通过神经系统的电、磁、光等多种物理刺激或化学调控，调节神经功能，从而改善神经系统疾病症状的一类技术。

（一）重复经颅磁刺激

1. 治疗原理 重复经颅磁刺激（repeated transcranial magnetic stimulation，rTMS）是一种利用脉冲磁场作用于大脑皮质，产生感应电流，从而改变皮质神经细胞兴奋性的技术。当刺激频率较低时，可抑制神经元的兴奋性；而刺激频率较高时，则能增强神经元的兴奋性。

2. 应用方式 在失语症治疗中，通常根据患者大脑损伤的部位和语言功能区的定位，将磁刺激线圈放置在相应的头皮区域。例如，如果患者是左侧大脑半球的言语中枢受损，可能会选择刺激右侧大脑半球相对应的同源语言区，以促进言语功能的恢复。也可以直接刺激受损的语言区域，通过调节其兴奋性来改善言语功能。

3. 治疗效果 多项研究表明，rTMS能在一定程度上改善失语症患者的言语能力，如命名能力、语言表达能和理解能力等。对于慢性期的失语症患者，rTMS结合言语康复训练，可取得更好的治疗效果。

（二）经颅直流电刺激

1. 治疗原理 经颅直流电刺激（transcranial direct current stimulation，tDCS）是把特制电极精准置于头皮上，通入微弱直流电，作用于大脑皮质神经元，从而使神经元膜电位改变，并以此调节神经元兴奋性。其中，阳极刺激可增强神经元兴奋性，阴极刺激可降低神经元兴奋性。

2. 应用方式 与rTMS类似，需要先确定患者的语言功能区和大脑损伤部位，然后将阳极或阴极电极放置在相应的头皮区域。例如，对于左侧额叶Broca区受损的失语症患者，可将阳极置于右侧额叶的对应区域，阴极置于其他无关区域，以增强右侧同源语言区的兴奋性，促进言语功能的代偿。

3. 治疗效果 tDCS 操作相对简便，安全性较高，在改善失语症患者的言语功能方面也有一定疗效。它可以与传统的言语康复训练相结合，提高康复训练的效率，尤其对于那些对传统康复训练反应不佳的患者，可能会带来额外的益处。

（三）深部脑刺激

1. 治疗原理 深部脑刺激（deep brain stimulation，DBS）是一种通过植入大脑深部的电极，向特定的脑区发送电刺激信号，调节神经元的活动，从而改善神经功能的技术。它可以精确地作用于大脑的深部核团，对神经回路进行调控。

2. 应用方式 在失语症治疗中，需要通过神经影像学等技术精准定位与言语功能相关的深部脑区，如基底神经节、丘脑等。然后将电极植入这些区域，根据患者的具体情况调整刺激参数，如刺激强度、频率和脉冲宽度等。

3. 治疗效果 虽然DBS在治疗帕金森病等运动障碍疾病方面已经取得显著成效，但在失语症中的应用仍处于研究阶段。目前的一些研究初步表明，DBS对某些类型的失语症患者可能有一定的改善作用，特别是由基底神经节或丘脑病变导致的失语症。

（四）迷走神经刺激

1. 治疗原理 迷走神经刺激（vagus nerre stimulation，VNS）是通过刺激颈部的迷走神经，将感觉信息传入大脑，从而调节大脑的神经可塑性和功能状态。迷走神经与大脑的多个区域有广泛的联系，刺激迷走神经可以影响大脑神经递质释放和神经网络活动。

2. 应用方式 通常是将刺激电极缠绕在颈部的迷走神经上，通过皮下埋藏的脉冲发生器发出电刺激信号。刺激参数可根据患者的耐受程度和治疗效果进行调整。在失语症治疗中，一般会结合言语康复训练进行，以增强治疗效果。

3. 治疗效果 研究发现，VNS联合言语康复训练在改善失语症患者的语言功能方面具有一定潜力，尤其是在提高患者的语言表达和语言学习能力方面具有独特的优势。

▶知识拓展

失语症与认知功能的关系

许多重度失语患者看起来“傻傻的”，患者是真的认知功能减退，还是只是言语功能减退，想法无法表达而让他们看起来变笨了呢？

实际上，失语症往往并非孤立存在，常与多种认知功能障碍相互交织，临床上很难完全区分。例如，失语症患者可能同时伴有注意力、记忆力、执行力等方面的问题。注意力缺陷可能影响患者在言语训练中的专注度和学习效率；记忆力障碍会干扰患者对新学词汇和语言规则的存储与提取；执行力受损则导致患者难以制定和执行语言交流计划，如组织语言表达复杂思想或遵循对话的逻辑顺序。因此，在失语症治疗过程中，全面评估和针对性训练患者的认知功能是十分必要的。治疗师需要根据患者的具体情况，设计整合语言训练与认知康复的综合治疗方案，如采用认知训练游戏来提高注意力和记忆力，同时结合言语任务训练执行功能，以实现更全面、更有效的康复效果。

考试知识点总结

本章小结

协和云课堂…… 拓展练习及参考答案

（智 娟 王珍玉 贾丛州）

教学课件

第三章　构音障碍

学习目标

素质目标

（1）具备严谨细致的学习态度，树立实事求是的科学精神。

（2）树立严谨务实的学习观念，提升对构音障碍的综合认知。

（3）具备维护社会权益的责任感，关注构音障碍患者在教育、就业、社会交往等层面可能面临的困境与歧视。

知识目标

（1）掌握：构音障碍的概念、运动性构音障碍的分类及运动性构音障碍的评定及治疗。

（2）熟悉：功能性与器质性构音障碍的评定及治疗。

（3）了解：言语产生的解剖生理基础。

能力目标

（1）能规范开展构音障碍的诊疗活动。

（2）能对常见的构音障碍能够做出初步诊断和鉴别诊断。

（3）能与患者及家属进行沟通，开展健康教育。

（4）能与相关医务人员进行专业交流与团队协作开展医疗工作。

第一节　概　　述

案例导入

【案例】

杨某，男，62岁，干部，大学文化。右利手，应用普通话，2个月前脑干部位出血后昏迷，经抢救治疗，于3周后逐渐清醒，病情也趋于稳定，但出现言语和吞咽功能障碍。目前检查显示：患者神志清，能配合医务人员检查，鼻饲进食，气管切开置管。患者可理解言语，也可发声，但不能说话。右侧面部下垂，口角偏向左侧，伴流涎、张口困难，突唇（噘嘴）及展唇（龇牙）均受限；舌可前伸但不能过唇部，也不能左右摆动及上抬，吞咽反射及下颌反射增强，音质粗糙、费力，最长发音时间也仅2～3秒。阅读理解及书写均正常。

【问题】

请运用所学知识判断该患者言语障碍类型是什么？

· 核心知识拆解 ·

一、言语产生的解剖生理基础

（一）大脑的管控

言语产生是诸多系统与结构连贯协同运作的过程（图3-1）。首先，言语起源于大脑皮质，当大脑产生说话的意图，无论是源于主动诉说，还是应对外界变化的思维反应，都会即刻触发一系列的神经冲动。这些冲动迅速传递至呼吸肌、喉部及其他构音器官（图3-2）。神经冲动可能同时传递至所有相关肌肉，也可能仅传至某些特定的肌肉。在言语生成期间，这种冲动传导模式会在极短时间内出现重叠，也就是同时作用于部分肌肉，进而引发相互关联与影响。例如，在声带发声的瞬间，构音器官也同步开展相应的动作，二者协作产生含有确切语义的语音；与此同时，发声与构音过程中给气流造成的阻力，会反向对呼吸系统产生作用。另外，分布于关节、肌腱、肌肉中的特殊感受器会不断地将言语活动信息回传至大脑。在这些反馈信息里，一部分能被主观察觉，另一部分则在

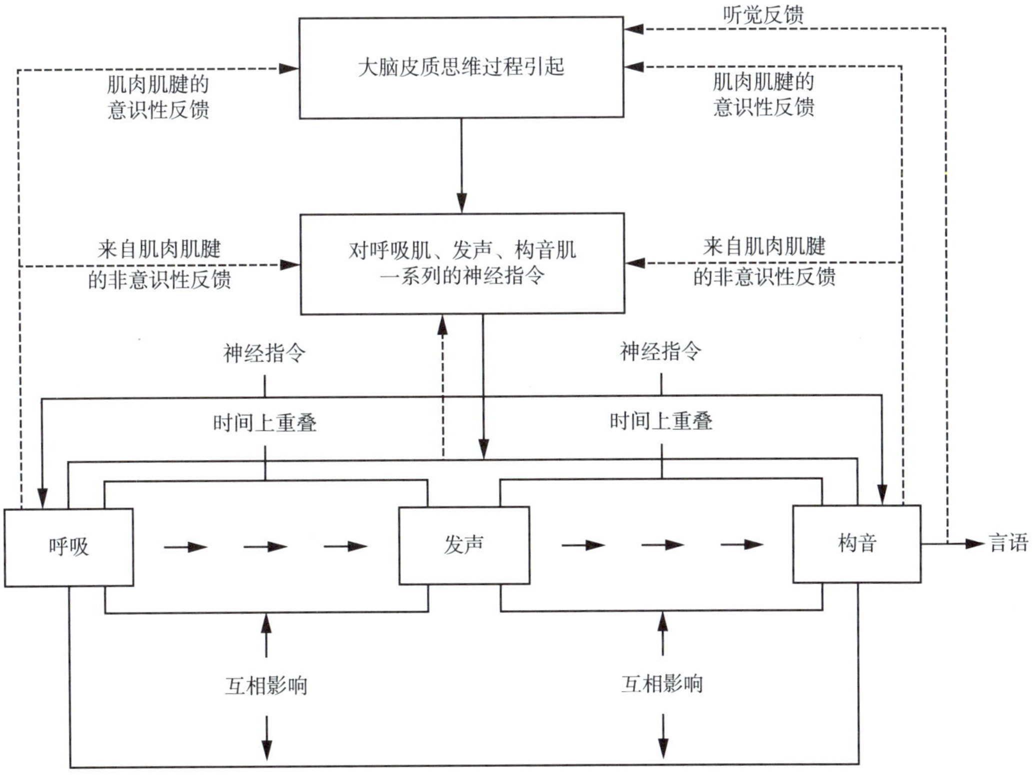

图3-1 言语产生的机制

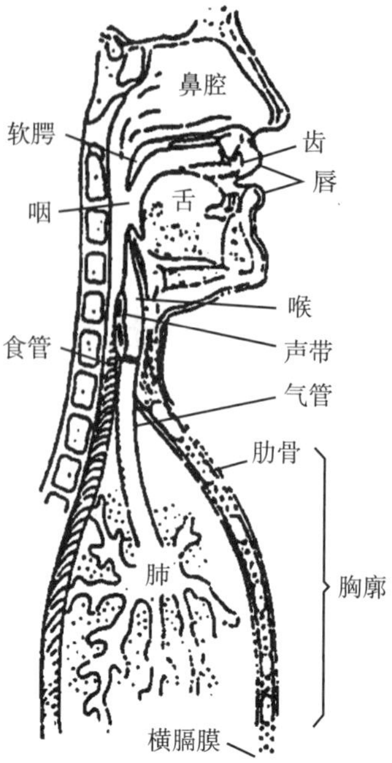

图3-2　部分构音器官

无意识层面处理。因此，倘若缺失反馈机制、听觉，以及知觉的支持，语言活动根本无法顺利达成。

（二）呼吸运动

言语的生成，最初起始于大脑皮质。当人们产生说话的意图时，便会诱发一系列神经冲动。随后，这些冲动迅速传送到呼吸肌、喉部，以及其他构音器官，这些器官同时具备呼吸与发音的双重功能。从本质上讲，言语就是在神经系统的精细调节之下，通过精准控制气流流经构音器官而发出的声音。喉的发声机制涵盖了从肺部产生呼气流的起始环节，以及在声门处将呼气流转变成间断气流，进而生成声波的关键过程。言语产生所需的动力源来自呼吸运动所产生的呼气流，而发声的振动源则是声带的运动。

1. 平静呼吸　呼吸系统由呼吸道（鼻、咽、喉、气管、支气管）和肺构成。伴随着胸廓的扩张与回缩，空气沿着呼吸道进出肺部，这一过程即为呼吸运动。呼吸运动主要包含两个紧密相连的部分：吸气运动和呼气运动。在吸气阶段，肋骨向上提拉，胸廓朝着侧方与前方扩展，这一动作是由吸气肌收缩发力所引发的。进入呼气环节，原本因吸气而扩张的胸廓，会随着吸气肌的松弛而自然缩小，在此过程中，呼气肌也参与其中。整个呼吸运动，是依靠肋间肌、膈肌以及腹肌协同运作完成的。具体涉及的肌群及各自的神经支配情况见表3-1。膈肌在收缩时会向下移动，促使胸腔向下方扩展，从而实现吸气；而当膈肌松弛时则向上回升，使得胸腔向上方缩小，助力呼气。腹肌能够让腹壁保持紧绷状态，提升腹腔内压，以间接的方式推动膈肌上升，同样起到促进呼气的作用。

2. 言语呼吸　平静状态下的生理呼吸为言语呼吸的基础。言语是在呼气阶段中产生的，言语呼吸时，吸气要求瞬时吸入较多气体，而呼气是一个缓慢的过程，这样便使呼出的气流带动声带振动，从而产生嗓音。但能够真正产生嗓音还需要满足一些条件。

（1）呼气时要有一定的压力：说话时，由于呼吸肌的运动使呼气压保持在必要的水平称为呼气保持。

表3-1 参与发声构音的主要呼吸肌群及神经支配

肌群	肌肉名称	起点	止点	神经支配	作用
吸气肌	膈肌	胸骨部：起自胸骨剑突后面肋部：起自下6对肋软骨内侧面腰部：起自第1～3腰椎体前面及内、外侧弓状韧带	各部肌纤维向中央汇聚，止于中心腱	膈神经（C_3～C_5）	扩大胸腔容积，辅助吸气
	肋间外肌	上位肋骨下缘	下位肋骨上缘	相应节段的肋间神经（T_1～T_{11}）	
	肋提肌	第7颈椎至第11胸椎的横突后结节	下位肋骨（第1～12肋）的肋角外侧缘	相应节段的胸神经后支（T_1～T_{11}）	
呼气肌	肋间内肌	下位肋骨上缘	上位肋骨下缘	相应节段的肋间神经（T_1～T_{11}）	缩小胸腔容积，辅助呼气
	胸横肌	胸骨下部	第3～6肋软骨后面	相应节段的肋间神经（T_2～T_6）	
	腹直肌	耻骨联合和耻骨嵴	胸骨剑突、第5～7肋软骨前面	第5～12肋间神经	
	腹外斜肌	下位8肋外面	髂嵴的前半部、腹白线	第7～12肋间神经、髂腹下神经、髂腹股沟神经	
	腹内斜肌	髂嵴、腹股沟韧带外侧半及胸腰筋膜	下位3肋、腹白线	第7～12肋间神经、髂腹下神经、髂腹股沟神经	
	腹横肌	下位6肋内面、胸腰筋膜、髂嵴及腹股沟韧带外侧1/3	腹白线	第7～12肋间神经、髂腹下神经、髂腹股沟神经	

（2）呼气压要维持一定时间：在说话时，每次的吸气相在0.5秒左右，呼气相在5秒以上。最大吸气后持续的发声时间，成年男性平均30秒，女性平均20秒。

（3）能适当控制呼气压水平：在神经系统的精准调控之下，吸气肌与呼气肌协同运动，以此确保肺部维持必需的容量与压力状态。当完成吸气动作后，肺部得以充盈扩张，胸廓也随之扩大。进入呼气阶段时，在肺组织与胸廓回缩力的双重作用下，呼出气体的压力也会相应产生变化。若呼气压高于目的压，吸气肌便会迅速收缩，通过调节作用促使呼气压平稳回落至目的压水平；反之，要是吸气肌的收缩致使呼气压低于目的压，呼气肌则会收缩，推动呼气压回升至目的压水平。气流呼出量的多少，对言语声音的大小起着直接的决定性作用。例如，在耳语状态下，所需的气流量极少；而若是要大声说话，就必须呼出大量的气流量。

（三）发声器官

1. 喉 常被称为嗓子，位于食管与气管的分界处，有三个重要功能：保证通向肺部的气管处于干净的状态；引导食物进入正确的通道以防止气哽；使人能够说话。喉由软骨、软骨间连接、喉肌和黏膜构成。喉软骨构成喉的支架，甲状软骨和环状软骨组成环甲关节，环状软骨与杓状软骨组成环杓关节，声带的运动只能通过这两个关节的活动来完成。参与此关节运动的肌肉是喉内肌，包括环甲肌、甲杓肌、杓斜肌、环杓侧肌、杓横肌、环杓后肌，具体肌群及神经支配见表3-2。除喉内肌之外，还有喉外肌，包括颏舌骨肌、下颌舌骨肌、二腹肌、茎突舌骨肌、肩胛舌骨肌、甲状舌骨肌、胸骨舌骨肌、胸骨甲状肌，具体肌群及神经支配见表3-3。

表3-2 喉内肌群及神经支配

肌群	肌肉名称	起点	止点	神经支配	作用
喉内肌	环甲肌	环状软骨弓前外侧	甲状软骨下缘及下角	喉上神经外支(迷走神经分支)	紧张声带
	环杓后肌	环状软骨板后面	杓状软骨肌突	喉返神经(迷走神经分支)	开大声门裂，声带外展（重要的“开声肌”）
	环杓侧肌	环状软骨弓上缘	杓状软骨肌突	喉返神经(迷走神经分支)	缩小声门裂，声带内收
	杓横肌	一侧杓状软骨后面	对侧杓状软骨后面	喉返神经(迷走神经分支)	缩小声门裂后部
	杓斜肌	一侧杓状软骨后面	对侧杓状软骨后面	喉返神经(迷走神经分支)	辅助关闭喉口（杓间区）
	甲杓肌	甲状软骨前角内侧面	杓状软骨外侧缘及声带突（其中止于声带突的部分为声带肌）	喉返神经(迷走神经分支)	声带肌：松弛声带；整体收缩可缩小声门裂，声带内收

表3-3 喉外肌群及神经支配

肌群	肌肉名称	起点	止点	神经支配	作用
喉外肌	颏舌骨肌	下颌骨颏棘	舌骨体前面	舌下神经	上提舌骨并拉舌骨向前，舌骨固定时降下颌
	下颌舌骨肌	下颌骨内侧下颌舌骨肌线	舌骨体前面及正中纤维缝	三叉神经下颌支	上提舌骨及口腔底，降下颌
	二腹肌	前腹：下颌骨二腹肌窝 后腹：颞骨乳突切迹	中间腱	前腹：三叉神经下颌支 后腹：面神经	上提舌骨及喉部，舌骨固定时降下颌，协助咀嚼时稳定下颌
	茎突舌骨肌	茎突	舌骨大角基部	面神经	上提舌骨并稍向后牵拉，延长口腔底
	肩胛舌骨肌	肩胛骨上缘	舌骨体下缘	颈袢(C_1～C_3分支)	下拉舌骨及喉
	甲状舌骨肌	甲状软骨斜线	舌骨大角下缘	舌下神经	上提喉
	胸骨舌骨肌	胸骨柄上缘及锁骨胸骨端	舌骨体下缘	颈袢(C_1～C_3分支)	下拉舌骨及喉部，协助吞咽时舌骨复位
	胸骨甲状肌	胸骨柄后面、锁骨内侧端	甲状软骨斜线	颈袢(C_1～C_3分支)	下拉喉

2. 声带 是发声器官的主要组成部分。其位于喉腔的中部，左右对称，由声带韧带、黏膜和声带肌三部分组成。声带间的区域称为声门，吸气时，声门开放呈现倒置“V”形，空气经过声门，无任何阻力地到达肺部；呼气发声时，声门闭合呈“I”形（图3-3）。声门闭合时，呼出的气流挤开声门，使声带产生振动。声带振动使呼气流呈断续状态，通过声门时断续的气流形成声源。

在声带出现变薄且紧张度上升的情况时，其振动频率便会加大，进而致使声音的音调升高。以真嗓音（天生的嗓子）发声时，环甲肌能够促使声带拉伸延展，与此同时，声带肌则让声带紧绷起来，这二者相互配合，协同运动，使声音的高度增加。而在运用假声发声时，起主导调节作用的主要是环甲肌，它会让声带增厚并且趋于松弛，如此一来，声带振动频率降低，声音的高度也随之下降。生理学将人体所能发出的最高音（音域的上限极值）到最低音（音域的下限极值）的区间称作生理性音域。从性别差异来看，成年男性的生理性音域处于60 ～ 500Hz，跨度约为3个音阶；成年女性的生理性音域则在 120 ～ 800Hz，跨度约为 2.5个音阶。尽管人们在日常说话过程中，发声的高度会存在一定程度的起伏波动，但就平均发声高度而言，成年男性说话时频率约为 120Hz，成年女性则约为 240Hz。另外，声音强度的大小，主要是由呼气压调控的。

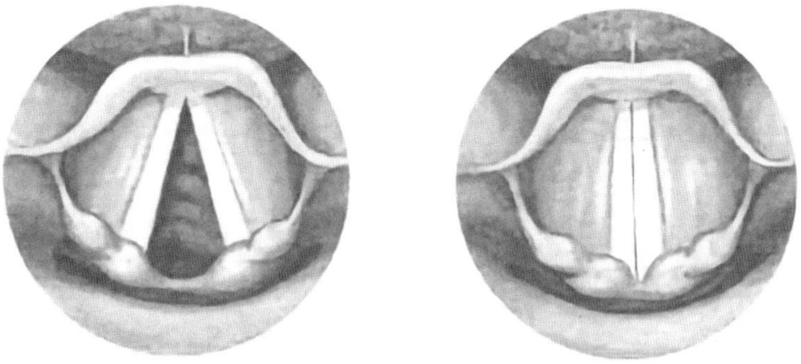

图3-3 吸气与呼气时的声带

3. 环甲关节 是由甲状软骨和环状软骨间的两个车轴关节组成（图3-4），在喉内肌的作用下可产生关节前后旋转运动。环甲关节运动可使声带紧张或松弛，这样就可通过改变声带的长度和张力来调节音量。

4. 环杓关节 为鞍状关节（图3-4），能够进行摇摆运动和轻微的滑动运动。通过环杓后肌和环杓侧肌的作用，环杓关节运动能开大或缩小声门，即声带的外展和内收。声带外展时，杓状软骨的运动使声带突向外上方翻转；声带内收时，使声带突向内下方翻转。

（四）构音器官

在说话时，通过声门以上各个器官的协调运动产生语音的过程称为调音，又称为构音。构音器官有唇、舌、下颌、鼻腔、硬腭、软腭、咽等，它们共同组成声道。言语产生在喉部，形成于声道。当振动的气流通过声道时，由于其形状可变，会产生不同的共鸣，从而形成不同的声音。如咽腔主要起低音共鸣作用，口腔主要对中音产生共鸣作用，而鼻腔对高音部分会产生共鸣作用。其中，唇、软腭、舌及下颌是可以活动的，它们可以改变口腔、咽腔、鼻腔的形状、容积和气流的通路，使声带产生各种不同的共振。下颌的活动对于构音起着极为关键的作用，因为下颌对唇

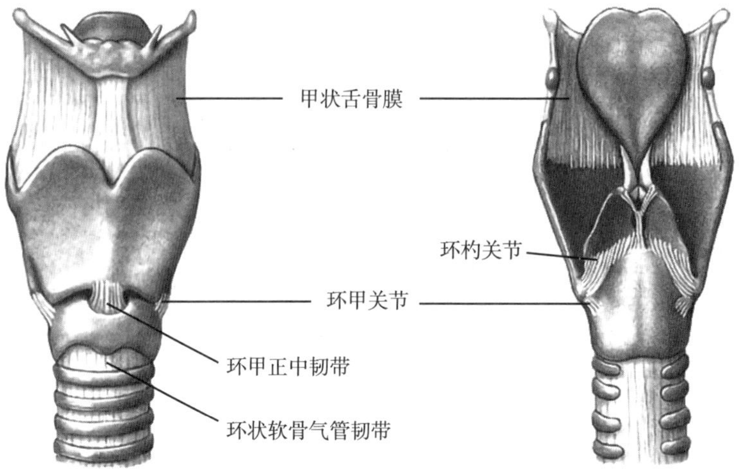

图3-4　环甲关节与环杓关节

与舌的运动有直接的影响，同时也影响舌和上腭间的关系。在众多构音器官中，舌无疑是处于最核心的地位，舌在口腔后部不同位置间运动时，将会直接影响元音的精准构建。而唇部所实施的圆唇、展唇动作，又与双唇音、唇齿音发音的精确程度紧密相关。软腭的动态变化更是会直接决定鼻音及非鼻音构音能否准确无误。一旦下颌、唇、舌这些部位的运动功能异常，则无法促成清晰明确的构音，甚至会出现遗漏音、歪曲音、替代音等现象。鉴于此，在着手对构音功能予以评估和开展矫治工作之前，简单熟悉构音器官相关解剖学构造与生理学特性是一项不可或缺的前置环节。

1．下颌　下颌（或称下颌骨），位于面下部，呈弓形，围成口腔的前壁和侧壁，是面部唯一能活动的骨骼，其主要由下颌骨体及两个下颌支共同构成，在颞骨的两侧，其借助颞颌关节和颅骨实现连接，进而参与到构音运动中。下颌体有容纳下排牙齿的作用，同时还是舌部肌群附着的关键部位，而两个下颌支则分别充当两组下颌肌群的附着点。在下颌关节活动肌群的作用下，可完成下颌开闭和前后左右移动。具体肌群及神经支配见表3-4。下颌与舌所产生的运动，能够对口腔入口部位的宽窄程度及声道前部的空间大小予以灵活调控，在言语生成这一复杂过程里担任着不可忽视的关键职责。下颌开启与闭合的幅度大小，会直接影响言语的响亮程度及清晰水平。当发出低元音之时，下颌骨所处的位置通常相对偏低；而在发出高元音之时，下颌骨的位置则会偏高一些。在言语表达功能成熟后，下颌骨的运动范畴较为狭小，与之形成鲜明对比的是，舌与唇的运动幅度很大，且运动速度不仅快而且频率也高。基于此，在开展构音训练时，必不能缺少针对下颌运动的专项训练环节。

有不少患者下颌肌群处于过度紧绷的状态，一旦他们开口说话或者进行吞咽动作，这种过度的紧张就极易诱发头痛症状。更为常见的情况是，患者们纷纷反馈这种疼痛感主要集中在咬肌及颞肌所处的区域。若想有效舒缓这类紧张状况，最为理想的举措便是针对这些肌肉实施紧张与松弛状态交替更迭的训练模式。

表3-4　下颌关节活动肌群及神经支配

肌群	肌肉名称	起点	止点	神经支配	作用
下颌关节活动肌	咬肌	浅层：上颌骨颧突、颧弓下缘前2/3 深层：颧弓深面	下颌角、下颌支外侧面	三叉神经下颌支	主要参与闭口，使下颌向上运动；辅助下颌侧方运动
	颞肌	颞窝、颞深筋膜深面	下颌骨冠突、下颌支前缘	三叉神经下颌支	闭口
	翼内肌	深头：翼外板内面、腭骨锥突 浅头：腭骨锥突、上颌结节	下颌角内侧面（翼肌粗隆）	三叉神经下颌支	闭口，与翼外肌协同参与下颌侧方运动
	翼外肌	上头：蝶骨大翼颞下面、颞下嵴 下头：翼外板外面	下颌颈、关节盘及关节囊	三叉神经下颌支	双侧收缩：牵引下颌前伸，并协助开口 单侧收缩：使下颌向对侧移动
	下颌舌骨肌	下颌骨内侧下颌舌骨肌线	舌骨体前面及正中纤维缝	三叉神经下颌支	上提舌骨及口腔底，降下颌

2. 唇　作为口腔对外沟通的重要通道，有着多重生理功能。一方面，它如同口腔的一道“阀门”，肩负着阻止食物与唾液外流的重任；另一方面，它还参与了面部表情塑造及构音活动。

在唇部的肌肉组织中，口轮匝肌的地位举足轻重，其是一块呈环形布局的肌肉，紧密环绕于口腔四周。当其收缩发力时，能够促使原本张开的唇闭合，还会让唇出现皱缩现象。与口轮匝肌的闭合动作相互抗衡的是四组唇外肌。①唇横肌：发挥作用时，会将唇角往左右两侧拉扯，让唇部紧紧贴靠在牙背上；②唇角肌：则可向上提拉上唇，同时把下唇朝着外下方牵拉；③唇直肌：能够促使嘴角向内收缩；④平行肌：功能是把嘴角往两边拉伸。正是这些唇外肌各自发力、协同配合，才使唇能够灵活运动，自如改变形状与大小。

从发音的角度来看，唇部运动大体可归为两类：圆唇运动与非圆唇运动。①圆唇运动：当嘴唇呈圆形状态时，声道共鸣腔的振动频率随之降低，与此同时，第二共振峰与第三共振峰的频率也同步下降，而这一特征恰是人们辨别圆唇元音与非圆唇元音差异的关键依据。②非圆唇运动：当唇部呈非圆形时，第二共振峰与第三共振峰的频率会处于较高水平。现实生活中，部分人的唇灵活性较差，因此，在构音训练体系里，着重训练唇的灵活性就显得格外关键。

3. 舌　是最重要的构音器官，其由大量骨骼肌（舌外肌和舌内肌）构成（图3-5）。舌能够向口腔的任意方向运动，并以较快的速度向四周转动，并且能够最大可能地改变形状和大小。

舌肌的核心生理功能体现在多个方面，既承担着发音的重要任务，又能在人们咀嚼食物，以及吞咽过程中起到协助作用，而且味觉器官就分布在舌体表面。舌外肌包括如颏舌肌、舌骨舌肌、茎突舌肌等；舌内肌包括舌上纵肌、舌下纵肌、舌横肌、舌垂直肌，具体肌群及神经支配见表3-5。舌外肌有着独特的作用，它能够驱动舌体进行前后方向以及上下方向的位置移动，以此来改变舌所处的方位；舌内肌同样具备使舌体在上下、前后水平方向移动的能力，还可以令舌的形状加以改变。

舌部肌群有着十分发达的神经支配网络，其中舌下神经发挥着主要的支配作用，再加上八块紧密交织在一起的肌纤维，使得舌部的运动既复杂又极为迅速，而这正是能够产生言语的必要条件。舌尖通过舌系带与口底部相连，这种连接方式在一定程度上限制了舌尖自身运动的灵活性，但却使整个舌体可以向前运动。总体而言，舌的运动是相当复杂的，在众多的舌部运动当中，与构音密切相关的运动主要包含舌体向上、向下、向前、向后的移动，以及舌尖的上举、下降等动作。

表3-5　舌肌群及神经支配

肌群	肌肉名称	起点	止点	神经支配	作用
舌外肌	颏舌骨肌	下颌骨的颏棘（下颌骨体内面中点处）	舌体中线两侧的舌肌深层	舌下神经	双侧收缩：伸舌 单侧收缩：舌尖偏向对侧
	舌骨舌肌	舌骨大角	舌体两侧（舌内肌外侧）	舌下神经	收缩时下拉舌体
	茎突舌肌	茎突根部	舌体两侧（舌背外侧部）	舌下神经	收缩时牵引舌向后上方
舌内肌	舌上纵肌	舌背前后走行	舌背前后走行	舌下神经	舌缩短，抬舌尖
	舌下纵肌	舌下部两侧走行	舌下部两侧走行	舌下神经	舌缩短，抬舌尖
	舌横肌	舌中部横向走行	舌中部横向走行	舌下神经	使舌细长
	舌垂直肌	垂直于舌肌两侧	垂直于舌肌两侧	舌下神经	使舌扁平

构音的过程中运用的各式各样的舌部构型，其实是由多组肌群协同开展的一种高级、同步且十分复杂的收缩运动塑造而成。在参与的肌群中，往往会有一块到两块肌肉充当着主要收缩肌的角色，承担着主要的发力任务，其余的肌肉则作为辅助收缩肌，协作的程度相对较低。通过这种协作模式，在对舌部的形状进行有效调整的同时，舌部的结构以及所处的位置也能够趋于稳定。此外，舌部的构音运动必须做到既迅速又精准，一旦无法达到这一标准，言语表达就会变得含混不清、模糊难辨。为了让舌部构音运动能够达到理想的状态，可以通过在不同的元音与辅音之间进行稳定转换的方式，持之以恒地开展相应训练，以此不断提升舌部构音能力。用舌尖和舌面洗刷牙齿的外表面，可增进和改善舌部灵活性。

4. 软腭　软腭将鼻腔与口腔分隔开。在言语产生过程里，相对较为明显的运动即软腭运动，其运动形式比较简单。软腭处在咽腔与鼻腔之间，形态上类似瓣膜组织（图3-5），因此，鼻腔和咽腔之间的声学耦合情况能够得到相应的调节。软腭包含5块肌肉，每块肌肉都有各自独特的作用，分别负责软腭的上抬、下降、缩短，以及让悬雍垂处于紧张状态等运动。在元音产生的过程中，悬雍垂会向上抬起，鼻腔的入口关闭，从而避免发出的元音带有鼻音。

腭帆提肌起始于颞骨，终止于软腭，其主要作用是促使软腭向上提起。悬雍垂肌纵向贯穿软腭，能够提拉悬雍垂，并且缩短悬雍垂的末端，当咽腔和鼻腔之间的通道变宽时，该肌肉就会表现得较为活跃，在唱歌及发出鼻元音时，悬雍垂肌作为一块关键的构音组织，发挥着重要作用。

腭帆张肌起自颅骨的底部，终止于软腭，在其收缩阶段，张力会增加。此外，腭帆张肌还有

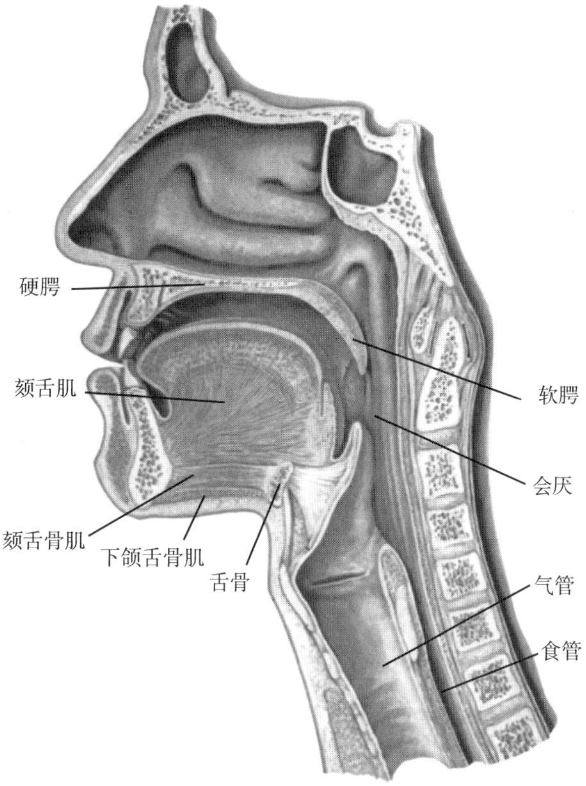

图3-5 舌与软腭

一项重要功能，即向中耳开放听觉管道（咽鼓管），从而让中耳内的气压和外界的大气压达到平衡状态。

腭舌肌起于舌体两侧的前腭弓，向上延伸抵达软腭，并在软腭处汇合，尽管早期其被看作舌外肌，但实际上其对软腭的运动同样起着十分重要的作用。

腭咽肌起自软腭，从两侧穿过后腭弓，最后终止于咽腔的黏膜组织，它与腭舌肌的主要功能是让悬雍垂实现降低以及放松。

在构音阶段，当舌部和咽壁进行构音运动时，悬雍垂的开放程度会因构音产生的附带效应而发生改变。若腭咽肌与腭帆提肌同时处于紧张收缩的状态，那么咽腔的黏膜和甲状软骨都会被上提，这会对构音产生影响。因此，为了避免出现张力代偿性继发问题，让这两组肌肉充分放松尤为重要。在遇到此类病例时，针对这些肌群开展放松康复训练是必要的，训练的方式可以是交替发出塞音+闭元音（此时软腭上抬）与鼻音（此时软腭下降），并且在进行这些训练时，需引导患者尽可能地产生鼻腔共振。

5. 咽腔 在传统认知里，咽腔一般不被当作典型的构音器官，然而在言语形成的过程中，其却发挥着辅助构建的作用。咽腔主要涵盖三个部分，分别是喉咽、口咽以及鼻咽。其中，喉咽是从舌骨位置开始向下方延展，鼻咽则是从悬雍垂所处平面向上方延伸，处于二者之间的部分是口咽。就元音而言，其发声很大程度上依赖咽腔所产生的共鸣效果。在声带上方附近区域，低位共鸣对该区域横截面积的改变极为敏感。当这一区域面积偏小时，所产生的第一共振峰频率便会升高；反之，若该区域面积较大时，那么第一共振峰频率就会降低。综合来看，声门上方附近横截面积呈现何种形状、大小，已经成为区分开元音与闭元音的关键要素。

咽腔的横截面积会随着咽缩肌的收缩而出现缩减情况。举例来说，一旦咽下缩肌收缩，喉咽部对应的横截面积便会随之变小，这一现象多见于发开元音时。不仅如此，在发食管音阶段，咽下缩肌的底部还会进行上下移动。因此，要想实现较为理想的发音重建效果，咽下缩肌维持在放松状态就显得格外重要。因此，舌骨不论如何运动，都不会改变咽腔原本的大小及体积。与此同时，咽上缩肌在整个言语表达过程中同样活跃。当鼻通道处于关闭状态时，咽上缩肌会同软腭默契协作。由于发音各不相同，位于鼻咽与口咽之间的鼻通道在形态方面也会呈现多样化的变化。通常而言，鼻通道会历经三种典型状态：第一种是发鼻音时，鼻通道会完全开放；第二种是发开元音时，鼻通道转变为半开放的状态；第三种则是发闭元音以及辅音时，鼻通道彻底关闭。

另外，声道自身的长度与大小并非固定不变，而是能够依据相关肌肉的运动状况进行灵活调节。例如，当胸骨舌骨肌出现收缩行为时，声道便会相应延长，喉腔所处的位置也会随之降低。此外，借助二腹肌后腹、茎突舌骨肌，以及下颌舌骨肌的收缩力量，可以将舌骨朝着上方提拉，进而使得声道变长。与之相反，倘若舌骨受到来自胸骨舌骨肌、甲状舌骨肌，以及肩胛舌骨肌的向下牵拉的作用力时，又或是喉腔由于受到腭咽肌和茎突咽肌的向上提拉的作用力时，声道的长度都会缩短。

二、构音障碍概述

（一）构音障碍的概念

构音障碍（articulation disorder）是指在言语活动中，由于构音器官的运动、形态结构的异常、环境或心理因素等原因所导致的语音不准确的现象。

（二）构音障碍的分类

根据病因可将构音障碍分为三种类型，分别是运动性构音障碍、功能性构音障碍和器质性构音障碍。

1. 运动性构音障碍 是指由于构音器官（下颌、口唇、舌、软腭、肺、声带等）的肌肉系统或神经系统损伤导致肌肉麻痹、收缩力减弱、运动不协调等，进而引起的言语障碍。

2. 功能性构音障碍 是指发音错误呈固定状态，但找不到明显原因的构音障碍。患者构音器官无形态、结构和运动功能的异常，听力处于正常水平，言语发育已经达到4岁以上水平，构音错误已固定化。临床常多见于儿童群体，尤其是学龄前儿童，大多患儿可以通过构音训练完全治愈。

3. 器质性构音障碍 是指由于先天或后天原因造成的构音器官形态、结构异常，进而导致功能异常的构音障碍。临床上最常见的病因是先天性唇腭裂，其次是舌系带的短缩。

（三）构音障碍的发生机制及治疗原则

言语的生成需依靠发声系统、呼吸系统，以及构音系统彼此配合、协同运作。其中，构音系统由口腔、鼻腔、咽腔及其附属部件共同构建而成，而唇、舌、下颌、软腭更是发挥着关键作用。构音器官之间相互协作与各灵活运动是产生清晰且饱含意义言语的基础。只有确保各个构音器官在运动时机上精准同步、所处位置上恰到好处，才有可能实现准确无误的构音。构音障碍是影响言语清晰度的主要原因。

解决患者构音障碍的难题，关键在于改善构音器官运动异常，以及协调功能异常这两大问题。首先，需对构音的语音功能展开全面评估，这一工作主要包括两大板块：其一为对构音器官的结构状况及运动功能进行细致检查；其二是针对构音能力进行精准评估。完成评估后，依据结果对构音障碍进行矫正治疗，最终目标则是让患者构音器官的生理运动功能恢复如初并帮助患者构建舒适、清楚、明晰且流利的语音表达体系。

▶知识拓展

声带与音高、音强的关系

准备发声时，肺部呼出的气流会冲击声带，使声带振动，这种振动会引起周围空气的疏密变化，进而形成声波向外传播，最终被感知为声音。声带振动的频率、幅度等要素会影响声音的特征，如振动频率决定音高，振动幅度影响音强。

喉部肌肉的活动可以调节声带的紧张度和长度。当声带被拉得越紧、变得越长时，其振动频率就会越高，发出声音的音高越高；相反，声带相对松弛、长度较短时，振动频率降低，发出声音的音高随之变低。例如，在唱高音时，喉部相关肌肉会自动调整，让声带绷紧、拉长，以达到较高的振动频率从而产生高音；而唱低音时，声带会处于相对较为松弛的状态。

音强取决于声带振动幅度的大小，而这又和发声时呼出气流的强弱，以及声带自身振动的状态相关。加大呼气力度，使更多、更强的气流冲击声带时，声带振动的幅度就会增大，由此发出的声音音强也更强，听起来更响亮；反之，若呼气力度小，气流较弱，声带振动幅度小，声音的音强就弱。例如，大声呼喊时，肺部用力呼气，气流强力冲击声带，声带大幅振动，声音洪亮；而轻声细语时，气流平缓，声带振动幅度小，声音就微弱。

第二节 运动性构音障碍

案例导入

【案例】

患者，男，58岁。因右侧肢体活动不利伴言语表达不能3个月，以“脑梗死恢复期”收入康复科。患者于3个月前某日19点无诱因出现呕吐一次，当日20点再次呕吐，并伴有头昏、说话不清，约15分钟后送医院，测血压160/90mmHg，约30分钟后突发意识丧失，呼之不应，肢体无主动活动。头颅MRI示脑干梗死。发病1个月后患者出现睁眼反应，于1个月前拔除导管、鼻饲管，可睁眼示意。半个月前左侧肢体可主动活动，目前言语表达不能，右侧肢体大关节可做小幅度屈伸活动，为求进一步康复入院治疗。

意识与体位情况：患者既往体健。患者神志清，体位控制差，向左侧偏斜。构音器官检查：最长呼气时间3秒，最长发声时间3秒，音质嘶哑，音质、音量匹配不佳，右侧嘴角下垂，面具脸，口唇运动范围力量减弱，右侧软腭略有下垂，有口漏气、鼻漏气，舌运动范围减少，灵活性降低，咀嚼范围减少。

【问题】

1．该患者运动性构音障碍的类型是什么？

2．该患者有哪些构音功能障碍？

·核心知识拆解·

微课：运动性构音障碍的概念

一、运动性构音障碍的概念

运动性构音障碍（dysarthria）是由于神经系统病变，以及与言语有关肌肉的麻痹、收缩力减弱或运动不协调所致的言语障碍，强调呼吸运动、共鸣、发音和韵律等方面的变化。从大脑到肌肉本身的病变都可以引起运动性构音障碍。常见病因为脑血管意外、颅脑外伤、脑肿瘤、脑瘫、肌萎缩侧索硬化、重症肌无力、多发性硬化等。运动性构音障碍可以单独发生，也可以与失语症等其他言语障碍同时存在。

二、运动性构音障碍的分类

根据神经解剖及言语声学特点，运动性构音障碍可分为以下6种类型。

（一）弛缓型构音障碍（周围性构音障碍）

1．病因 常见于下运动神经元损伤或真性延髓麻痹，如进行性肌营养不良、延髓麻痹、脑神经麻痹等。

2．言语特征 鼻音过重，能够听到气体从鼻孔逸出的声音以及吸气声。由于存在鼻漏气，所以在呼气发音时，语句短促，而且会出现不适宜的停顿。同时，音调相对较低，音量也较小，字音含糊不清，这些表现都会对正常的言语交流产生影响。

3．伴随症状 舌肌出现颤动、萎缩的情况，肌肉的运动异常，肌张力降低，腱反射减弱。

（二）痉挛型构音障碍（中枢性构音障碍）

1．病因 常见于假性延髓性麻痹，双侧上运动神经元损伤，如脑血管病、脑瘫、脑外伤、脑肿瘤等。

2．言语特征 构音肌群存在肌张力增高、肌力减退的情况，导致说话时速度缓慢且费力，同时还伴有说话简短、面部表情改变的现象。在发音方面不够准确，鼻塞音较为严重，声音较为粗糙，而且缺乏对音量的有效控制，语音、语调也会出现异常。

3. 伴随症状 自主运动呈异常模式，肌张力有所增加，反射呈现亢进或活跃的状态，肌萎缩现象不明显，病理征则表现为阳性。

（三）运动失调型构音障碍（小脑系统障碍）

1. 病因 常见于小脑或脑干内传导束病变，如肿瘤、多发性硬化、酒精中毒、外伤等。

2. 言语特征 发音往往不够清晰，听起来含混不清，缺乏规则性，其中以韵律失常的情况最为突出。具体表现为声音的高低强弱十分呆板，起始发音比较困难，重音和语调也会出现异常，时常会出现爆发性言语，而且在言语间隔和停顿方面也不恰当，呈现吟诗状或分节性言语的特点。

3. 伴随症状 可有共济失调、肌张力低下，运动速度减慢，并且还会伴有震颤等。

（四）运动过弱型构音障碍（锥体外系障碍）

1. 病因 常见于锥体外系病变，如帕金森病等。

2. 言语特征 因构音肌群强直造成发音低平、单调，音量控制差，音量小；可有发音障碍，表现为嘶哑、粗糙、颤抖和呼吸音重；有吐字频率异常，表现为第一字音重复、音节长度不规则和说话停顿过多。

3. 伴随症状 出现肌强直的现象，身体的运动明显减少，时常伴有震颤情况发生，面部还会呈现面具脸的特征等。

（五）运动过强型构音障碍（锥体外系障碍）

1. 病因 常见于锥体外系病变，如舞蹈症、肝豆状核变性、手足徐动症等。

2. 言语特征 在发音过程中，由于构音肌群会出现不随意运动，致使元音和辅音出现歪曲的情况，还会有失重音的现象。而且，言语表达往往比较缓慢且费力，发音在高低、长短及速度等方面都出现失调，有可能会毫无预兆地突然开始，也可能会突然中断，其表现与运动失调型构音障碍有一定的相似之处。

3. 伴随症状 伴有异常的不随意运动等相关症状，这些症状也会进一步影响患者整体的语言表达及日常活动。

（六）混合型构音障碍（运动系统多重障碍）

1. 病因 常见于上、下运动神经元病变，如威尔逊病、多发性硬化、肌萎缩侧索硬化等。

2. 言语特征 出现各种构音障碍症状相互交织、混合在一起的情况。如同时兼具弛缓型构音障碍中的鼻音过重、语句短促等特点，又包含痉挛型构音障碍中的发音不准、说话费力等表现，还会有其他不同类型构音障碍相关症状掺杂其中，使得言语表现呈现多样化且复杂的特征。

3. 伴随症状 伴各种运动障碍混合或者合并出现。具体而言，可能既有肌张力异常，又有肢体运动不协调、肌萎缩等不同运动障碍相关的症状共同存在，这些症状相互影响，进一步加重了整体的功能异常。

微课：运动性构音障碍的评定

三、中国康复研究中心汉语构音障碍评价法

运动性构音障碍的评定有着悠久的历史，在长期发展过程中，评定方法层出不穷。然而，直至当下，无论是国内还是国外，在临床实际应用方面，都尚未达成统一的标准。

在发达国家，除运用一些构音障碍评价表来进行评定之外，还会借助复杂的仪器设备对构音器官及构音功能展开检查。例如，通过频谱分析技术，能够精准分析声音的频率特征，从而为判断构音情况提供依据；肌电图，则可以检测构音相关肌肉的电活动情况，直观呈现肌肉功能状态；光纤维咽喉内镜，能够深入观察咽喉部位的构音器官形态及运动情况；气体动力学检查，可以从气流等角度来分析构音过程中的相关指标。借助这些先进的检查手段，能够更为精确地揭示构音器官所存在的病理问题及其功能状态，为后续的诊断和治疗提供更可靠的数据支撑。

就国内而言，目前最为常用的构音障碍评定法主要有两种，分别是"中国康复研究中心汉语构音障碍评价法"，以及河北省人民医院康复中心依据弗朗蔡构音障碍评价法改编而成的"汉语版弗朗蔡构音障碍评价法"。①中国康复研究中心构音障碍检查法：是在借鉴日本构音障碍检查法及其他发达国家构音障碍评定法相关理论的基础上，紧密结合汉语普通话语音的发音规律，以及我国独有的语言交流文化特点精心编制而成的。该评定法自1992年起便开始应用于临床实践。它涵盖了构音器官检查和构音检查两大重要项目。其显著特点在于，它不仅能够准确判断患者是否患有运动性构音障碍及明确障碍的程度，而且对于器质性构音障碍和功能性构音障碍同样具备评定的能力。更为重要的是，它还能为康复治疗提供清晰明确的指导方向，帮助医护人员制定出具有针对性、科学性的康复治疗方案。②汉语版弗朗蔡构音障碍评价法：包含了构音器官反射、运动及语言清晰度等多个方面，具体细分为8个大项目，共计27个分测验。在每个分测验中，会按照损伤的严重程度依次划分为a、b、c、d、e 5个等级，其中a级代表正常状态，而e级则意味着存在严重损伤。该评定法的突出优势在于，能够动态且定量地观察患者在治疗前后所发生的变化，无论是对疾病的诊断分型，还是对治疗效果的判定，都有着重要的参考价值，并且其主要应用于运动性构音障碍的评定工作当中，为运动性构音障碍的精准评估和有效治疗提供了有力的工具。

下面重点介绍中国康复研究中心构音障碍检查法。

（一）评定的目的和内容

1. 判断构音障碍的有无、程度和种类。
2. 有助于原发疾病及损伤部位的确定，也可作为制订治疗计划的依据。

（二）构音器官的检查

1. 目的 旨在通过对构音器官的形态以及其粗大运动情况进行检查，以此判断构音器官是否存在异常状况以及是否出现运动障碍。明确诊断结果往往需要将此项检查与临床医学诊断、实验室检查，以及言语功能评定等多方面相结合。此外，全面了解患者的现病史、既往史，并对听觉情况及整个运动功能展开检查，这些都有助于诊断工作的顺利开展，使诊断结论更具准确性和科学性。

2. 范围 包括呼吸功能、喉、面部、口部肌肉、硬腭、腭咽机制、下颌、反射。

3. 用具 压舌板、笔式手电筒、长棉棒、指套、秒表、叩诊锤、鼻息镜等。

4. 方法 在观察安静状态下构音器官的同时，通过指示和模仿使其做粗大运动并对以下方面

作出评定

（1）部位：构音器官的哪个部位存在运动障碍。

（2）形态：确认各构音器官的形态是否正常。

（3）程度：判定异常的程度。

（4）性质：确定异常是中枢性、周围性或失调性。

（5）运动速度：确认是单纯运动，还是反复运动，是否存在速度低下或节律异常。

（6）运动范围：确定运动范围是否受阻，协调能力是否低下。

（7）运动的力量：确定肌力是否低下。

（8）运动的精确性、圆滑性：确定协调运动和连续运动是否异常。

5. 检查要求及记录　在做每项检查前应该与患者沟通，做好解释工作，促使患者合作。按照构音器官检查记录表（表3-6）及构音器官检查方法（表3-7）的要求予以记录。

表3-6　构音器官检查记录表

Ⅰ. 呼吸

1. 呼吸类型　胸腹式____、胸式____、腹式____
2. 呼吸次数　____次/分
3. 最长呼气时间　____秒
4. 快呼气　能____、不能____

Ⅱ. 喉

1. 最长发音时间　____秒
2. 音质、音调、音量
   a. 音质异常____、嘶哑____、震颤____
   b. 正常音调____、异常高调____、异常低调____
   c. 正常音量____、异常音量____、音量过低____
   d. 总体程度0　1　2　3*
   气息声0　1　2　3，费力声0　1　2　3
   无力声0　1　2　3，粗糙声0　1　2　3
   e. 吸气时发声
3. 音调、音量匹配
   a. 正常音调____、单一音调____
   b. 正常音量____、单一音量____

Ⅲ. 面部

1. 对称____、不对称____
2. 麻痹R____\L____
3. 痉挛R____\L____
4. 眼睑下垂R____\L____
5. 口角下垂R____\L____
6. 流涎R____\L____
7. 怪相____、扭曲____、抽搐____
8. 面具脸____
9. 口式呼吸____

Ⅳ. 口部肌肉

1. 噘嘴
   a. 缩拢范围：正常____、异常____
   b. 缩拢：对称____、不对称____
2. 咂唇
   a. 力量：正常____、减低____
   b. 口角：对称____、不对称____
3. 示齿　范围：正常____、缩小____
4. 唇力度　正常____、减弱____

Ⅴ. 硬腭

1. 腭弓　正常____、高窄____
2. 新生物____
3. 黏膜下腭裂____

续　表

Ⅵ. 腭咽机制

1. 大体观察
   a. 软腭高度：正常____、异常：R____\L____
   b. 悬雍垂分叉 R____\L____
   c. 扁桃体：正常____、肥大____
   d. 节律性波动____或痉挛____

2. 软腭运动
   a. 中线对称____
   b. 范围：正常R____\L____、受限R____\L____
   c. 鼻漏气：R____\L____
   d. 鼻腔共鸣：高____、低____、鼻喷气声____

3. 鼓腮
   a. 鼻漏气R____\L____
   b. 口漏气R____\L____

4. 吹
   a. 鼻漏气R____\L____
   b. 口漏气R____\L____

Ⅶ. 舌

1. 外伸
   a. 正常____、偏移R____\L____
   b. 长度：正常____、减少____

2. 灵活度
   a. 速度：正常____、减慢____
   b. 范围：正常____、减少____
   c. 灵活____、笨拙____、扭曲____

3. 舔唇左右侧　充分____、不充分____

Ⅷ. 下颌

1. 下颌张开闭合
   a. 下拉：正常____、异常____
   b. 上抬：正常____、异常____
   c. 不平稳扭曲或张力障碍性运动____
   d. 下颌关节杂音____、膨出运动____

2. 咀嚼范围　正常____、减少____

Ⅸ. 反射

1. 角膜反射____
2. 下颌反射____
3. 眼轮匝肌反射____
4. 呕吐反射____
5. 缩舌反射____
6. 口轮匝肌反射____

注：*表示没有发现异常的为0，稍有发现或若有若无无法确定的为1，确切发现的为2，明显感觉到的为3。在气息声、无力声、费力声、粗糙声4个项目中最高的数字即为总体程度的级别。

表3-7　构音器官检查方法

	用具	检查者指令	方法及观察要点
呼吸（肺）检查	无	1.“请你坐正，两眼往前看”	检查者坐在患者后面，双手分别放于胸口和上腹，在平静状态下感觉呼吸的类型（胸式、腹式、胸腹式）
	无	2.“请你平静呼吸”	检查者坐在患者后面，双手分别放于胸口和上腹，感觉呼吸次数，正常人16～20次/分
	无	3.“请你深吸一口气，然后以最慢的速度呼气”	检查者用放于胸腹的手，对患者的最长呼气时间进行计时和是否可慢呼气进行检查，呼气时可发/f/或/s/
	无	4.“请你用最快的速度吸一口气”	双手仍放在胸腹部进行感觉

续 表

	用具	检查者指令	方法及观察要点
喉功能检查	无	1～2. 请你深吸一口气，然后长发"啊"音；发音时，尽量保持平稳和尽量长的发出	1. 不要给患者暗示固定的音调音量，按评价表上的项目评价，同时记录时间，注意观察软腭收缩上抬和中线位置 2. 观察并辨别 a. 正常或嘶哑，气息声、气短，费力声、粗糙声及震颤 b. 正常或异常音调，低音调 c. 正常或异常音量 d. 吸气时发声
	无	3. 请你跟上我唱的每一个音，并进行合音	以不同强度发出高音和低音，观察患者是否可以合音，按表内所列项目进行记录
面部检查	无	请你看着我	不同的神经肌肉损伤，可具有不同的面部特征 a. 正常或不对称 b. 单侧或双侧麻痹 c. 单侧或双侧痉挛 d. 单侧或双侧眼睑下垂 e. 单侧或双侧口角下垂 f. 流涎 g. 扭伤、抽搐、鬼脸 h. 面具脸 i. 口式呼吸
口部肌肉检查	无	1. 请看着我，像我这样做（同时示范缩拢嘴唇的动作）	观察并记录嘴唇情况 a. 正常或范围缩小 b. 正常或不对称
	无	2. 请看着我，像我这样，闭紧嘴唇（示范5次）准备、开始	观察并记录嘴唇情况 正常或接触力量下降（上下唇之间）
	无	3. 请看着我，像我这样，呲牙或发/i/音（示范2次）	观察并记录示齿情况 a. 正常范围或范围减少 b. 口角对称或偏移
	带绒绳的纽扣	4. 请看着我，张开嘴唇，然后把纽扣含在唇后并紧闭嘴唇，看我是不是可以把它拉出来	带指套，把它放在唇后，门牙之前，患者嘴唇紧闭锁住纽扣，检查者拉紧线绳并逐渐增加力量，直到纽扣被拉出或呈现满意的阻力，可结束检查。观察唇力并记录 a. 唇力正常 b. 唇力减弱
硬腭检查	指套、手电筒	请把头后仰，张口	把指套戴在一只手的示指上，用另一只手打开手电筒照在硬腭上，从前到后，侧面及四周进行观察，示指沿硬腭中线轻轻滑动，先由前到后，再由左到右。观察要点和感觉指动情况并记录 a. 正常腭弓或高窄腭弓 b. 硬腭上有异常生长物 c. 硬腭上的皱褶是否正常 d. 黏膜下腭裂

续　表

	用具	检查者指令	方法及观察要点
腭咽检查	手电筒	1. 请你张开嘴巴	手持手电筒照在患者软腭上，在静态下观察软腭的外观及对称性。观察要点并记录 a. 正常软腭高度或异常的软腭下垂 b. 悬雍垂分叉 c. 正常大小软腭，扁桃体肥大或无腭扁桃体 d. 软腭节律性波动或痉挛
	手电筒和小镜子，或鼻息镜	2. 请再张开你得嘴巴，然后尽量平稳和尽量长得发“啊”（示范至少10秒），准备，开始	手持手电筒照在软腭上，观察肌肉的活动，并把镜子或鼻息镜放在鼻孔下。观察要点并记录 a. 软腭中线无偏移，单侧偏移 b. 正常或运动受限 c. 鼻漏气 d. 高鼻腔共鸣、低鼻腔共鸣、鼻喷气声
	镜子或鼻息镜	3. 请鼓起腮，当我按压面颊时尽量不要让气体从口或鼻子露出	把拇指放在一侧面颊上，把中指放在另一侧面颊，然后两侧同时轻轻地施压力，把鼻息镜放在鼻孔下。观察要点并记录 a. 鼻漏气 b. 口漏气
	气球和小镜子	4. 请你尽力去吹这个气球	当患者企图吹气球时，把镜子放在鼻孔下。观察要点并记录 a. 鼻漏气 b. 口漏气
舌检查	无	1. 请你伸出你得舌头	观察和评价舌外伸活动 a. 正常外伸或偏移 b. 正常或不充分外伸，如有舌肌萎缩和其他异常要记录
	无	2. 请你伸出舌头，然后尽量快地从一侧向另一侧摆动，往复（示范至少3秒钟），准备好，开始	观察和评价速度、运动状态和范围 a. 正常或速度减慢 b. 正常或范围受限 c. 灵活、笨拙、扭曲或张力障碍性运动
	无	3. 请你伸出舌，舔左右唇角及上下唇（示范至少三次）	观察要点并记录 a. 活动充分 b. 困难或受限
下颌（咀嚼肌）检查	无	请你面对着我，逐渐地张开嘴，然后像我这样慢慢地闭上（示范三次）准备好，开始	把一只手的示指、中指和环指放在颞颌关节区（TMJ），观察并评价下颌的运动是否沿中线运动或异常的下颌运动。观察指征并记录 a. 正常或异常的下颌下拉 b. 正常或偏移的下颌上抬以及不自由的张力障碍性运动，TMJ弹响或异常突起

续表

	用具	检查者指令	方法及观察要点
反射检查	细棉絮	1. 请睁眼，被检侧眼球向内上方注视（或出示一目标物，放于被检侧眼球内上方，并让其注视）	用细棉絮由角膜外缘轻触被检者的角膜，避免触及睫毛。正常时，被检者眼睑迅速闭合，称为直接角膜反射（＋）；同时引起对侧眼睑闭合，称为间接角膜反射（＋） a. 被检侧反射消失，直接反射（－） b. 对侧反射消失，间接反射（－） c. 反射类型：一侧三叉神经疾患（传入障碍），患侧直接反射（－）；间接反射（－） d. 反射类型：一侧面神经麻痹（传出障碍），患侧直接反射（－）；间接反射（＋）
	叩诊锤	2. 请注视前方，下颌放松，微微张开嘴巴	将左手拇指轻放于下颌齿裂上，右手持叩诊槌轻叩拇指，观察其反射有无及强弱程度 a. 轻度咬肌收缩或明显收缩为阳性 b. 无咬肌收缩为阴性
	叩诊锤	3. 请目视前方，双眼睁开（注意不要故意睁大眼睛，保持正常睁开）	用叩诊槌轻叩眼眶，两眼轻闭或紧闭为阳性；无闭眼为阴性，左右有差异要记录
	长棉棒	4. 请把头仰起来，嘴巴张大	用长棉棒轻触咽弓周围，呕吐反射为阳性，无呕吐反射为阴性
	纱布块	5. 请伸出舌头	用纱布握住舌体并突然向前拉舌，表现为应急性舌后缩为阳性，无后缩为阴性
	叩诊锤	6. 请把口部放松	轻叩唇周，向同侧收缩为阳性，不收缩为阴性，需注明左（L），右（R）

（三）构音检查

构音检查以普通话作为标准参照，同时结合构音类似运动，针对患者各个言语水平，以及存在的异常运动障碍展开系统、全面的评定工作，旨在精准发现异常构音情况。构音检查有着重要的价值，它不仅能够为后续的训练提供良好的指导方向，而且对经过训练的患者进行再次评定、据此修改并制订更为科学合理的治疗方案等方面，都有着不可忽视的作用。

1. 房间及设施的要求

（1）房间内部应当保持安静的环境氛围，避免放置可能会分散患者注意力，进而影响评定结果的物品或玩具，确保患者能够在专注的状态下接受检查。

（2）房间内的光线要适宜，同时通风状况也要良好，让患者身处舒适的空间环境中。此外，房间内需放置两把没有扶手的椅子，以及一张训练台，以满足检查的基本设施需求。

（3）应确保检查者和患者坐在椅子上时处于等高水平，有助于在检查过程中保持良好的交流互动，也便于检查者更好地观察患者的表现。

（4）检查时，检查者和患者的座位安排具有灵活性。既可以让双方隔着训练台相对而坐，方便面对面沟通交流及观察；也可以让患者坐在训练台的正面，检查者坐在侧面，根据实际情况和操作习惯来选择合适的座位方式即可。

（5）避免分散患者注意力，从而影响训练及评定工作的正常开展。对于年幼儿童，需要家属在旁协助配合，此外的患者，其家属及陪护人员尽量不要在训练室内。

2. 检查用具 单词检查图卡50张、记录表、压舌板、卫生纸、消毒纱布、吸管、录音机、鼻息镜。上述检查物品应当统一放在一个清洁的小手提箱内，方便取用和收纳整理，确保检查工作能够有序开展。

3. 检查范围及方法

（1）会话：通过询问患者姓名、年龄、职业，以及发病情况等常规问题，来观察患者是否具备发声、讲话的能力，同时留意其音量、音调的变化情况，判断声音是否清晰，是否存在气息声、粗糙声、鼻音化、震颤等异常表现。一般持续5分钟即可，并且录音，以便后续反复回放，细致分析患者的言语表现。

（2）单词检查：此项检查采用构音障碍检查的50个单词图片。在检查前，需要将图片按照记录表中词的顺序依次排好，或在图片背面标注上单词的号码，以便在实际检查时节省时间、提高效率。

在记录表中，所有的单词及后续文章等检查项目均统一使用国际音标标注，相应的记录工作也采用国际音标来进行。若遇到无法使用国际音标准确记录的情况，则要详细地对相关言语表现进行文字描述。在具体检查时，首先向患者出示图片，让患者依据图片所表达的意思进行命名，如果患者不能自行表述，可采用让其复述的方式来引出相应的言语表达。在此过程中，边检查边将检查结果记录在构音障碍的记录方法表（表3-8）上。对于正确、置换、省略、歪曲等不同的检查结果，有着相应的标记符号和标记方法。

表3-8 构音障碍的记录方法

表达方式	判断类型	标记
自述引出、无构音错误	正确	○（画在正确单词上）
自述、由其他音替代	置换	-（画在错误音标下）
自述、省略、漏掉音	省略	/（画在省略音标上）
自述、与目的音相似	歪曲	△（画在歪曲音标上）
歪曲严重、难以判断说出的是哪个音	无法判断	×（画在无法分辨的音标下）
复述引出		（ ）（画在患者复述出的词上）

注：如有其他异常，要加相应标记，四声错误要在单词上面或角上注明。

（3）音节复述检查：此表是按照普通话的发音方法设计，共计140个音节，均属于常用或比较常用的音节，目的在于当患者复述时，一方面观察发音点，另一方面要注意患者在构音运动方面所呈现出的异常表现，从而发现患者的构音特点及规律。具体的检查方法：由检查者先说出一个音节，然后让患者进行复述，其标记方法与单词检查时所采用的方式相同。同时，要将患者出现的异常构音运动详细地记录到构音操作栏当中，通过这样的方式来确定发音机制，从而为后续制订科学合理的训练计划提供有力的依据，使其更具针对性和有效性。

（4）文章水平检查：通过让患者参与限定连续的言语活动，观察患者在音调、音量、韵律，以及呼吸运用等方面的具体表现。在检查过程中，选用一首儿歌作为素材，对于那些具备阅读能力的患者，可引导其自行朗读；而对于那些尚不具备阅读能力的患者，则让其以复述的形式来引出相应的言语表现。其记录方法与之前的单词检查、音节复述检查保持一致，这样便于整体上对检查结果进行系统梳理和分析。

（5）构音类型运动检查：依据普通话的特点，选用有代表性的15个音的构音类似运动，如［f］/f/、［p］/b/、［p'］/p/、［m］/m/、［s］/s/、［t］/d/、［t'］/t/、［n］/n/、［l］/l/、［k］/g/、［k'］/k/、［x］/h/等。注：［f］示国际音标，/f/示汉语拼音。

操作方法：检查者先进行示范动作，然后让患者进行模仿，在此过程中仔细观察患者是否能够做出相应的动作，并在结果栏的“能”与“不能”项中做出相应标记。通过开展这项检查，可以发现患者构音异常的病理基础，这对于指导后续的训练工作有着重要的帮助，能够让训练更契合患者的实际情况，提升训练效果。

（6）结果分析：对单词检查、音节检查、文章检查以及构音运动检查等环节发现的异常情况分别进行详细记录，并加以深入分析，进而确定其类型。整个结果分析共设置9个栏目，以下分别对各栏目进行说明。

1）错音：是指发音过程中，具体发什么音出现错误，如［p］/b/、［p'］/p/、［k'］/k/。

2）错音条件：是指在什么条件下，患者会发成错音，如在词头以外的位置，或者是与某些特定的音相结合的时候出现发音错误（表3-9）。

3）错误方式：所发的错音方式异常。

表3-9 错音、错音条件、错音方式举例

错音	错音条件	错音方式
［k］	与［a］或［o］结合时发音	［t］
［t］	词头以外	歪曲

4）一贯性：包括发声方法和错误。主要用于衡量患者发音错误在不同情境下的稳定性情况，通过观察其是否具有一贯性来对发音问题进行更准确的描述和分析。

5）发声方法：在判断发音错误是否具有一贯性时，采用特定的符号来表示。如果发音错误呈现为一贯性的，就用“＋”来表示；而若发音错误并非一贯出现，也就是有时候能够正确发音的情况，则用“-”来表示。

6）错法：当错误方式与错音是一致的，用“＋”来表示；若错误方式各种各样，并不固定，则用“-”来表示。

举例：［ts］、［ts'］发成［t'］、［t］。如错法标记“＋”，说明［ts］和［ts'］错音方式和错音是一贯性的；错法标记为“-”，说明患者将［ts］、［ts'］有时发成［t］、［t'］，有时发成其他音。

7）被刺激性：以音节或音素形式向患者进行提示，观察其是否能纠正构音错误。如果通过提示，患者能够对构音错误进行纠正，那么就认定为有刺激性，用“+”表示；反之，如果给予提示，患者无法纠正构音错误，那就是无刺激性，用“-”表示。

8）构音类似运动：判断患者能否完成相应的构音类似运动，若患者可以完成，则用“+”表示；若不能完成，则用“-”表示。

举例：2（-），2-1（+）。说明项目2的总体运动虽不能完成，但项目中的分项2-1的运动可以完成。

9）错误类型：根据目前已掌握的构音异常相关知识，共总结归纳出了26种类型（表3-10），依临床常见异常特点，将部分类型罗列在方框内。经过前面各个检查环节的分析，依照所发现的异常特点，从中选择一项或者几项与之相符的类型，然后将其填入结果分析表的错误类型栏内。

举例：[k]发成[t]，[k']发成[t']，属于齿龈化、置换类型；[s]发成[k]属于软腭化、置换类型，通过明确错误类型的方式，能够对患者的构音异常进行更科学、更准确的归类。

（7）总结：针对患者的构音障碍情况，对其呈现的各项特点进行全面细致的归纳分析，结合构音运动方面的具体表现以及既定的训练计划来综合考量，形成具有指导意义的总结内容。

举例：

例1：[t]、[t']、[k]、[k']音在词头时发音正常，在词头以外时表现为省略和歪曲音。[p]、[p']、[f]音在词头时发音尚可分辨，在词头以外表现为省略音，共同问题为发音时词头与词中存在差别。

例2：[ts]、[ts']、[s]发成[k]、[k']、[x]，判定为软腭化、置换音，构音类似运动检查发现患者存在明显的舌前伸和上举障碍。

表3-10　常见的构音异常

错误类型	举例	说明
省略	布鞋[buxie]	物鞋[wuxie]
置换	背心[beixin]	费心[feixin]
歪曲	大蒜	类似“大”中/d/的声音，并不能确定为置换的声音
口唇化		相当数量的辅音发成/b/、/p/、/f/的音
齿背化		相当数量的音发成/z/、/c/、/s/的音
硬腭化		相当数量的音发成/zh/、/ch/、/sh/和/j/、/q/、/x/
齿龈化		相当数量的音发成/d/、/t/、/n/的音
送气音化	布鞋[buxie]、大蒜[dasuan]	铺鞋[puxie]、踏蒜[tasuan]，将多数不送气音发成送气音
不送气化	踏[ta]	大[da]，将多数送气音发成不送气音
边音化		相当数量的音发成/l/

续 表

错误类型	举例	说明
鼻音化	怕［pa］	那［na］
无声音化		发音时部分或全部音只有构音器官的运动但无声音
摩擦不充分	发［fa］	摩擦不充分而不能形成清晰的摩擦音
软腭化		齿背音、前硬腭音等发成/g/、/k/的音

四、语音清晰度测试

构音障碍患者可进行语音清晰度测试。该测试适用于在完成构音器官检查和构音检查之后，想要进一步了解患者语音清晰度情况，或是在言语治疗和训练后检查所取得的效果。其采用的是《残疾人分类分级标准》里的语音清晰度测试方法，此方法配备有两套测试图片，每套图片均包含25张图。此测试能够对患者的语音清晰度进行有效评价，而且该测试具备简单、省时及易于操作等优点，在实际应用中便捷实用。

1．测试用单词

（1）第一组：白菜、菠萝、拍球、飞机、毛巾、头发、太阳、电话、脸盆、萝卜、牛奶、公鸡、火车、黄瓜、气球、西瓜、浇花、树叶、唱歌、照相机、手绢、自行车、扫地、碗、月亮。

（2）第二组：苹果、拍球、冰糕、沙发、门、太阳、弹琴、电视、女孩、绿色、脸盆、蝴蝶、喝水、看书、汽车、熊猫、浇花、唱歌、照相机、手绢、擦桌子、扫地、牙刷、碗。

2．测试方法 为使测试结果更贴合实际情况，本语音清晰度测试采用三级人员测试方法。该方法依据测试人员与被测试者接触的密切程度，将其划分为三个级别，分别安排一级测试人员1名、二级测试人员1名以及三级测试人员2名。其中，一级测试人员属于直接接触者，像测试对象的父母、兄弟，或是语训教师、言语治疗师这类人员；二级测试人员为间接接触者，例如测试对象的亲属或者本地残疾人工作者；三级测试人员则是无接触者，通常为其他专业的人员。同时，要求参与测试的所有人员听力均需正常。测试时，受试者面向主试者而坐，主试者从两组测试图片中随机选取一组（每组含25张图片），按顺序依次出示图片，让受试者看着图片说出其名称。若受试者无法正确说出图片所代表的词语，主试者可贴近受试者的耳朵小声提示该词语，注意要避免其他测试人员听到提示内容。之后，由上述4名测试人员听取受试者所说的词，也可借助录音进行记录。最后，将这4名测试人员记录的正确数相加，算出相应的百分数，该百分数即为受试者的语音清晰度。

五、运动性构音障碍的治疗

运动性构音障碍的治疗目的是促使构音器官重获协调运动功能，进而让患者能够正确发音、流畅说话。治疗需在安静场所开展，患者处于急性期可在床边进行，若患者能在轮椅上独坐30分钟，便可转移到言语治疗室内进行治疗。多采用一对一的治疗方法，有时也可采用小组治疗。

（一）治疗原则

1. 针对言语表现开展治疗 依当下言语治疗理念，治疗重点常针对异常言语表现，而非依据构音障碍类型。所以，治疗计划的设计要以言语表现为核心，兼顾不同类型构音障碍特点。因言语受神经、肌肉控制，身体姿势、肌张力、肌力及协调能力都会影响言语质量，言语治疗应从改变这些状态入手，其改善有助于提升言语能力。

2. 依评定结果确定治疗顺序 通常按呼吸、喉、硬腭和咽腭区、舌体、舌尖、唇、下颌运动依次训练，要分析这些结构与言语产生的关联，以及治疗从哪一环节开始、先后顺序等，这些需依据构音器官和构音评定结果确定。构音器官评定发现的异常部位，即为构音运动训练的起点。若多个部位存在运动障碍，要从利于言语产生的角度，选择几个部位同时开始训练。随着构音运动的改善，可开展构音训练，总体要遵循循序渐进、由易到难原则。对于轻、中度构音障碍患者，训练应以自身主动练习为主；重度患者因无法自主运动或自主运动能力差，则需要治疗师采用手法辅助治疗。

3. 选择合适的治疗方法与强度 恰当的治疗方法对提高效果至关重要，不合理治疗不仅会减少患者参与训练的机会，还会使患者形成错误构音运动模式。治疗次数和时间原则上越多越好，但要注意个体差异，尽量考虑患者生活、年龄、认知水平等情况，且要有趣味性，避免过度疲劳，一般一次治疗30分钟为宜。

4. 治疗师发挥引导作用 治疗师在与患者沟通交流时，言语表达应当缓慢，语调要保持平稳，声调需放低，以此营造出平静、轻松且和谐的氛围，助力治疗更好地开展。

微课：运动性构音障碍的治疗

（二）治疗方法

1. 呼吸训练 呼吸气流的量及对量的控制，是实现正确发声的基础。呼吸作为构音的动力源泉，是确保语调、韵律准确的先决条件，而呼气时压力的控制与维持更是发声的必备要素，若呼吸控制能力得不到改善，发声状况也难以得到优化。呼吸训练的时长需依据患者的个体情况来确定，部分患者进行5分钟的呼吸训练便足够了，而有些患者则可能需要15～20分钟。

（1）体位：首先要对体位加以调整。若患者能够坐稳，坐姿应保证躯干呈直立状态，双肩保持水平，头部维持在正中位置。若病情致患者无法采取坐位，那么可选择平卧位，将头偏向一侧，或者采用侧卧位。

（2）吸气辅助训练：治疗师站在患者身后，将双手放置在患者腋下，待患者开始吸气动作时，辅助患者双手向后上方抬举，以此增加患者胸廓的容积，提升吸气容量。

（3）呼气辅助训练：当患者出现呼气时间短且呼气力量较弱的情况时，可开展呼气辅助训练。治疗师将双手放在患者两侧肋弓稍上方的位置，让患者自然呼吸，在呼气即将结束时，给患者施加一定压力，促使患者的呼气量得以增加。这种训练还可以与发声、发音训练同步开展。

（4）口、鼻呼吸分离训练：训练要求平稳地通过鼻吸气，随后再从口缓慢呼出气体。若患者无法自行完成这一过程，治疗师或者家属可在拇指、示指戴上指套后，捏住患者的上、下唇，使其闭合成不漏气的状态，然后嘱咐患者用鼻吸气，在吸气结束时放开患者双唇，同时立即捏紧患者的鼻部，再嘱患者张口呼气，完成后休息半分钟。该项训练可依照患者的实际情况，进行5～10个循环操作。

（5）呼气压控制及维持训练：在患者能够自主进行口、鼻呼吸分离训练之后，便可开启呼气压控制及维持训练。先向患者详细解释训练要求，采用鼻吸嘴呼且呼气时伴缩唇的运动模式，也可以在呼气时同时发出摩擦音。具体操作：治疗师数1、2、3，患者随之吸气，接着治疗师再数1、2、3，患者进行憋气，随后治疗师再次数1、2、3，患者开始呼气。随着呼吸功能的逐步提升，可以逐渐延长呼气时间，直至达到10秒。呼气时，要尽可能长时间地发/s/、/f/等摩擦音，但不发出声音，经过数周的训练后，在呼气时进行同步发音，并将这一状态持续10秒。

2. 放松训练 对于痉挛性构音障碍及运动过强性构音障碍的患者，通常存在咽肌、舌肌及肢体等部位肌张力增高的情况。由于肌张力的升高，致使发声肌群处于紧张状态，进而让患者难以正常发声。可通过放松肌肉紧张程度，使发声的肌群得到放松。这不仅有助于构音状况的改善，同时还能对患者的情绪起到调节作用。

根据患者的肢体功能状况，可以选择卧位或坐位来开展放松训练。在训练过程中，患者需要将注意力集中于要放松的部位。首次进行放松训练时，运动时长控制在15～20分钟。待患者对相应运动熟悉后，可适当缩短训练时间。放松训练的目的在于引导患者对比身体各部位紧张与放松的不同状态，体验松弛感。而且，放松训练并非一定要严格按照特定顺序进行，可依据患者的实际情况，将更多的时间分配到某一部位的活动上。若患者能在治疗室学会放松的基本技巧，并在回家后继续练习，将会十分有益。在家中练习时，可播放一些舒缓且能令人放松的音乐。

（1）足、腿、臀的放松：具体如下。①足的放松：让患者将脚趾向下屈曲，保持3～5秒后再放松，如此反复进行数次。②踝的放松：指导患者进行踝关节旋转运动，每次转动一只脚，完成转动后放松。③小腿的放松：患者处于坐位时，双脚平放在地板上，用力向下踩，持续3秒后放松，反复操作数次，以便让患者切实感受到小腿腓肠肌用力与放松的不同状态。④大腿的放松：要求患者双腿膝关节伸直，保持3秒后放松，使患者能够体会到大腿肌肉紧张与放松的差异。⑤臀的放松：坐位时，让患者双手放置在双膝上，将躯干向前屈曲，呈现即将站起的姿势，维持3秒后再缓缓坐下、放松，让患者体验股四头肌、臀大肌紧张与松弛的不同感觉。提醒患者注意感受下肢和臀部是否有所放松。

（2）腹部、胸部及背部的放松：嘱患者将注意力集中在腹部、胸部及背部，同时要确保双脚、腿和臀部依然保持松弛状态。操作方法：要求患者收缩腹部，使腹肌处于收缩、紧张状态并维持3秒，然后再放松，重复进行数次。同时，要求患者在收腹时留意背肌、胸肌随之产生的紧张感，并用心去体验放松时的松弛感。在肌肉处于松弛状态时，鼓励患者平稳地进行深呼吸。

（3）手和上肢的放松：在开展放松训练前，提醒患者将注意力集中到手和上肢上，并且要继续维持双脚、腿、臀部、腹部、胸部，以及背部的松弛状态。①手的放松：让患者紧握拳头，持续几秒后再放松，如此重复数次。②上肢的放松：指导患者将双上肢向前举至与肩同高的水平位置，使上肢用力紧绷，保持3秒后放松，反复操作数次。③将上述动作结合起来进行，即在举上肢的同时，紧握双拳，保持3秒后，放下双臂，同时松开双手，反复进行数次。反复提醒患者留意紧张感与松弛感之间的对比。如果患者感觉手仍然处于紧张状态，可要求其平稳地抖动腕部，直至感受到松弛为止。

（4）肩、颈、头的放松：在进行双肩、头部、颈部的放松训练之前，要确认患者已经注意到身体其他部位紧张与松弛的状态变化。观察患者是否变得更加松弛，还是又回到了习惯性的紧张状态，如果出现恢复紧张的情况，要求患者将注意力依次集中在身体的某一部位，平稳地进行呼吸。①双肩的放松：让患者在吸气时将双肩向上耸起，并同时向外展，保持3秒后，在呼气时让双肩自然放下、松弛，重复进行数次。②颈部的放松：指导患者先将头向前下垂，含胸，保持3秒后，再平稳地向后仰，同样保持3秒，接着缓慢地将头由一侧转向另一侧，做转头运动，先按照顺时针方向转动，然后再按逆时针方向转动，整个过程要缓慢且平稳地进行，闭目进行该动作可以防止眩晕情况出现。③额的放松：让患者将眉毛向上挑起，皱起额头，然后放松，重复进行数次，用心感受紧张与松弛的不同感觉。④唇、舌的放松：要求患者紧闭上下颌，双唇紧闭，同时将舌头用力抵住硬腭，保持3秒后放松，随后双唇张开，舌头缓慢离开硬腭，重复操作数次。⑤下颌的放松：先让患者微微张嘴，接着下颌缓慢且平稳地由一侧向另一侧移动，然后再让下颌进行上下、左右旋转运动。⑥面部的放松：让患者尽可能用力地皱起脸部，保持3秒后再放松，重复进行数次。

3. 构音器官运动训练 需依据患者构音器官的评定结果，判断其构音器官在运动力量、运动范围、运动准确性及灵活度等方面是否处于正常状态。训练时，首先要着重针对运动的力量、范围及运动的准确性展开集中训练，之后再进行速度、重复及交替运动的练习，这些运动对于产生准确、清晰的发音而言，意义重大。

（1）下颌运动训练：①尽可能地张大嘴巴，促使下颌下降，随后闭口，如此缓慢重复5次后稍作休息。对于下颌张口存在困难的患者，治疗师可通过用手扶持患者下颌骨的方式，对其运动速度和运动幅度加以控制，以保障下颌能保持在最大的运动范围之内。随着患者下颌功能的逐步提升，可以渐渐加快运动速度，但要始终维持上下颌最大的运动范围。②微微张口，将下颌向前伸出，保持3秒后回位，接着重复该动作5次，再进行休息。若患者前伸运动表现不佳，可配合发出“shen”音来辅助完成动作。③微微张口，让下颌缓慢地从一侧向另一侧移动，重复操作5次后休息。针对下颌左右运动不顺畅的患者，治疗师可在其运动方向上提供助力，确保下颌能够保持最大的运动范围。④利用下颌反射帮助下颌上抬，具体操作方法：治疗师把左手放置在患者的下颌骨体中部，右手持叩诊锤轻轻敲击下颌，当反射出现时，左手顺势用力协助下颌上抬，逐步使双唇闭合。

（2）舌、唇运动训练：①双唇尽量向前噘起（达到发/u/音时的位置），然后再尽量向后收拢（达到发/i/音时的位置），重复该动作5次后休息，后续可逐渐加快交替运动的速度，并始终保持最大的运动范围。②双唇紧闭，将压舌板夹在双唇之间，以此来增强唇闭合的力量。治疗师可尝试向外拉压舌板，而患者则要用力抗阻，防止压舌板被拉出。③鼓腮并保持数秒，然后突然排气，这有助于发爆破音。患者也可以在鼓腮时，自行用手指挤压双颊来辅助完成动作。④舌头尽量向外伸出，之后再缩回，并向上、向后卷起，重复操作5次后休息，后续可逐渐增加运动次数，治疗师可以用压舌板给舌头的运动施加一定阻力。⑤将舌面抬高至硬腭处，同时让舌尖紧贴下齿，重复操作5次后休息，之后可逐渐增加运动次数。⑥舌尖伸出后，从一侧口角向另一侧口角移动，移动过程中可使用压舌板进行抗阻运动，并且逐渐加快运动速度。⑦让舌尖沿着上下牙龈做环形的“清扫”动作。

（3）软腭运动训练：在构音障碍的患者中，常见的共鸣异常多表现为鼻音过重，这是因为软腭运动无力，或软腭运动不协调，以及其运动速度和运动范围有所减退所致。训练方法：①重复发出/a/音，每次发音后休息3～5秒。②重复发出爆破音与开元音组合，如/pa/、/da/；重复发出摩擦音与闭元音组合，如/si/、/shu/；重复发出鼻音与元音组合，如/ma/、/ni/。③使用细毛刷直接对软腭进行刷擦刺激。④若软腭处于轻度瘫痪状态，可用冰块快速刷擦软腭，数秒后休息，这样有助于增加软腭的肌张力。⑤在经过刷擦或冰刺激后，立即发出元音，同时在脑海中想象软腭抬高的状态，然后进行鼻音与唇音的交替发音，以此作为对照。在发元音时，可将镜子、手指或纸巾放置在鼻孔下方，观察是否存在漏气的情况。

4. 发音训练 为便于理解与记忆，此处将语音启动、语速控制、语音辨别、克服鼻音化、克服费力音、克服气息音，以及韵律训练统一归为发音训练这一范畴。

（1）语音启动：患者在完成构音运动训练后，应尽量长时间地维持这些动作，接着进行无声的发音动作，最后再轻声引出想要发出的目的音。语音启动的原则是先发出元音，然后再发辅音。

1）元音发音启动：语音启动遵循先发元音的原则，像/a/、/u/、/i/这类单元音通常是首选，因为患者比较容易掌握这几个单元音的起始动作。例如，当目的音是/a/时，可以先嘱咐患者用鼻子深吸气，在吸气结束时尽可能大地张开嘴巴（这正是/a/音的起始发音动作），同时屏住气息，待嘴巴张到最大程度时，随着呼气发出/a/音。

2）辅音发音启动：辅音训练一般要先从双唇辅音入手，因为双唇辅音的发音起始动作对于患者来说也容易掌握。例如，当目的音是/b/、/p/时，可先让患者用鼻子深吸气，在吸气结束时紧闭双唇（这是双唇音的起始发音动作），同时屏住气息，随着呼气发出/p/音。当目的音为/b/时，在呼气时应拖长音发“b—”，以此来控制将不送气音/b/准确发出，避免发成送气音/p/。

3）音节发音启动：在能够发出上述元音、辅音之后，要将辅音与元音结合成音节，如/ba/、/pa/、/ma/、等进行训练。在开展音节发音训练时，语速应当放慢，最好采用拖长音拼读的方式，如目的音为/ba/时，发音可以是“b-a-ba”，这样的发音方式能够让语音之间有充足的结合时间，有利于口形的转换及舌体的滑动。

4）单词、句子发音启动：当患者熟练掌握了元音、辅音、音节的发音之后，便可以采用元音＋辅音＋元音的形式继续训练，像“aba”“ama”“apu”等。之后再逐步过渡到单词和句子的训练。单词训练要从简单的叠词开始，如“爸爸”“妈妈”等，随后慢慢过渡到普通单词。句子训练同样是从发音相对容易的简单句子入手，如“爸爸爱宝宝”。

（2）语速控制：在发音过程中，由于运动性构音障碍患者的构音器官在运动及灵活度方面存在异常，所以容易将多数音发成歪曲音，或出现韵律失常的现象。而控制语速能够显著提升言语的清晰度。拖长音说话是降低语速最简单且容易操作的方法，例如，把“爸爸爱宝宝”说成“爸-爸-爱-宝-宝”。随着语言清晰度逐步改善，语速便可以逐渐加快，直至达到正常语速。拖长音说话的节律既可以通过节拍器来进行控制，也可以借助有节奏的拍手、敲桌子等方式把控节奏。

（3）语音辨别训练：患者对语音的辨别能力对于准确发音起着至关重要的作用，所以需要对患者开展语音辨别能力的训练，首要任务要让患者能够分辨出错误的发音。这一训练可以通过口述或者播放录音的方式来进行，也可以采用小组的形式，先让患者说一段话，然后由其他患者进行评议，最后再由治疗师来进行纠正。

（4）克服鼻音化训练：鼻音化构音产生的原因在于软腭运动减弱，致使腭咽部不能恰当地闭合，进而将非鼻音发成鼻音。训练方法：①引导气流通过口腔，比如通过吹纸片、吹蜡烛、吹哨子等活动来实现，若此时有鼻漏气，可用手或夹子，捏住鼻翼，辅助封堵，防止漏气。②“推撑”疗法，即让患者把双手放在桌面上向下压，在用力的同时发出“啊”音，以此促进腭肌收缩并上抬。此外，发舌根音“卡”也有助于加强软腭肌力，促进腭咽闭合。

（5）克服费力音训练：由于声带过度内收，导致发音时声音仿佛是从喉部挤出来，听起来喉部充满力量。因此，克服费力音训练的目的就是帮助患者找到更为轻松的发音方式。训练方法：①让患者处于一种非常轻松的打哈欠状态下发音，起初先引导患者打哈欠并伴随呼气，当这一步操作熟练后，可在打哈欠呼气的同时教患者发出词或短句。这是利用打哈欠时能够完全打开声带的原理。

②训练患者随着“喝”的音进行发音，因为这个音是由声带外展产生的，所以可以用来克服费力音。③咀嚼训练能够使声带放松，并让其产生适当的肌肉张力，训练时可以让患者从咀嚼时不发声开始，逐渐过渡到咀嚼时发音。

（6）克服气息音训练：声门闭合不充分引发气息音，所以训练在发声时关闭声门。训练方法：①“推撑”训练。②采用一个元音或双元音结合辅音和另一个元音来发音，如“ama”“eima”等。

（7）韵律训练：由于存在运动障碍，许多患者在发音时缺乏抑扬顿挫及重音变化，表现为音调单一、音量单一及节律异常等。可以借助电子琴等乐器，让患者跟随音的变化训练音调和音量。对于节律的训练，则可以使用节拍器，设定不同的节律和速度，让患者跟随节奏来纠正自身的节律问题。

5. 交流辅助系统的应用 对于部分经各种治疗手段后仍无法讲话或讲话清晰度极低的重度患者，可应用交流辅助系统。交流系统种类繁多，最简单的如使用图片或文字构成的交流板，患者可借此表达意愿。随着电子科技的发展，有些国家已研制出多种小巧便携、操作简便的交流仪器，但在我国需进一步开发。就目前国内情况而言，为患者设计交流图板和词板是可行的，既能促进交流，又简单易行。由于设计交流板需多方面知识，治疗人员应与其他专业人员共同进行。设计交流系统时一般需注意以下几点。

（1）内容：交流板上的内容要契合患者的水平。

（2）操作：需确定交流系统的使用方式，即利用身体的哪个部位进行操作。要与其他专业人员一起对患者的运动功能、智力、语言进行全面评定，尽量充分利用患者的残余功能。例如，对于四肢瘫合并重度构音障碍仅头和眼可活动的患者，可采用“眼球指示”或“头棒”来选择交流板上的内容。

（3）训练和调整：使用交流系统进行训练，并随着患者交流水平的提高，及时调整和增加交流板上的内容。

6. 现代技术在构音障碍的运用 随着现代治疗技术的不断进步，越来越多的新技术、新手段应用于构音障碍训练中，不仅提高了训练的有效性和针对性，还增加了治疗的趣味性，拓展了构音障碍的治疗手段和范围。

（1）口部肌肉训练疗法：该疗法以口腔运动技能发育原理为基础，借助触觉及本体感觉的方法，促进构音障碍患者口部感知觉恢复正常，抑制异常的口腔运动模式，帮助患者建立正常的口腔运动模式。目前主要包括口腔感知觉障碍治疗和口腔运动障碍治疗。

1）口腔感知觉障碍治疗：根据患者口腔触感程度分为感知觉超敏、弱敏和敏感性混合三类。针对这三类患者，主要对视觉、听觉、嗅觉、味觉、触觉等方面进行刺激，常用冷刺激、热刺激、触摸刺激、食物刺激、视觉反馈刺激，以及异物刺激等方式，促进患者口腔感知觉正常化，帮助患者建立对各类刺激的正常反应，使超敏部分敏感度降低，弱敏部分敏感度提高，最终达到正常水平。对于儿童构音障碍患者，采用口部探索游戏的训练方法有助于口部触觉敏感性正常化，同时帮助患者重建婴幼儿期的口部运动模式，学习新的口部运动技能。

2）口腔运动障碍治疗：主要包括下颌运动治疗、唇运动治疗和舌运动治疗。与传统治疗的最大区别在于专门制作了针对唇、舌、下颌、软腭等构音器官的训练工具，在训练时能够详细地根据患者口腔运动功能区分不同的难易度。常用的训练方法如下。①下颌运动治疗：主要针对下颌运动受限、过度、分级控制和转换运动障碍等问题，采用下颌抵抗法、控制法、分级控制和自主运动治疗法来解决下颌的运动障碍。②唇运动治疗：主要针对唇部肌张力过高或过低导致的圆唇运动、展唇运动、圆展交替、唇齿接触等运动不足或缺乏，进而引起双唇音或唇齿音构音不清的情况，采用肌张力过高治疗法、过低治疗法、唇运动自主控制治疗法、自主训练治疗法进行治疗。③舌运动的治疗：主要针对舌前后运动范围受限、精细分化运动发育迟缓、舌尖运动发育不良、舌两侧运动发育不良、舌肌张力低下或过高、口部触觉敏感性障碍、舌器质性问题、口部习惯问题等进行治疗，同时促进舌的感知觉正常化，扩大舌的运动范围，促进舌基本运动模式的形成，提高舌运动的灵活性和稳定性，为准确构音奠定良好的生理基础。

（2）声学反馈训练系统：声学反馈训练系统是基于生物反馈训练系统开发的一套训练系统，通过声学采集和分析仪器对患者的音调、音量、最长发声时间、平均气流率、发音的平均基频等进行客观评价，并以视觉反馈的方式让患者了解每次发音的变化，从而提高患者主动参与的积极性。该系统最重要的作用是为患者的声音提供可视化指标，显著提高了患者构音训练的有效性、可靠性、可重复性及可操作性。

7. 其他治疗方法

（1）电针治疗：电针可刺激舌根处的舌下神经，经神经回路促进言语神经反射。

（2）低频电刺激：利用低频电刺激咽喉部肌肉以调整肌张力，既能使麻痹的肌肉张力增高，又能让痉挛肌肉松弛，还可通过神经可塑性原理或刺激功能转移机制改善患者构音功能。

（3）A型肉毒碱注射治疗：肌电引导下的A型肉毒碱注射治疗痉挛性构音障碍效果较好。

六、脑瘫儿童构音治疗

脑瘫儿童常伴有全身、躯干或肢体的粗大及精细运动障碍，可直接对发音器官的运动功能产生影响。其口唇、舌、下颌、软腭、鼻咽等构音器官的运动障碍，会致使言语清晰度降低，具体异常表现如下。

1. 不自主的下颌上抬、口唇运动、张口、伸缩舌等行为导致言语清晰度低下。

2. 无法进行口唇开合、噘嘴、龇牙等轮替运动，或运动的协调性下降、范围受限及速度减慢，进而造成言语清晰度不佳。

3. 舌运动能力不足或存在不自主运动，如舌外伸、舌上抬困难、不自主运动及精细构音运动的准确性障碍，使得言语清晰度受到影响。

4. 下颌开合困难以及轮替运动速度缓慢，导致言语速度迟缓且清晰度不高。

5. 鼻咽腔闭锁功能不全，引发鼻音过重。

对于脑性瘫痪儿童的构音治疗，仅关注构音器官运动功能和构音训练是不全面的。语言治疗师必须充分重视患儿的全身状况，只有这样构音器官才能正常运动，患儿才能实现正常发音，如需关注脑性瘫痪儿童的意识状态、认知能力、语言发育水平、构音器官的结构以及智力和听力是否存在异常等。因此，脑性瘫痪儿童的构音训练主要以基础运动训练和构音障碍训练为主，其构音障碍训练主要从三个方面展开：直接针对存在障碍的言语功能进行训练；强化和辅助残留的言语能力；对儿童家长进行指导并改善周围的语言环境。

（一）基础训练

抑制异常姿势训练：脑性瘫痪儿童在适应反射抑制姿势后，肌张力会逐渐趋于正常。所以，语言治疗师首先应抑制与构音密切相关的异常反射姿势，训练应从头部、颈部、肩部等大关节运动开始，逐渐过渡到下颌、口唇、舌等精细运动。

（二）言语训练

1. 构音器官运动训练

（1）呼吸控制训练：①言语治疗师先同时堵住患儿的口和鼻，使其屏住呼吸，一段时间后迅速放开，以此促进深呼吸。②让患儿取仰卧位，言语治疗师双手抓住患儿小腿近端，使髋关节和膝关节同时屈曲，利用大腿前部压迫腹部，随后迅速伸直下肢，解除腹部压迫，从而促进深呼吸。③对于有一定理解能力的患儿，可给予口头指令“先用鼻子深吸一口气，然后缩拢嘴唇慢慢地把气呼出”。④若患儿呼气时间短且弱，可让其采取卧位，言语治疗师帮助进行双臂外展和扩胸运动，也可在患儿呼气终末时在腹部前下方轻轻按压，以延长呼气时间并增加呼气力量。同时，可采用吹口琴、吹肥皂泡、吹喇叭等游戏进行训练，还可以通过锻炼用吸管喝水来加强。

（2）改善下颌及口唇的控制能力：①下颌控制不佳会导致口唇难以闭合，这是临床上脑瘫儿童常出现流涎现象及无法进行构音训练的原因。②控制口唇闭合，可用冰块对口唇及舌进行刷擦冷刺激，也可用软毛刷快速刷口周、口唇、下颌内侧，诱发下颌反射，促进下颌上抬、口唇闭合。③颌抬高，先尽可能大地张嘴，使下颌下降，然后闭口，之后逐渐加快速度，但要保持上下颌的最大运动范围。还可以训练下颌前伸，再由一侧向另一侧运动。④唇闭合、唇角外展，双唇尽量向前噘起（发/u/音位置），然后尽量向后收拢（发/i/音位置），逐渐增加轮替运动的速度并保持最大运动范围，双唇闭紧夹住压舌板，抵抗治疗师向外的拉力，以此增加唇闭合力量。

（3）改善舌的控制：对于脑瘫儿童而言，正确掌握舌的运动难度较大，很多情况下无法做到，但对于有较大潜力的轻度脑瘫儿童，这种运动训练十分必要。舌的控制可分为以下几种。①舌和下颌的协调，即咀嚼运动以及舌和口唇的协调性，可利用吸管来促进。②治疗师让患儿口稍张开并保持下颌位置，引导舌尖向前齿方向运动，当出现期望动作时，可逐渐减少对下颌的支持，向患儿自我控制方向过渡。③将海绵、软木塞等放入患儿口中，让其舌按前后左右等指定方向移动，为防止误咽，可在后面用线系上，也可以将棉签和糖等放在口内或口边，让患儿用舌来舔等。

此外，还可利用抵抗运动法，让患儿的舌进行随意运动并抵抗，以促进中枢神经系统的兴奋和最大限度地活化神经肌肉功能。例如，舌尖上抬时，治疗师可用压舌板向下压其舌尖，令舌尖抵抗，从而达到上抬的目的；除此之外，还可利用此法促进下颌的闭合、噘嘴等运动。

2. 构音训练 构音训练需依据构音检查结果对患儿进行正确训练，最好利用患儿现能发出的音开展，先从容易的音（双唇音）开始，再向较难的音（软腭音、齿音、舌齿音等）发展。训练按照单音节→单词→句子→短文的顺序进行，发音时的姿势至关重要。

（1）双唇音/b/、/p/、/m/、/w/：采取仰卧位的反射抑制姿势，治疗师用手指轻轻闭合患儿口唇，鼓励患儿模仿发音。

（2）软腭音/g/、/k/、/h/：可让患儿采取仰卧位，两腿向胸部屈曲，头后仰，或坐在台子上躯干后倾，双手放在躯干两侧，头向后倾。在这种姿势下，将手指轻轻压迫患儿下颌（相当于舌根部），在手指离开的同时发声，治疗师发目的音让患儿认真听，以增强听觉刺激。

（3）齿音、舌齿音/t/、/d/、/s/、/n/、/z/：采取双腿下垂、两手臂支持躯干、头向前屈的姿势，或在仰卧位时双腿下垂、治疗师支持患儿头向前屈，在保持上述姿势的同时使头前屈，被动地将患儿下颌由下向上推压，让患儿模仿治疗师发音。

3. 韵律训练 由于运动障碍，许多患儿存在抑扬顿挫和重音变化缺失的情况，表现为音调单一、音量单一以及节律异常。可利用电子琴等乐器，让患儿随音的变化训练音调和音量，也可以使用“可视语音训练器”进行训练，目前国内已生产类似产品并配有软件，使患儿在玩耍中进行韵律训练。对于节律的训练，可使用节拍器，设定不同的节律和速度，让患儿随节奏纠正节律异常。

（三）其他相关训练

由于下颌、口腔、舌、软腭等发音器官不仅与发音有关，还与摄食密切相关，因此在对脑性瘫痪儿童进行言语训练时，摄食训练也是必不可少的。此外，脑性瘫痪儿童还存在口腔器官的原始反射，如咬合反射、吸吮反射、呕吐反射等，并且口腔及其周围存在高敏感性，所以口腔知觉训练同样不可或缺。

1. 摄食训练 摄食功能与说话密切相关，两者都需要构音器官的协同运动，若进食功能发育不完善，复杂而敏捷的运动发音则难以实现。

（1）脑性瘫痪儿童的进食功能发育较正常儿童滞后，主要表现为：①突然不自主地伸吐、回缩舌头及不自主地侧向动作。②下颌运动稳定性差。③颈部过度后伸、前屈或侧伸，甚至出现扭转。④咬肌强力收缩，牙关紧闭，少数患儿有磨牙症。⑤口腔敏感，觅食反射、呕吐反射残留。⑥可能存在无效的不协调的吞咽以及缺乏口唇关闭的同步动作。⑦软腭运动功能低下等。

脑性瘫痪儿童的进食障碍，一方面是由于口腔诸器官的协调运动功能障碍导致咀嚼、吞咽等困难；另一方面是因为脑性瘫痪儿童残留的原始反射妨碍了患儿的随意运动，使其头颈部、躯干运动控制不良，稳定性较差，手眼协调性不佳。因此，为使进食训练顺利进行，必须让患儿采取抑制原始反射的姿势。进食训练时，要根据摄食功能障碍的程度选择食物，另外，由于脑性瘫痪儿童存在口腔器官的原始反射，在进食训练之前必须对口腔器官进行“脱敏”训练。

（2）训练方法

1）食物选择：进食训练时，为抑制原始反射运动的随意性，食物的选择需适合口腔的发育，根据摄食功能障碍的程度选择，顺序从糊状→软食→固体食物→正常食物。训练进食糊状食物时，最好采用抱姿，且脑性瘫痪儿童的进食训练要在口、鼻呼吸分离的情况下进行。

2）抑制原始反射的姿势：让患儿髋关节屈曲90°，保持骨盆与脊柱的位置正常，缓慢活动头部，降低颈部的紧张性，使头部能稳定在身体正中位置。

3）“脱敏”训练：脑瘫儿童存在口腔器官的原始反射，如咬合反射、吸吮反射、呕吐反射等，同时口腔和口腔周围也存在敏感性，因此可通过刺激口唇、面颊、舌等肌群进行“脱敏”训练，从而增强进食功能，改善吞咽、咀嚼功能。

4）直接进食训练：对进食过程中的送入、咀嚼、吞咽等各个分过程进行功能训练。若患儿不能主动进食，治疗师需把食物放在牙齿与颊之间，让患儿用舌头把食物送到口腔，治疗师用拇指、示指和中指顶住下唇和下颌，防止食物流出，协助完成吞咽动作。

2. 口腔知觉训练 脑性瘫痪儿童大多存在颜面及口腔内触觉异常敏感的情况，因此特别反感接触异常敏感部位，甚至可能出现全身性紧张、痉挛性反应。正常儿童在发育阶段喜欢将手里的东西放在口内感知物体形状，以促进口腔的知觉发育，但脑瘫儿童由于敏感及运动障碍，缺乏这种体验。所以，治疗师在训练时应尽量使用各种形状的较硬物体对口腔及舌进行刺激，其中冰刺激训练方法尤为重要，可有效改善口腔的知觉。对脑性瘫痪儿童言语障碍的治疗并非治疗师一人之事，而是需要团队综合治疗，才能取得最佳的康复效果，因此对家属的指导也是不可或缺的环节。

▶知识拓展

常用的抑制异常姿势训练

1. 让患儿平躺在床上，此时言语治疗师可协助患儿进行相应的肢体动作调整。具体而言，帮助患儿将髋关节、膝部、脊柱以及肩部缓慢屈曲，同时引导患儿将头部向后仰起，通过这样的姿势调整，达到抑制异常姿势的目的。

2. 同样让患儿躺在床上，言语治疗师要协助患儿做出不同的肢体姿态。协助患儿将膝关节屈曲，并使其自然下垂于床边，与此同时，让髋关节和脊柱保持伸展状态，再引导患儿将头颈向前屈曲，把肩部放平，以此对异常姿势起抑制作用。

3. 采取从后面抱起患儿的方式，让患儿坐在呈跪姿的言语治疗师腿上。随后，轻轻地转动患儿的躯干以及骨盆，通过转动动作，能够有效缓解患儿躯干和骨盆部位的紧张度。之后，再帮助患儿将双手放置在前面的桌子或者训练台上，并且把双脚平稳地放在地上，进而实现抑制异常姿势的效果。

4. 安排患儿坐在矫正椅上，让其躯干保持固定状态，头部稍微向后仰起，两腿稍稍分开，将脚面自然而平稳地放置在踏板上。这种方法尤其适用于存在异常姿势的特殊儿童，不仅能够帮助降低全身的肌张力，对异常姿势起到抑制作用，而且还方便治疗师开展相应的训练工作。

第三节　功能性构音障碍

案例导入

【案例】

患者，女，4周岁，因吐字不清来院就诊。查体：肢体运动功能正常。构音检查：语言清晰度低，/d/、/t/、/g/、/k/发音清晰度低，构音器官检查正常，听力正常，智商正常。

【问题】

1. 该患者言语功能障碍的类型是什么？

2. 如需进一步确定该患者的言语功能，还应进行哪些言语功能评估？

3. 该患者制定的治疗方案是什么？

·核心知识拆解·

一、功能性构音障碍的概述

（一）概念

功能性构音障碍（functional dysarthria）是指构音错误呈现固定状态，但是找不到引起构音障碍的原因，即构音器官无形态异常和运动功能异常，并且听力也正常。临床上多见于儿童群体，以学龄前儿童最为常见，一般经过正规的构音训练大多数儿童可完全治愈。

（二）病因

目前引起功能性构音障碍的病因机制尚不明确。

1. 生理因素 虽然不存在明显的发音器官器质性病变，但可能存在口腔肌肉力量较弱、协调性差的情况。例如，舌肌力量不足，难以灵活地完成卷舌、舌尖上抬等精准动作，从而影响翘舌音等准确发出；唇部肌肉控制不佳，在发/b/、/p/、/m/等需要双唇配合的音时容易出现问题。

2. 语言环境因素

（1）方言影响：如果儿童成长环境中主要使用方言交流，方言发音习惯会干扰普通话正确发音的习得。例如，有些方言区没有翘舌音和平舌音的区分，儿童在学说普通话时就容易混淆这两类音。

（2）模仿不良发音：身边如果有发音存在明显错误的人，儿童可能在模仿过程中养成错误发音习惯。

（3）缺乏语言刺激：在语言学习的关键期，如果儿童接收到的语言交流互动较少，没有足够的语言输入和模仿正确发音的机会，也容易出现发音不准的情况。2～4岁的儿童正处于语言的发展阶段，易导致发音出现异常情况。并且在这阶段，大部分幼儿不会察觉到自己的发音错误，如没有及时纠正，将可能引起功能性构音障碍。

（三）常见功能性构音障碍的特点

1. 发音错误类型多样

（1）替代音：如把“哥哥”说成“的的”，以舌尖中音/d/替代舌根音/g/；把“卡”发成“塔”，以舌尖中音/t/替代舌根音/k/；还有像把“姥姥”说成“脑脑”，以鼻音/n/替代边音/l/；把“知”发成“滋”，“吃”发成“磁”，“是”发成“四”，以平舌音/z/、/c/、/s/替代翘舌音/zh/、/ch/、/sh/；但我国部分地区由于方言的影响，有些地区也会出现/l/和/n/不分和平翘舌不分。

（2）省略音：往往会省略掉一些音节，如把“苹果”说成“果”，省略了开头的“苹”字发音；“天安门”说成“天门”，省略了中间的“安”音节。

（3）歪曲音：将某个音发得很奇怪，让人难以辨别具体是什么音，像发/s/音时，听起来像是一种介于其他几个音之间模糊不清的声音，与正常清晰的/s/音有明显差异。

（4）部分鼻音化现象。

2. 发音错误具有一定普遍性 不是偶尔出现个别发音不准，而是在多个词语、语句中，同一个发音总是发错，如总是无法正确发出翘舌音，只要遇到包含翘舌音的字词，都会出现发音错误的情况，并且这种现象可能长期持续存在。

（四）功能性构音障碍对儿童社交学习的影响

1. 社交方面 发音不准可能导致儿童在与同龄人、老师等交流时出现沟通障碍，别人可能听不懂他们说的话，容易使儿童产生自卑、胆小等心理，不敢主动开口表达，从而影响正常的社交关系建立和融入集体生活。

2. 学习方面 在进入学校后，尤其学习语文等语言类课程时，会因发音问题影响识字、朗读等学习任务，如读课文时因为发音错误较多，理解文意也可能受到一定干扰，进而对学习成绩等产生不良影响。

二、功能性构音障碍的诊断和评定

（一）功能性构音障碍的诊断

通常需要经过专业的言语治疗师、儿科医生、耳鼻喉科医生等多学科的综合评估来确诊。评估主要包括以下几方面。

1. 构音器官形态正常，无腭裂、咬合错位、舌系带严重短缩等现象。

2. 构音器官的运动功能处于正常状态，无脑性瘫痪等影响构音器官正常运动的疾病。

3. 听力正常，需要着重排查是否存在轻、中度听力损失，以及高频突发性聋（如高频区辅音出现听力损失的情况）所引发的发音异常状况。

4. 言语发育程度大致已经达到4周岁以上的水平，并且存在构音错误，同时这些错误已经呈现出固定化的状态。若儿童还未满4周岁，其构音错误可以看作是在言语发育进程中尚处于未成熟阶段的正常发音表现，随着后续成长发育，有可能得到改善的。

（二）功能性构音障碍的评定

检查者根据儿童发音情况来判断。

1. 构音障碍相关信息的收集和检查

（1）进食动作，吹气、口腔活动的技能等。

（2）言语发育的情况。

（3）运动功能发育的情况。

（4）日常生活会话情况：了解构音错误的严重程度及持续性；评估对话过程中的可懂程度、儿童的意识情况，观察有无其他继发性问题，如害怕被人讥笑、回避谈话等。

2. 构音器官的检查

（1）检查范围：口唇、齿、舌、硬腭、软腭、咽喉等（表3-11）。

表3-11 构音器官检查表

构音器官	形态	功能
口唇	对称性、闭合情况	突出的程度和速度，开闭合的程度和状态
齿	咬合的状态、牙齿的缺损情况	咬合的紧密度，哪些牙齿缺损
舌	大小、对称性、有无随意运动、有无萎缩	舌的随意活动的程度、速度
硬腭、软腭	长度是否充分、腭裂与黏膜下腭裂、悬雍垂形状	发“啊”时软腭上举程度
咽喉	软腭与咽后壁的距离情况	
协调运动	吹气观察鼻咽腔的关闭功能，观察连续构音情况	

（2）检查用具：压舌板、手电筒、长棉棒、指套、秒表、叩诊锤、鼻息镜等。

3. 构音检查 可用中国康复研究中心构音障碍检查法。

4. 语言发育情况检查 详见第五章语言发育迟缓的评定。

5. 智力检查 如有必要可进行智商的相关检查，可采用中国韦氏幼儿智力量表（Chinese wechsler young children scale of intelligence，C-WYC-SI）或者韦氏儿童智力量表（Chinese wechsler intellgence scale for children，C-WISC）。

6. 听力情况检查 可进行纯音听力测试。

（三）评价情况总结

功能性构音障碍的评价结果，见表3-12。

表3-12 功能性构音障碍评价结果

主要项目	说明
错误构音种类	明确错误发音种类有哪些，以较容易发的音的错误判定严重程度
错误的一贯性	明确该错误治疗师能否使其正确，发音环境的改变、发音难度的改变对患者是否有影响，不稳定的错误为未成熟构音，一贯性的错误为固定、习惯化的构音，有时可成为训练的关键词
错误的类型	明确错误的类型有哪些，如音节省略、替代、歪曲，有无特异性等
被刺激性	明确该错误治疗师能否纠正患者发正确构音，以及达到正确构音的方法有哪些，如复述、构音动作的模仿等
听觉记忆力	通过语音记忆的方式明确患者的听觉记忆力如何
语音辨别力	明确患者能否区分正确与错误的发音，以此确定不同的训练途径
构音器官	通过对构音器官的形态与功能进行检查，明确患者是否为功能性构音障碍
错误的内容	明确患者在错误构音中共同缺少的构音动作是什么，以此作为制订训练计划的指标

三、功能性构音障碍的治疗

功能性构音障碍的患者通过系统训练可以改变其固定化的构音习惯，纠正错误的发音动作，掌握正确的构音动作。年龄在4周岁以上，存在功能性构音障碍的幼儿，应尽早进行构音训练。训练的项目包括利用听觉的训练方法、口部肌肉按摩、构音器官运动训练、呼吸训练、构音动作训练法、家庭训练。

（一）训练原则

1. 重塑正确构音习惯 着力打破已固化的错误构音模式，借助系统训练促使患者摒弃错误的构音动作，逐步熟练掌握正确的发音方式，从根本上纠正发音。

2. 多元构音训练途径 听辨音强化训练、构音动作精准训练，最大限度地消除错误构音习惯的影响。

（二）训练计划拟定

1. 明确训练受众与导向

（1）针对特定患儿群体：对于言语发育达到4周岁及以上且已呈现固定化构音异常的患儿，应果断启动早期构音训练流程。在此过程中，治疗师不仅要承担专业训练的职责，还需向家长传授辅助训练技巧，与家长共同帮助儿童改善构音问题。

（2）兼顾多元发育状况：当患者构音错误缺乏典型特征、构音错误形式尚未稳定、存在一定波动，或构音受外界刺激影响以及伴有语言发育迟缓的情况时，治疗策略应兼顾。一方面，要运用适宜手段促进患者整体言语发育；另一方面，密切观察其构音发育动态，依据变化适时调整训练方案。

2. 细化构音训练要点

（1）依据发育标准择优：参照专业的构音发育标准，筛选一贯性较低、错误构音尚未定型的语音作为训练切入点，优先选取相对容易发出的音开启训练。例如，在患者无法准确发出/k/和/s/音时，综合考量发音难度等因素，优先选定/k/音展开训练。

（2）依循相似特性规划：充分利用构音点、构音方法的相似性安排训练计划，将同类音整合训练，以提升训练效率。例如，把/g/、/k/、/h/等具有相似构音特性的音归为一组，集中开展针对性训练。

（3）灵活调整训练方向：在训练实践中，倘若发现某个音的训练成效欠佳，不要局限于既定方案，可适时另选一个音进行探索性训练，通过灵活切换训练内容，寻求最佳训练效果。

（三）训练方法

由于训练的对象多为儿童，故在训练的过程中，言语治疗师需考虑训练的趣味性，尽量多采用游戏的方式进行，避免挫伤患儿训练的积极性，争取他们积极主动的配合训练。在训练过程中，多种方法相互补充，一般需要根据患者具体的年龄、障碍程度等情况制定个性化的综合治疗方案，以达到更好的治疗效果。

采取引导正确构音动作→诱发正确的发音→掌握正确的发音→向其他发音泛化的训练程序。

1. 利用听觉的训练方法

（1）听音辨音训练：适用于分辨能力较差或者不能分辨语音的儿童，患儿认真聆听言语治疗师发出的正确音，然后辨别自己错误的发音，随后跟着言语治疗师不断复述正确的发音。也可以先教导患儿正确的拼音和文字，随后将这些拼音或者文字工整地写在卡片或者纸上，当言语治疗师读出时，让患儿迅速指出相应拼音与文字。如患儿已经上学可以将其错误的音放在词语的不同位置，当言语治疗师说出包含该音的词时，让其指出错误音的位置。

（2）听觉刺激训练：让患者重复听标准发音后进行复述，如通过播放标准普通话发音的音频、视频等资料，包括儿歌、故事、简单对话等内容，使其在反复聆听过程中形成对正确语音的听觉记忆，进而对比、纠正自己的发音。适于语音错误并错误未定形时的儿童。若单用此方法难以改善，可以作为配合其他训练方法。

2. 口部肌肉按摩 对唇、舌、颊等口部肌肉进行适当按摩放松，改善肌肉的紧张度、灵活性，促进血液循环，有助于提高构音器官运动的协调性。例如，用示指和拇指轻轻揉捏唇部肌肉，或者从舌尖开始向舌根方向轻柔按摩舌体等。

3. 构音器官运动训练 针对唇、舌、下颌、软腭等构音器官开展训练。比如通过噘嘴、咧唇、鼓腮等动作锻炼唇部力量与灵活性；伸舌、舌尖舔上下唇、舌尖顶腮、舌在口腔内顺时针及逆时针转动等练习来强化舌的运动能力；做张嘴、闭口及下颌左右移动等活动来改善下颌的控制能力；通过发“啊”音并尽量延长、做打哈欠动作等训练软腭的抬升功能等。通过这些训练能让构音器官更好地协同配合发音。此外还可借助一些工具辅助训练，如压舌板可用来辅助练习舌的定位动作等。

4. 呼吸训练 良好的呼吸支持对于发音清晰、持久至关重要。

（1）深呼吸训练：指导患者用鼻子缓慢深吸气，使腹部隆起，再用嘴巴缓慢均匀呼气，感受腹部收缩，反复练习，增强呼吸控制能力。

（2）吹气球、吹泡泡：这些趣味性活动能锻炼呼气的力量和控制能力，有助于为发音提供稳定且充足的气流基础。

5. 构音动作训练法 对于构音错误已然固定，形成习惯的儿童群体，构音动作训练法极为适用。其核心要点在于避开错误的构音习惯，引导儿童重新学习正确的构音动作。可利用图片、卡片、发音模型等视觉辅助工具，帮助患者直观了解发音时口腔的形态变化等，以便更好地掌握发音要领。

6. 家庭训练配合 治疗师会指导患者家属掌握一定的训练方法，在家中督促患者进行持续、规律的练习，强化在医院或康复机构所学的训练内容，以便更有效地改善功能性构音障碍。

（四）构音动作训练要点

1. 精准诱导目的音动作 构音运动学习时，借助相似性是个关键策略。优先选取构音动作相近的音作为切入点，能让患儿更易上手。在引入全新构音动作训练时，要鼓励患儿实践正确的发音动作。一方面，用简洁明了的语言为其讲解动作要领；另一方面，充分利用镜子这一辅助工具，让患儿直观看到自己发音时口腔、舌头等部位的动态，从而加深对发音动作的领悟。

2. 夯实基础 采用单音节夯实基础，稳定正确发音的构音动作。

3. 融入日常言语运用 ①精心筛选出特别适合训练的词汇，这些词汇具备针对性强、易于掌握的特点，能帮助患儿快速找到正确发音的感觉。②训练进程必须遵循由简至繁的规律。从音节数量少、发音难度低的实用性词语开始，逐步拓展至句子、短文，让患儿在不断进阶的过程中稳步提升发音能力。③录制患儿错误的发音，再将其与正确发音进行比较，让患儿清晰地看到差异所在，进而深刻认识到正确的发音。④通过唱儿歌和做游戏这些充满乐趣的活动，让正确发音渗透到儿童的日常表达中。不过，这种过渡因儿童年龄而异，年龄稍大的儿童可能难度略增，但无论如何，应保证在训练场地内患儿能够熟练运用正确发音，并且在出错时具备自行纠错的能力。

▶知识拓展

功能性构音障碍常用的构音训练方法

1. /g/、/k/的训练

（1）/g/被/d/代替时，可使用勺子柄或者压舌板压住患儿的舌尖，并让患儿发/ga/或者/ka/。

（2）采用漱口的方法，并且逐步减少口中水量，从而诱发/ga/音。

（3）利用舌根和软腭闭锁的方法发音：①利用闭合双唇发/m/；②利用微张口唇发/n/；③利用张口唇发/eng/；④让患儿在/eng/后加/a/，让患儿发/eng/然后移行到/a/音；⑤发/ga/音。

2. /d/、/t/的训练

（1）让患儿将舌尖用力抵上齿后方，随后放松，交替练习。也可将压舌板放在上齿的后方，让舌头用力抵压舌板上端，同时治疗师给予抗阻力量。

（2）在伸舌的状态下呼气并发破裂音。

3. /s/的训练

（1）让舌松弛，将舌伸平，置于上下齿之间。

（2）把舌从两齿之间后缩，将气流以最慢的速度从舌中间呼出并发/s/音。

第四节　器质性构音障碍

案例导入

【案例】

患儿，女，4岁，临床诊断为腭裂术后。于3年前行腭裂修复术，近3岁时家长发现该患儿说话能力落后于同龄儿童，且吐词不清，说话时流畅性差，几乎不能说出一个整句。

【问题】

1. 请运用所学知识判断该患者构音障碍的类型是什么？
2. 如何运用所学知识对该患者进行构音障碍的评定？
3. 请运用所学知识判断该患者构音障碍的治疗方法是什么？

·核心知识拆解·

一、器质性构音障碍的概述

（一）概念

器质性构音障碍是由于构音器官的形态结构异常导致功能出现障碍的一类构音障碍。临床上最常见的器质性构音障碍是唇腭裂，其次为舌系带短缩。此处以唇腭裂为例介绍器质性构音障碍。

（二）病因

1. 先天性异常 如先天性唇腭裂、先天性面裂、巨舌症、齿列咬合异常、舌系带过短等，这些先天性畸形均会导致构音器官的形态异常，进而影响其正常功能。

2. 后天性损伤 口腔手术、面部外伤等后天性损伤也可能影响构音器官的正常功能。

3. 疾病 肿瘤、感染等疾病可能导致口腔结构的改变或神经功能障碍，进而影响构音。

（三）临床表现

器质性构音障碍中最常见的类型是唇腭裂，唇腭裂患者的异常语音除与唇裂和腭裂本身的结构问题有关外，还与颌骨发育异常、牙列紊乱、牙槽突裂、腭瘘、扁桃体肥大、口面肌活动异常等有关。唇腭裂患者的言语障碍主要表现为腭咽闭合不全引起的共鸣音质异常、舌腭异常接触语音、声门及代偿性发音等。

1. 腭咽闭合不全引起的共鸣音质异常 腭咽闭合不全是腭裂修复术后常见情况之一。腭咽闭合不全的患者发音时软腭与咽后壁、咽侧壁不能闭合，口鼻腔相通，气流既进入鼻腔也进入口腔，导致发音时部分气流从鼻腔逸出，产生鼻腔共鸣，形成典型的腭裂语音，影响语音清晰度，其语音异常的主要表现如下。

（1）开放性鼻音：即鼻音过重，说话时软腭未能抬起，导致鼻腔和口腔相通，气息多从鼻腔溢出，鼻腔过度共鸣、口腔共鸣减少最终导致发音异常，如 /a/ 发成 /ang/ 或 /an/，/e/ 发成 /eng/ 或 /en/，/i/ 发成 /ing/ 或 /in/，均属于鼻腔共鸣障碍的范围，因此又称为“鼻音化”或“鼻音功能亢进”。

（2）闭塞性鼻音：即鼻音过少，由于鼻腔堵塞造成气流通过鼻腔时产生阻碍甚至完全不通，因而在发鼻音时形成异常的鼻音。造成闭塞性鼻音的原因有很多，如感冒、鼻炎、腺样体肥大及咽腔狭窄等。主要表现为儿童不能发鼻辅音 /m/、/n/、/ng/，在一定程度上也会影响口腔共鸣音的清晰程度，因此又称为“低鼻腔共鸣”或“鼻音功能低下”。

（3）鼻漏气：是指发音时随鼻腔有多余的气体溢出，尤其在发辅音时，如 /p/、/t/ 等送气音时较容易出现，由于气流大部分从鼻腔流出，患者发音时听起来鼻子里有“呼呼呼”的声音，特别是在说“四、三、七”时特别明显。鼻漏气可能与多种因素有关，包括鼻的结构异常、腭裂、错误的发音习惯等。

2. 舌腭异常接触语音 语音的正常产生与舌紧密相关。由于口腔中舌位与腭的接触不同，可以发出不同的元音和辅音。正常的发音方式主要有三种。①爆破音：指发音器官在口腔中形成阻碍，然后气流冲破阻碍而发出的音，如汉语普通话中/b/、/p/、/d/、/t/、/g/、/k/等。②擦音：舌与腭无接触，但形成缝隙，气流从缝隙中摩擦而发出的辅音，也叫摩擦音。如汉语普通话中/s/、/sh/、/f/、/h/、/x/等。③塞擦音：舌与腭接触先形成闭塞，然后放松形成缝隙，让气流摩擦而发出的辅音，如汉语普通话中/zh/、/ch/、/z/、/c/、/j/、/q/。

腭裂患儿由于腭咽闭合不全，导致口腔内压力不足，患者为了得到充足的口腔压力，经常需将舌体后置以缩小气流体积。在发音时常用舌背顶软腭上抬，试图将空气从口腔压出以替代腭咽闭合。术后修复虽已基本达到腭咽闭合的状态，但由于患者多年形成的发音习惯仍存在，很难自行克服，影响术后的语音效果。一般会形成三种典型的舌腭异常接触语音，分别为腭化构音、侧化构音和鼻咽构音。

（1）腭化构音：发音时舌位后移，不使用舌尖或舌前部发音、习惯性舌头后缩、上抬，用舌中后位置发音，气流从舌腭前部的空隙通过，临床上/k/、/g/音最易察觉。主要发生在/p/、/d/、/t/、/n/、/l/、/j/、/q/、/x/、/z/、/c/、/s/、/zh/、/ch/、/sh/这些音与/i/组合的音节上。腭化构音时舌腭接触部位较正常发音靠后，部分患儿舌腭接触面积较正常发音面积大。

（2）侧化构音：发音时舌与硬腭接触，但在牙槽脊及牙弓的一侧或双侧形成空隙，气流从一侧或两侧牙间空隙溢出，在发这些异常语音时，患儿口角有明显的收缩运动，如将/ki/发成/gi/，在临床上较为常见。

（3）鼻咽构音：发音时舌后部后移，舌后部与软腭接触，气流溢出鼻腔，似鼻后部摩擦音，如将/gu/（估）发成/ku/（哭）。此外，有时也可表现为其他的异常发音，如把“哥哥”发成“豆豆”，把“带伤”发成“泰山”，把“大路”发成“大刀”等。

3. 声门及代偿性发音异常 由于声门或咽部异常，如声带功能障碍、腭咽闭合不全等，导致患者采取异常的发音方式以补偿气流通过声门的障碍。如腭裂患者在发音过程中由于腭咽闭合不全，在发音时总是试图通过代偿性动作阻塞气流。代偿性发音可以分为以下几种情况。

（1）声门爆破音：在语音病理学中被称为“腭裂语音”的代表音，其发音特点：语音清晰度低，在发某些辅音时，声音似从咽喉部硬挤出来。在发/pa/、/ta/、/ka/、/chi/、/s/等爆破音和摩擦音时最容易检查到这种异常。如在发/ka/时，只能听到/a/，而辅音完全被略去。一些严重腭咽闭合功能不全的患者，发/pa/、/ta/、/ka/时，听到的几乎全是/a/的音。

（2）咽喉摩擦音：是指发音时舌根和咽喉摩擦而形成的异常语音。在发音时，几乎看不到患者的舌尖运动，临床上以/s/、/ci/、/t/、/ts/、/dz/、/d/的音最容易被检查。

（3）咽喉爆破音：发音过程几乎是通过舌根和咽后壁的闭锁和开放完成的。发/k/、/g/等音最容易被检查。正常构音者在发/ka/、/ga/时可看到舌背上抬的运动，但在发咽喉爆破音时，舌背通常水平向后移。

二、器质性构音障碍的评定

（一）构音器官形态和运动功能评定

构音器官主要包括口面部、鼻部、唇、齿、舌、硬腭、软腭、咽喉部和下颌等。构音器官形态和运动功能评定的主要目的是观察并了解构音器官解剖形态、大小、完整性、运动状态和功能的基本情况，确定是否存在器官形态结构异常，从而指导患者进行相应的治疗。一般的操作方法是，在安静放松状态下（不讲话、不进食、不做口部运动时的状态）观察构音器官的部位、形态、程度、性质等，并做出评价。

1. 构音器官的形态评定

（1）口面部：主要检查患者口腔及面部发育情况，如是否有裂口、是否对称、有无感知觉异常、有无面形异常、有无抽搐或不随意运动、眼睑是否有下垂、是否有流涎等。部分腭裂患者会并发唇裂、鼻畸形、面部发育异常等口面部畸形。检查治疗后需观察瘢痕对口面部的影响，包括瘢痕的部位及其对口面部功能和形态的影响等。

（2）鼻：腭裂并发唇裂的患者，裂侧鼻翼周基底组织缺损，导致鼻形态异常，出现两侧鼻翼的不对称、患侧鼻翼扁平、鼻尖塌陷、鼻腔狭小、鼻小柱变短、外鼻不正、鼻中隔偏曲、下鼻甲肥大、鼻腔通气功能障碍等表现。

（3）唇：有无唇裂，口角是否对称、有无下垂、有无不随意运动；合并唇裂的患者，修复术后患侧上唇是否有瘢痕增生、挛缩，如有，可表现为唇两侧不对称、唇缘不齐、上唇组织缺损、上唇运动不充分，因此，需进一步检查其运动功能，如能否做圆唇动作，以及进行咂唇、噘唇和展唇运动，并检查双唇闭合的力量。

（4）口腔：检查有无腭裂、腭部瘢痕、腭高拱、软腭短小，软腭上抬运动是否充分，悬雍垂的形态是否正常，有无隐性腭裂等。

（5）齿：对于硬腭裂患者，检查是否有齿弓形改变、牙齿缺失、牙齿扭转，以及咬合形态异常等情况。

（6）舌：需要观察舌体形态、大小，是否对称，有无肥厚、凹陷、萎缩，以及舌能否完成伸缩、上下舔唇、左右舔口角动作，有无舌系带过短、震颤或不随意运动等情况。

（7）硬腭：需要观察有无显性或隐性腭裂、新生物，以及腭弓形态是否正常；同时检查硬腭的长度、有无上腭瘢痕以及上腭瘘和腭宫的拱度。

（8）软腭：检查有无下垂情况，评估扁桃体、悬雍垂形态是否正常，中线是否对称，有无新生物或赘生物，有无瘢痕，以及软腭的长度和运动能力等。

（9）下颌：观察是否存在反颌畸形、开颌畸形和错颌畸形等咬合异常，评估有无闭合不全、面部对称异常，以及有无震颤或不随意运动；同时检察颌关节运动时是否稳定，有无下颌的侧向摇摆。

2. 构音器官的运动功能评定

（1）构音器官运动功能的评定：腭裂患者因存在构音动作代偿，会出现构音运动的异常、替换以及运动不充分等表现，因此需要对构音器官的运动能力进行评定。此部分的评定内容同运动性构音障碍评定中的构音器官运动评定一致。

（2）鼻漏气的评定：通常可以采用以下方法。①吸气法：取一个盛水的容器，受试者将吸管置入水中后吹气并记录吹气时间。正常人可以连续吹气40秒以上，而腭裂患者因存在鼻漏气，不能完全由口腔送气，所以吹气时间显著缩短，一般小于5秒。②鼻息镜检查法：可以在直视下检查鼻漏气的程度。操作使用一块带刻度的金属板或玻璃板，当患者发/a/音时将其平放置于鼻腔下方并与鼻唇部紧贴，通过观察板上形成的气雾判断鼻漏气的程度。

（3）腭咽闭合功能的评定：评定的方法包括主观的评定法，如汉语语音清晰度的检查；客观检查包括语图仪（计算机语音频谱分析）、鼻音计、鼻纤维镜内镜、X线检查、电子腭电图仪检查、CT、MRI、肌电图检查等。

（二）构音语音的评定

构音语音的评定采用Frenchay评定法和中国康复研究中心构音评定法。

三、器质性构音障碍的治疗

（一）腭裂的语音训练

1. 训练开始时间 腭裂语音训练一般在修复术后2～3个月开始，此阶段术后肿胀已基本消退，缝线大部分脱落，上腭知觉开始逐渐恢复，部分年龄较小的儿童可自行纠正某些语言，但多数患者仍存在构音动作障碍，因此仍需要构音训练。

有研究表明，在4岁后行腭裂修复术的儿童中，90%以上都会伴有不良的发音习惯，且很难在短期内进行矫正。因此对于无法早期手术的儿童，应在学习发音阶段指导其掌握正确的发音方式，以避免产生不良的发音习惯。

2. 训练方式 一般可采用一对一的训练方式：每周1～2次，每次30～60分钟。训练过程中应关注患者的情绪，采用游戏和休息交替的形式提高患儿训练积极性。可允许患儿家长陪同训练，同时对家长进行指导，以便开展家中训练，提高训练效果。

3. 注意事项 训练过程中应该与患儿家长充分沟通，以减轻家长对腭裂患儿口语能力改善的过度焦虑。儿童的生理解剖条件得到改善后，应最大限度地改善其口语交流能力，鼓励患儿进行口语交流，增强腭裂患儿改善口语能力的信心。部分腭裂患儿可伴有听力、智力、心理等多方面异常，如有听力异常应尽早进行听力检查和配戴助听器，对于伴有智力异常和语言发育迟缓的患儿要及时进行相应的训练。重视家长的作用，让家长积极参与到患儿的治疗过程中。

（二）腭裂术后语音训练

1. 发音器官的功能训练

（1）软腭运动功能的训练：与正常人相比，腭裂患者软腭的运动功能较差。通过软腭的运动功能训练，为腭咽闭合功能的形成创造良好条件。软腭运动功能的训练除了软化瘢痕之外，主要是针对软腭肌群的训练，包括悬雍垂肌、舌腭肌、咽腭肌、腭帆提肌和腭帆张肌。

1）方法1：用拇指局部按摩软腭，以使腭裂手术的瘢痕软化。

2）方法2：做干呕、打呵欠运动和高声发/a/音，以训练软腭的抬高运动。

（2）舌运动功能的训练：目的是增加舌尖运动力度、速度，以及舌与腭之间正确接触关系。主要包括伸舌、缩舌、勾舌、卷舌、顶舌、刮舌、弹舌等。

（3）唇运动功能的训练：目的是增强唇的感觉意识及唇运动灵活性，如圆唇、展唇、唇闭合、唇齿接触、圆展交替等。

2. 腭咽闭合的功能训练 腭咽正常闭合是正确发音的基础。腭裂患者在术后初期，会造成瘢痕和软腭肌肉群运动功能低下，因此需要通过训练软化瘢痕和增强软腭肌群协调运动功能，以促使腭咽闭合功能尽快建立。故在矫正异常的语音前，应该首先进行腭咽的闭合训练，此阶段一般持续1～3周。

（1）张大口发元音：尽量延长每个元音的发音时间，进行辅音、元音音节拖长练习，如/pa/、/pu/、/pi/等。这种练习可增加腭咽闭合的持续性。

（2）软腭活动：进行鼓气、含漱、吞咽等动作，这一循环动作重复多次。

（3）增加口腔内压力：嘱患儿深吸气后，紧闭口唇，当口腔空气压力增至最大时，开口用力将气流喷出。对于腭咽闭合功能尚未完全建立的患儿，练习时需要捏住鼻孔，待练习有效后可停止捏鼻动作。

（4）引导气流训练：这是一种简单实用的训练方法，其方法为取一只小杯子，内盛约1/3容量的水，使用一细吸管吹水泡，并记录时间。若一口气能吹出20秒以上，一般即可进行语音训练。

（5）增强呼气功能锻炼：可以让患者自行吹气练习，如吹水泡、吹蜡烛、吹口琴、吹笛子、吹口哨等呼气训练动作，训练持续而有节制的气流。

（6）生物反馈疗法：是一种用于改善腭裂患儿术后语音功能较为常用的方法之一。该疗法通过一系列训练和反馈机制，帮助患儿更好地控制和协调口腔、喉部的肌肉活动，从而改善发音质量。一般可采用视觉反馈治疗、听觉反馈治疗、触觉反馈治疗等。

1）视觉反馈治疗：患儿可以通过镜子观察自己的发音过程，特别是软腭的运动情况。这有助于患儿在发音时调整软腭的位置和运动，以加强语音清晰度。

2）听觉反馈治疗：利用录音设备记录患儿的发音，并与标准发音进行对比。患儿可以通过听取自己的发音与标准发音的差异，自我调整和改进。

3）触觉反馈治疗：在发音过程中，通过触摸喉部和口腔内的肌肉，患儿可以感受到发音时的肌肉运动。这有助于患儿理解如何正确使用肌肉来改善发音。

▶知识拓展

腭裂医疗补助相关政策

国家对于腭裂等先天性结构畸形疾病的政策主要体现在医疗救助和费用补助方面。自2017年起，国家卫生计生委员会妇幼司联合中国出生缺陷干预救助基金会，启动了先天性结构畸形救助项目，针对六大类72种先天性结构畸形疾病，为项目省（区、市）18周岁以下（含）的贫困患病儿童提供医疗费用补助。具体到腭裂患者，相关政策如下。

1. 救助条件 患有先天性唇腭裂（包括单发唇裂或腭裂）。①年龄在18周岁（含）以下；②已确诊先天性结构畸形疾病；③家庭生活负担重，能够提供低保证、低收入证明、特困证明或村（居）委会等开具的家庭经济情况说明加盖公章；④在实施机构接受诊断、治疗、手术和康复；⑤医疗费用自付部分超过3000元（含）。

2. 救助标准 ①以患儿申请救助日期的上一年度1月1日（含）之后，在定点医疗机构产生的诊断、手术、治疗和康复费用均给予补助；②一次性给予3000 ~ 30 000元的补助，具体取决于患儿医疗费用报销之后的自付部分。

3. 申请流程 ①需要在定点医疗机构填写申请表，并提供相应的医疗证明、家庭经济情况证明等材料；②医疗机构进行初审后，项目管理机构组织专家复审，最后基金会审核并公示；③审核通过后，基金会拨付救助款项。

这些政策旨在减轻患病儿童家庭的经济负担，确保患儿得到及时有效的治疗。

—• 考试知识点总结 •—

—• 本章小结 •—

—• 协和云课堂……　拓展练习及参考答案 •—

（李　慧　杜玉彪　赵鑫月）

第四章　吞咽障碍

教学课件

学习目标

素质目标

（1）具备对吞咽障碍患者生理痛苦、心理焦虑和社会隔离感的同理心。

（2）树立安全意识，强化安全第一的职业警觉性，明确吞咽障碍对生命安全的威胁。

（3）树立主动协作意识，深刻认识吞咽障碍的复杂性，积极配合康复团队的各项工作。

知识目标

（1）掌握：吞咽障碍的概念、病因及临床表现；不同吞咽障碍的评定和治疗方法；能根据患者的情况制定治疗方案。

（2）熟悉：正常吞咽过程的解剖和生理特点；吞咽障碍的分类。

（3）了解：吞咽障碍的常见病因及不良后果。

能力目标

（1）能够独立开展吞咽功能评估，确定障碍类型及程度。

（2）能够制定个性化吞咽障碍康复训练计划并实施康复训练。

案例导入

【案例】

患者，男，72岁，退休工人。两个月前突发意识不清伴言语障碍，紧急送往当地医院急诊科就诊，行头部CT提示“脑桥、双侧基底节区及右侧丘脑腔梗死”，诊断为“脑梗死”。予以脱水降颅压、抗血小板聚集、改善脑循环治疗后，患者神志转清。目前患者四肢肢体活动不利、吞咽困难、音量低沉，为求进一步康复，收住入院。

吞咽情况：喉上抬不充分，吞咽启动延迟。摄食-吞咽过程评价：无法坐位进食，30°卧位进食，食物从口周溢出，进食时间过长，易呛咳，不能完成全餐的经口进食。

【问题】

1．请问该患者需要做哪些功能评定？

2．如何为该患者制定一份治疗方案？

· 核心知识拆解 ·

第一节 概　　述

在日常生活中，进食和吞咽是人类维持生存与享受美食的基本本能。但吞咽障碍发生后，不仅危害健康，还可能引发误吸性肺炎，甚至导致噎呛致死等严重后果。如今，随着科技和医学的发展，人类寿命不断延长，疾病、意外事件的发生率上升，由咽和食管功能及结构问题所致的吞咽障碍也越发常见，对其进行评估与治疗成为社会和医疗领域的重要责任。

吞咽是人类较复杂的生理行为之一，是指食物经咀嚼形成食团后，从口腔经咽、食管进入胃的过程。正常吞咽分五期，即口腔前期、口腔准备期、口腔期、咽期、食管期，这种分期与食团吞咽时经过的解剖部位有关。吞咽是复杂的反射活动，需由特定刺激引发，至少受6对脑神经调控，又因言语和呼吸系统参与而变得更复杂，因此要掌握吞咽过程，首先需熟悉其生理解剖基础。

一、正常吞咽的解剖与生理

（一）口腔

口腔作为消化系统起始部分，其前部以口裂为界与外界相通，而后部经特定解剖结构与咽部相连。具体而言，由腭垂、腭咽弓、腭舌弓与舌根共同围成的咽峡，成为口腔与咽部相通的通道。口腔上壁为腭，对口腔上部空间起到界定作用；下壁是口腔底，构成口腔下部的支撑；侧壁为颊，在维持口腔形态及容纳食物等方面有着重要意义。

（二）舌

舌位居下腭中央，具有上、下两面，其上面又被称作舌背。舌背借“V”形界沟清晰地划分出不同区域，其中前2/3包含舌尖与舌体，后1/3为舌根。在舌的下面，正中线上存在一条纵行的黏膜皱襞，称为舌系带，其连接着口腔底的前部，是舌的重要结构特征之一。舌在吞咽过程中承担着不可或缺的功能，它通过自身的运动对食物进行搅拌，促使食物混合并形成食团，随后凭借其推送作用，将食团由舌前部逐步输送至舌根部，为后续的吞咽环节奠定基础。

（三）咽

咽作为呼吸道与消化道的共同通道，呈现为上宽下窄的漏斗型肌性管道结构。其顶壁毗邻颅底，下方分别与喉、食管相连接，依据其与鼻腔、口腔、喉腔的连通关系，自上向下可准确划分为鼻咽、口咽和喉咽三个部分（图4-1）。鼻咽部向上与鼻腔相通，在呼吸及吞咽过程中参与气体、食物等的引导与分流；口咽部连通口腔，是食物从口腔进入咽腔的必经之处；喉咽部则与喉腔及食管紧密相关，在吞咽时协调食物进入食管、防止误吸等方面发挥关键作用。

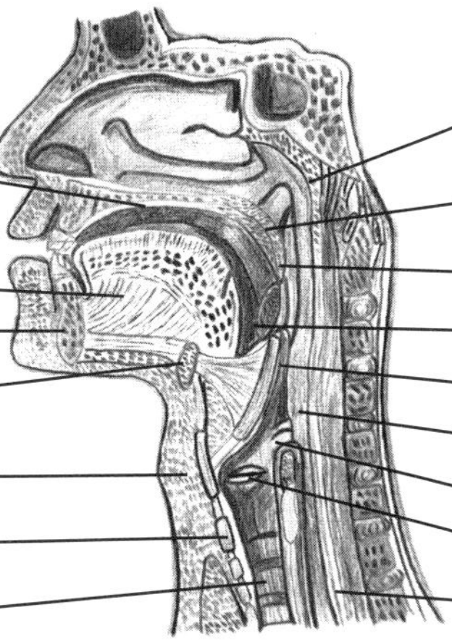

图4-1　咽部解剖结构

（四）喉

喉在人体生理功能中占据重要地位，既是呼吸的通道（保障气体顺畅进出），又是发音的关键器官（参与语音的产生）。在正常吞咽过程中，喉发挥着重要的协同作用。当吞咽动作启动时，舌根会向后移动，对会厌产生压迫，致使会厌向下移动并封闭喉口，使得食团能够顺利进入咽腔，从而有效避免食物在吞咽时误入呼吸道。与此同时，喉会随着咽的上提动作，稍向前移，在此过程中促使食管上括约肌开放，进而使食管入口打开，确保食物能够有序进入食管。此外，食物在咽期吞咽起始前或之后，有可能进入会厌谷和梨状隐窝这两个特殊的解剖部位，并在其中短暂停留。

（五）食管

食管是连接咽部与胃部的管腔结构，其上端与环状软骨后部处于同一水平位置，起始于食管入口，延伸至胃部。按照其所处人体部位的不同，可划分为颈部食管、胸部食管及腹部食管三个部分，并且食管存在着三个生理性狭窄，这些狭窄部位在食管的生理功能及疾病发生等方面均具有重要意义。食管的上、下两端均有括约肌，其中食管上括约肌尤为关键，它将咽与食管进行分隔，在人体呼吸过程中，能够有效阻止气体进入消化道，同时还可防止食物从食管反流至咽腔，对呼吸道起到保护作用，保障呼吸与吞咽功能正常、有序进行。

（六）唾液与腺体

在吞咽活动的过程中，需完成食物与唾液的混合。这些唾液来自口腔的腺体，这些腺体主要由腮腺、下颌下腺、舌下腺3大唾液腺组成，分别位于脸颊沟和唇沟中。除此之外，还有许多小腺体在舌、唇、脸颊和口腔顶部的黏膜中。

二、吞咽过程

（一）吞咽过程分期

一般将吞咽过程分为五期：口腔前期、口腔准备期、口腔期、咽期和食管期。

1. 口腔前期

（1）定义：指从看到、闻到或想到食物开始，到食物被送入口腔并准备进行咀嚼的阶段。

（2）主要活动：食物性质信息传至中枢，中枢分析后形成进食与吞咽指令，启动如唾液分泌、胃肠蠕动、腺体分泌等前期生理准备，同时感知食物硬度、温度、味道、一口量等，以此决定进食速度与食量，还会对口腔处理方法进行预测并编制摄食程序。

2. 口腔准备期

（1）定义：指食物被送入口腔后，通过咀嚼和搅拌形成适合吞咽的食团的过程。

（2）主要活动：先张口让食物进入口腔，随后口唇闭合，舌感知食物各方面特性并移动食物至上下牙列间咀嚼，食物与唾液充分混合形成食团。咀嚼时颞下颌关节在肌肉牵拉下做上下前后运动以充分研磨食物，面颊部肌肉配合舌运动挤压食物至合适位置，口腔后部软腭与舌根相接防止食物提前进入咽腔。该时期可随意控制，食物进入口腔时，咽与喉处于静止，呼吸道开放且正常呼吸。

3. 口腔期

（1）定义：指食团形成后，通过舌头的运动将食团推送至咽部的过程。

（2）主要活动：当食团被舌根推过腭咽弓时开始吞咽动作，舌根上抬扩大与硬腭接触面并向后挤压食团进入咽部，同时软腭提升与前突的咽后壁相接，关闭鼻咽与口咽间隙形成鼻咽腔闭锁。此期时间较短，通常为1.0 ～ 1.5秒。

4. 咽期

（1）定义：指食团进入咽部后，引发一系列反射性动作，将食团推送至食管的过程。

（2）主要活动：软腭上抬和后缩完全闭锁鼻咽腔，避免食物进入鼻腔；舌根下降、后缩与前突的咽后壁接触，关闭口咽腔，防止食物反流入口；舌根向后压迫会厌反转，覆盖喉前庭，保护气道。喉随咽上提且稍向前移使环咽肌开放，食管入口开放，咽缩肌按从上至下规律收缩推动食团向下移动。咽期是吞咽关键时期，呼吸道需闭合以防食团进入呼吸道，喉部闭合从声带开始延伸至喉前庭，能将漏入喉部的食物推回咽部以防误吸。正常人单次吞咽呼吸道闭合时间0.3 ～ 0.5秒，此期运动为不随意运动。

5. 食管期

（1）定义：指食团进入食管后，通过食管的蠕动将其推送至胃内的过程。

（2）主要活动：从环咽肌开放起，依靠食管肌肉顺序收缩推动食团向下运动，食管下段括约肌放松，使食团顺利进入胃中，此期同样属于不随意运动。

总体而言，这五个阶段紧密相连、依次有序进行，各阶段有着不同的生理活动特点及重要作用，共同构成了完整的吞咽过程。因此任何一个阶段出现问题都可能影响正常吞咽功能。

（二）吞咽过程的神经支配

吞咽中枢位于脑干，主要与延髓有关。在吞咽活动中，12对脑神经都参与，其中三叉神经、面神经、舌咽神经、迷走神经、副神经、舌下神经这6对脑神经为主要参与神经。

1. 吞咽中枢 脑干由延髓、脑桥和中脑组成，位于颅后窝，延髓和脑桥的背面与小脑相连。吞咽中枢主要位于延髓的网状结构中。脑干中的网状结构包含许多调节内脏活动的神经元，这些神经元通过网状脊髓束实现对内脏活动的下行性调节，对吞咽过程的启动和协调起着关键作用。

2. 与吞咽有关的脑神经及其功能

（1）三叉神经（CN-Ⅴ）

1）感觉功能：负责接收口腔中的触觉、压觉和温度觉，其感觉纤维分布于口腔、咽等部位，能够感受食物的刺激。

2）运动功能：发出纤维支配咀嚼肌，控制下颌的运动，参与食物的咀嚼和初步处理。

（2）面神经（CN-Ⅶ）

1）感觉功能：有特殊的感觉支鼓索传入味觉，参与味觉的感知。

2）运动功能：支配唇部肌群的活动，控制口唇的开闭，保证食物顺利进入口腔。

3）自主神经功能：脑干上泌涎核发出的自主神经纤维能够支配下颌下腺和舌下腺分泌唾液，使口腔保持湿润。

（3）舌咽神经（CN-Ⅸ）

1）感觉功能：负责口咽的触觉、温度觉和舌后$\frac{1}{3}$味觉的传入，其感觉纤维分布于口咽部黏膜和舌根等部位，感受食物的刺激。

2）运动功能：发出的运动纤维支配茎突咽肌，并与来自咽丛的第Ⅹ对脑神经共同支配咽食管括约肌，参与咽部肌肉的收缩。

3）自主神经功能：脑干下泌涎核发出的自主神经纤维能够支配腮腺分泌唾液，使口腔湿润。

（4）迷走神经（CN-Ⅹ）

1）感觉功能：其感觉纤维分布于咽、喉、食管等部位，感受食物的刺激和黏膜的感觉。

2）运动功能：发出的运动纤维支配咽、喉肌，控制咽部肌肉的收缩和喉部的关闭，防止食物误入气道。

3）自主神经功能：一般内脏运动（副交感）纤维会分布到胸、腹腔部位的脏器，从而管理平滑肌、心肌和腺体活动。

（5）副神经（CN-Ⅺ）：运动功能，其颅根含特殊内脏运动纤维，与迷走神经一起支配咽喉肌，参与咽部肌肉的运动。

（6）舌下神经（CN-Ⅻ）：运动功能，由舌下神经核发出，支配全部舌内、外肌，控制舌头的运动，并将食团向后推送至咽部。

3. 吞咽过程的神经调节（表4-1）

（1）口腔准备期和口腔期

1）感觉传入：当食物送入口唇时，三叉神经支配舌骨肌和二腹肌完成张口运动，食物进入口腔，咀嚼肌（由三叉神经支配）咀嚼食物成团状，在舌肌、颊肌的共同作用下，搅拌形成食团，食团刺激舌背和咽喉部的神经末梢，经舌咽神经、迷走神经传入脑干。

2）运动传出：延髓及其下部吞咽中枢发出神经冲动，由舌咽神经、迷走神经、舌下神经传出，兴奋舌基底部和口腔底部肌肉，使舌向上顶住硬腭向后推移，把食团挤进咽；同时，膈神经及肋间神经被抑制，膈肌和肋间肌放松，呼吸暂停。此过程中大脑皮质参与控制、小脑发挥协调运动的作用。

（2）咽期

1）感觉传入：食团进入咽，刺激咽弓前部及舌底部，诱发吞咽反射。当食团进入咽时，会刺激咽黏膜神经末梢，随后由迷走神经传入。

2）运动传出：延髓及其下部吞咽中枢发出神经冲动，由舌咽神经、迷走神经、副神经传出，兴奋咽后壁、软腭和舌背肌肉，进而产生以下效应。①使软腭上抬并与鼻咽壁接触防止食物进入鼻腔；②使声带和会厌关闭喉前庭防止食物进入气管；③使食管上括约肌松弛、咽缩肌收缩，食团被挤入食管。

（3）食管期

1）感觉传入：食团刺激食管壁神经末梢，随后由迷走神经传入。

2）运动传出：延髓及其下部吞咽中枢发出神经冲动，由迷走神经传出并支配奥尔巴赫神经丛，促进食管肌收缩蠕动并把食团推送至贲门，从而使贲门括约肌松弛令食团通过并进入胃部。

表4-1　吞咽过程中的神经支配

吞咽过程	生理作用及主要肌	神经支配
口腔前期	感知食物，获取食物	
口腔准备期	闭唇（口轮匝肌、颊肌） 咀嚼（咀嚼肌） 搅拌食物（舌肌、颊肌） 将食物维持在口腔内，并且协助咀嚼（面肌、腭肌）	面神经 三叉神经 舌下神经、面神经 舌咽神经、迷走神经、三叉神经、面神经
口腔期	推送食团，闭锁鼻咽腔（腭肌）	三叉、舌咽、舌下、迷走神经
咽期	推送食团进入食管（咽肌） 封闭呼吸道（咽肌、喉肌）	迷走、副神经 舌咽、迷走神经
食管期	肌肉蠕动向下输送食团	迷走神经、交感神经

三、吞咽障碍的概念

吞咽障碍是由于下颌、双唇、舌、软腭、咽喉、食管等部位结构和/或功能受损，不能安全有效地把食物由口送至胃内的一种临床表现。

四、吞咽障碍的常见病因

（一）脑血管疾病

1. 特点　脑血管疾病是吞咽障碍的常见病因之一，急性期并发率高，约40%的脑血管病患者会出现吞咽障碍。

2. 恢复情况

（1）急性期：吞咽障碍较为严重，容易导致误咽性肺炎。

（2）慢性期：多数患者吞咽障碍会逐渐好转，但吞咽障碍可能会残留10%以下，需要专门治疗。

3. 病变部位及表现

（1）大脑半球病变：一侧性病变多在数周内自然恢复；两侧性病变可导致假性球麻痹，主要影响口腔准备期和口腔期，表现为咀嚼、食块形成和移送困难，但吞咽反射仍有一定程度的残留（表4-2）。

（2）脑干部病变（球麻痹）：主要影响咽部期，吞咽反射极其软弱甚至消失，误咽情况突出，治疗较为困难。

（3）高级脑功能障碍：患者可能出现进食顺序混乱、重复动作、进食中说话误咽等表现，问题多出现在口腔前期和口腔准备期。

表4-2　假性延髓麻痹与真性延髓麻痹导致吞咽障碍的鉴别

类目	假性延髓麻痹	真性延髓麻痹
损伤部位	上运动神经元（大脑皮质发出的皮质脑干束）	下运动神经元
精神状态	影响精神生态，如精神错乱、痴呆、定向能力差	不影响精神状态
咽反射	存在	消失
情绪	常见情绪易变	罕见情绪易变
有无病理反射	有	无
影响阶段	口腔期	咽期

（二）神经、肌肉疾病

1. 迟缓性肌力低下

（1）常见疾病：肌萎缩侧索硬化症、延髓空洞等。

（2）表现：吞咽相关肌肉（如舌肌、软腭、咽缩肌、环咽肌、喉闭锁肌等）麻痹或弛缓，导致误咽风险增加，口腔期障碍可通过半流食缓解，但环咽肌低度紧张时，其他吞咽肌障碍会导致协调困难。

2. 运动过多、异常紧张

（1）常见疾病：亨廷顿病、张力障碍、肌强直性营养不良、硬皮病等。

（2）表现：具体如下。①不随意运动：颈部、躯干、四肢的不随意运动在摄食时恶化，导致口腔前期至口腔期障碍严重，咽期虽大多不受影响，但口腔期障碍可能导致食块误入咽部，颈部伸展运动影响喉闭锁，增加误咽风险。②环状咽肌迟缓不全：肌强制性营养不良和环咽肌型肌萎缩症可导致此问题。③食管平滑肌纤维化：硬皮病患者可能出现食管蠕动障碍。

3. 帕金森病

（1）特点：进行性变性疾病，主要特征为肌肉强直、震颤、动作缓慢。

（2）吞咽障碍表现：具体如下。①口腔准备期和口腔期：舌部和咀嚼肌运动受阻，食块形成和移送不良，可能导致脱水和低营养。②咽期：环咽肌通过障碍和咽部通过延长。③特点：早期少有误咽，但患者常不主动诉说吞咽问题，直到出现误咽性肺炎才被发现，肺炎病死率较高。

（三）机械性和阻塞性疾病

常见病因如下。①感染（如腹膜后脓肿）；②甲状腺肿；③淋巴结病；④岑克憩室（如憩室较小，这病因可能是上段食管功能障碍）；⑤肌肉顺应性降低（肌炎、纤维化）；⑥头、颈部恶性肿瘤；⑦颈部骨赘（少见）；⑧口咽部恶性肿瘤和赘生物（少见）。

（四）其他

1. 黏膜病（内源性） 通过炎症、纤维化或增生使管腔变窄，具体如下。①继发于胃食管反流病的溃疡性狭窄；②食管肌炎（缺铁性吞咽困难和Plummer-Vinson综合征）；③食管肿瘤；④化学性损伤（如摄入腐蚀剂,药物性食管炎,对曲张静脉行硬化剂治疗）；⑤放射性损伤；⑥感染性食管炎；⑦嗜酸细胞性食管炎。

2. 纵隔疾病（外源性） 能够通过直接侵犯或淋巴结肿大阻塞血管具体如下。①肿瘤（如肺癌、淋巴瘤）；②感染（如结核、组织胞浆菌病）；③心血管因素（心耳扩张、血管受压）。

3. 神经、肌肉病 影响平滑肌及其神经支配，破坏食管蠕动或下端食管括约肌的松弛，或两者皆受影响，具体如下。①贲门失弛缓症；②硬皮病；③其他运动障碍。

五、吞咽障碍的临床表现

（一）进食或饮水后呛咳

在进食过程中或者进食结束后出现呛咳现象较为常见，尤其饮水后呛咳表现更为明显。以脑卒中患者为例，这类患者往往存在感觉功能减退的情况，因此其吞咽反射会变弱或消失。此外，水或其他流体物质本身具有特殊性，其对咽部产生的刺激相对较轻，并且在进入咽部时的速度相较于固体和半流体食物更快。在这些因素的综合作用下，流体进入咽部后，咽部及相关吞咽机制难以迅速做出准确且有效的反应，从而极易引发呛咳，给患者的进食带来诸多不便，也增加了误吸等风险。

（二）食物残留口腔

吞咽障碍患者常会出现食物残留在口腔内的情况，这主要归因于多方面的口腔功能异常。一方面，其口腔控制能力和对食物的咀嚼能力减弱，导致在咀嚼食物时不能充分将食物磨碎、拌匀，并且难以灵活地控制食物在口腔内的位置和移动。另一方面，吞咽反射延迟或者消失，均会使原本应该顺利进入咽部而被吞咽的食物，无法按照正常的时间和节奏被推送，进而造成食物滞留在口腔的前部和两侧。而且，这些残留在口部和咽部的食物，在吞咽前、吞咽过程中或者吞咽结束后，都有可能因为各种吞咽协调机制的紊乱，被误吞入气管，进而引发呼吸道相关的问题，如吸入性肺炎等，严重威胁患者的健康。

（三）流涎

流涎主要是口部肌肉控制能力减弱所致。具体表现为患者不能有效缩唇，口水难以被正常地控制在口腔内；同时，舌肌运动变得迟缓、无力，无法适时地吞咽口水。正常情况下，口部肌肉和舌肌的协同配合能够保证口水在口腔内适量积聚并及时被吞咽，而当出现吞咽障碍时，这种协调配合被打破，口水就会不自觉地从口中流出，不仅影响患者的形象，也在一定程度上反映了口腔相关肌肉功能的异常。

（四）食物反流至口或鼻腔

部分患者会出现食物从口或者鼻腔反流的现象，这通常与环咽肌功能弛缓密切相关。当患者进食时，食物进入咽部，由于环咽肌无法正常发挥其收缩、舒张功能以协助食物顺利进入食管，致使部分甚至全部食物不能按照正常路径进入食管，从而滞留在咽部或者反流回口腔，严重情况下还会反流至鼻腔。这类患者通常还会咳出大量黏性分泌物，这是由于反流的食物会刺激呼吸道，引发分泌物增多，同时也反映出吞咽过程中各环节的不协调，以及环咽肌功能障碍对整个吞咽过程产生的不良影响。

需要注意的是，发生吞咽障碍的部位不同，其具体的临床表现也会存在相应的差异（表4-3）。

表4-3 不同吞咽障碍的表现

	口咽吞咽障碍	食管吞咽障碍
发生时间	吞咽前、吞咽时	吞咽后数秒内
吞咽障碍的特点	吞咽启动费力	胸骨后阻塞感
起病及病程	急性或亚急性起病、长期持续	逐渐起病、进展缓慢
受阻物质类型	对液体吞咽困难	对固体吞咽困难
常见伴随症状	流涎，吞咽后食物停滞在咽喉处	咳嗽、鼻反流

六、吞咽障碍的不良后果

吞咽障碍对患者而言，不仅影响其正常的生理功能，更会在诸多方面给患者的生活带来极大的不便。多数功能性吞咽障碍患者的吞咽功能可逐渐恢复，但仍有部分患者需要专门的康复治疗，甚至少数患者需要通过专门的手术解决进食问题。

吞咽障碍可导致多种不良后果，严重影响患者的身体健康和生活质量，具体如下。

1. 生理方面

（1）误吸与吸入性肺炎：由于气管和食管具有毗邻关系，吞咽障碍患者容易将固体食物、流质、口咽分泌物等误吸入呼吸道。误吸是吞咽障碍最常见的并发症，可反复引起肺部混合性感染，甚至出现窒息而危及生命。吸入性肺炎是指吸入带有病原菌的口咽部分泌物或经过口咽部的食物等，进而使细菌进入肺内繁殖而引发的肺部炎症。

（2）营养不良与脱水：吞咽障碍患者由于进食困难，无法正常摄取足够的营养和水分，容易导致营养不良和脱水。长期营养不良会削弱患者的免疫力，增加感染风险，从而导致并发症和死亡率增高。脱水会导致电解质紊乱，影响身体正常功能。

（3）口腔卫生问题：吞咽障碍患者进食后，食物残渣容易残留在口腔内，如果没有及时清理，会导致细菌滋生，进而诱发口腔炎症。

2. 心理方面

（1）心理障碍：因不能经口进食、佩戴鼻饲管等，患者容易产生抑郁、焦虑等精神心理症状。长期的吞咽障碍会影响患者的心理健康，降低其生活质量。

（2）社交障碍：吞咽障碍患者由于进食困难，可能会回避与他人一起用餐，导致社交隔离。对于儿童来说，甚至可能出现语言、交流技巧发育迟滞或障碍。

3. 社会方面

（1）医疗负担增加：吞咽障碍患者因误吸、吸入性肺炎等并发症，需要频繁就医，增加了医疗费用和医疗资源的消耗。

（2）生活质量下降：吞咽障碍不仅影响患者的生理健康，还会影响其心理健康和社会功能，导致生活质量显著下降。

第二节　吞咽障碍的评定

一、吞咽障碍的主观评定

（一）主诉

临床评定首要询问患者症状，仔细分析其主诉，初步区分口咽性或食管性病变，推导吞咽障碍病因。询问要点涵盖：症状发生部位与时间、持续时长、出现频率及发展进程、诱发因素与代偿机制、合并症及并发症等。

（二）病史

询问病史着重收集与吞咽有关的既往病史，还需了解对应的检查、治疗情况。常询问内容包括：有无体重下降、脱水等一般状况；有无家族病史；有无神经病学症状；有无发热、肺炎等病史；是否做过 X 线检查；心理精神状况及服药情况。

（三）营养状态

吞咽障碍患者常因营养摄入不足，出现贫血、营养不良、体重下降等问题，致使抵抗力降低、伤口愈合慢、易疲劳。询问要点：患者营养摄入方法、摄入食物及液体类型、摄入量，以及摄入频率等。

（四）心理问题

进食既是营养摄入的途径，也是重要的社交方式。吞咽障碍影响人类基本社会生物学功能，易引发焦虑、羞耻、恐惧等心理问题。因此在收集主观资料时，要着重关注患者感受，理解患者及其家人，体会吞咽障碍对他们生活的影响。

二、吞咽障碍的客观评定

（一）筛查

主要目的是找出吞咽障碍的高危人群，确定是否需要做进一步的检查。筛查遵循的主要原则为：快速、经济、方便、低风险、无侵入。

1. 反复唾液吞咽测试 反复唾液吞咽测试（repetitive saliva swallowing test，RSST）是由才藤荣一于1996年所提出，是一种用于评定吞咽反射能否诱导出吞咽动作的测试方法（图4-2）。

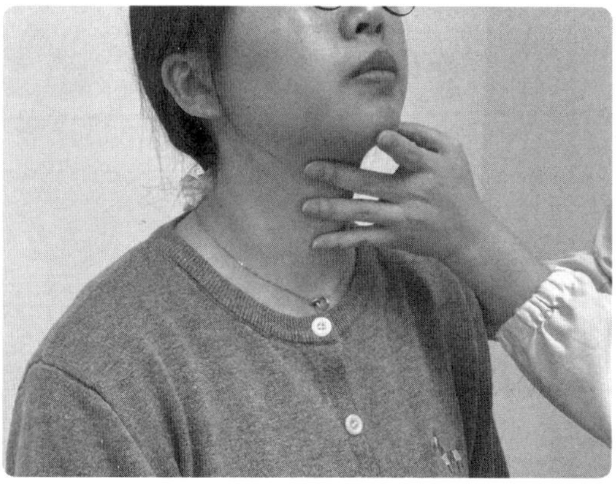

图4-2 反复唾液吞咽测试

操作方法：原则上，被检查者需采取坐位，随后检查者把手指放置在患者的喉结及舌骨部位，要求被检查者尽可能快速且反复地进行吞咽动作。在此过程中，喉结与舌骨会随着吞咽运动越过手指，朝着前上方移动，之后再复位。治疗师要对这种上下运动予以确认，复位之时便是吞咽完成之时。需观察30秒内患者吞咽的次数以及活动的情况。正常人能完成5～8次吞咽动作；高龄患者，完成3次吞咽动作即为正常，若在30秒内吞咽次数少于3次，又或者喉上抬的幅度小于2cm，则判定为异常。

注意事项如下。①清洁口腔：倘若被检查者口腔护理状况欠佳，或存在炎症等问题，那么在开展吞咽测试时，细菌有可能会随着唾液一同被咽下。因此，在进行吞咽测试之前，务必对口腔予以清洁，以避免因细菌随唾液咽下而引发不良后果。②改善口腔干燥问题：若因口腔干燥而导致吞咽障碍，可采取相应措施来增加口腔湿度。可将1ml的水滴在舌背上或者进行人工唾液喷雾的操作，使口腔湿度提升，进而有助于缓解吞咽障碍问题。

2. 饮水试验 洼田饮水试验是由日本学者洼田俊夫于1982年提出的一种方法，其主要借助饮

视频：洼田饮水试验标准化操作

水这一行为来对患者是否存在吞咽障碍，以及障碍程度进行筛查，并且该试验还可充当能否开展吞咽造影检查的筛选标准，是临床上较为便捷、常用的一种筛查手段。

操作方法：让患者采取坐位，首先安排患者单次饮用2～3ml水。倘若在此过程中未发现异常情况，接着使用水杯盛装30ml的温水，嘱患者像平常饮水一样饮用（图4-3）。水温要适中，避免过热或过冷刺激患者的咽喉部，引起不适或影响判断。水量要根据患者的实际情况进行调整，对于吞咽功能较差的患者，可适当减少水量，避免引起误吸。在此期间要着重观察患者整个饮水过程，如是否存在小心翼翼饮水的表现，水是否从嘴角边流出等情况，同时要详细记录患者的饮水时间及饮水时有无呛咳、呛咳的次数、呛咳的严重程度、饮水的速度、有无停顿等（表4-4）。

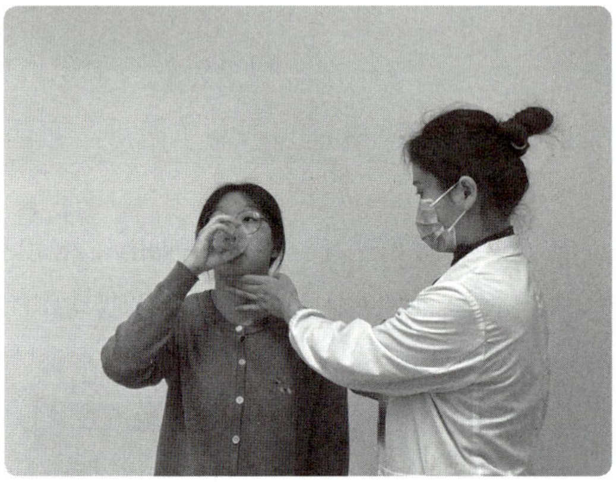

图4-3　饮水试验

表4-4　饮水试验分级及判断标准

分级	判断标准
Ⅰ级	一饮而尽，无呛咳
Ⅱ级	两次以上喝完，无呛咳
Ⅲ级	一饮而尽，有呛咳
Ⅳ级	两次以上喝完，有呛咳
Ⅴ级	呛咳多次发生，不能将水喝完

注：正常吞咽，Ⅰ级，在5秒内完成饮水。疑似吞咽障碍，Ⅰ级，在5秒以上完成饮水或Ⅱ级。吞咽障碍，Ⅲ级、Ⅳ级、Ⅴ级。

3．冷刺激测试　冷刺激的目的在于检测患者的吞咽反射能否出现，适用于能够听从指令张口的患者，以便了解其吞咽反射情况并为治疗提供参考依据。使用工具包括冷冻的棉棒以及秒表。

操作方法：先拿冷冻的棉棒轻柔、适度地在前腭弓处轻擦2～3次（图4-4），之后让患者闭上嘴巴，促使其产生吞咽动作。在这个过程中，要计算从患者闭嘴开始到出现吞咽反射之间间隔的时长。此外，还要分别对左右腭弓进行多次刺激，查看左右腭弓在引发吞咽反射上有无差异。

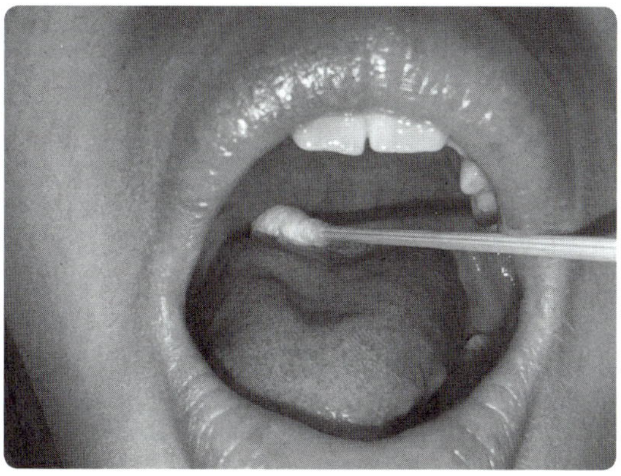

图4-4 冷刺激测试

注意事项：颈部伸展容易完成冷刺激，但是需指示患者吞咽时颈部轻度屈曲。

4. 染料试验 是一种简单且快速的吞咽障碍筛查方法，特别适用于床边操作。其基本原理是利用食用色素配制的染色液体或食物，患者吞咽后，通过观察气管套管中是否有染料被咳出或吸出，从而判断是否存在误吸。

（1）操作流程

1）准备材料：需要准备无毒的蓝色或绿色食用染料、水、食物（如米糊或固体食物）、吸痰器等。食物通常有稀流质（如水＋染料）、浓流质（加增稠剂的水＋染料）、糊状食物（米糊＋染料），以及固体食物（如夹心饼干）。

2）试验步骤：患者取坐位或半卧位进食或吞咽染色食物。观察患者吞咽后是否有染色食物咳出，或用吸痰器从气管套管中吸出。若吸出蓝色或绿色染料，则提示存在误吸风险。

（2）特点和适用人群

1）优点：快速、安全、简便。

2）局限性：对于微量误吸可能无法检测。

3）适用人群：主要用于气管切开患者，亦可用于误吸高风险人群。

（二）与吞咽相关的口面部功能评定

1. 口腔直视观察 主要查看唇、两颊黏膜、唇沟、颊沟、硬腭、软腭、悬雍垂、腭舌咽弓、舌、牙齿，以及腺体等部位的结构及相关状况，如有无破损、结构是否正常、表面状态等。

2. 唇、颊部的运动

（1）静止状态：观察唇部位置及有无流涎情况。

（2）动态表现：看露齿时口角收缩运动、闭唇鼓腮情况，通过交替重复发/u/和/i/音，以及会话时观察唇的动作来综合评定。

3. 颌的运动

（1）静止状态：观察颌的位置。

（2）动态表现：言语、咀嚼时颌的位置，以及是否能抗阻力运动。

4. 舌的运动

（1）静止状态：观察舌所处位置。

（2）动态表现：包括伸舌、舌抬高、舌向双侧、舌交替运动，以及言语时舌的运动与舌抗阻运动等情况；同时关注舌的敏感程度，是否存在过度敏感或感觉消失现象。

5. 软腭的运动 通过嘱患者发/a/音来观察软腭抬升情况，判断言语时有无鼻腔漏气，对于软腭抬升差的患者，刺激腭弓看是否有软腭上抬出现。

6. 喉的运动及功能

（1）音质/音量的变化：让患者发/a/音，据判断发音变化。若出现声音沙哑且音量低的情况，则提示声带闭合差，吞咽时呼吸道保护欠佳，易误吸。

（2）发音控制/范围：与患者谈话，观察音调、节奏等变化。若声音震颤、节奏失控，表明喉部肌群协调欠佳，会影响吞咽协调性。

（3）刻意的咳嗽/喉部的清理：观察患者咳嗽力量变化，咳嗽力量减弱会影响喉部清除分泌物、残留食物的能力。

（4）吞唾液：观察有无流涎，向家属询问患者是否常存在呛咳。若常有呛咳则表明患者处理唾液能力下降，易产生误吸。

（5）喉上抬：采用特定的手部放置方法（治疗师将手放于患者下颌下方，手指张开，示指轻放于下颌骨下方的前部，中指放在舌骨处，环指放于甲状软骨的上缘，小指放于甲状软骨下缘），嘱患者空吞咽，以环指的甲状软骨上缘能否接触到中指来判断喉上抬能力。正常吞咽时，甲状软骨能碰及中指2cm。

7. 吞咽反射功能 吞咽反射包括咽反射、呕吐反射、咳嗽反射等，具体评估方法如下。

（1）咽反射评估

1）目的：评估咽部感觉和运动神经功能是否正常。

2）适用人群：适用于存在吞咽障碍风险的患者，如脑卒中、帕金森病等神经系统疾病患者，以及头颈部手术、外伤等可能导致咽部神经损伤的患者。

3）操作方法：让患者取坐位或半坐位，头部保持中立位。用压舌板或棉签轻轻触碰患者的软腭、咽后壁等咽部敏感区域。观察患者的反应，如是否出现咽部肌肉的收缩、吞咽动作等。

4）结果判断：正常情况下，患者会出现明显的咽部肌肉收缩和吞咽动作。若患者对刺激无反应或反应减弱，则提示咽反射减弱或消失，且可能存在咽部感觉或运动神经功能障碍。

（2）呕吐反射评估

1）目的：评估患者的呕吐反射是否正常，以判断是否存在胃肠道功能紊乱或神经系统疾病等。

2）适用人群：适用于存在胃肠道疾病、神经系统疾病、妊娠反应等可能导致呕吐反射异常的患者。

3）操作方法：让患者取舒适体位，通常为坐位或侧卧位，以防止呕吐物误吸。通过观察、询问患者有无恶心、呕吐的意愿，或者使用压舌板等刺激患者的咽部，诱发呕吐反射。观察患者的反应，如是否出现恶心、呕吐的动作，以及呕吐的强度、频率等。

4）结果判断：正常情况下，当胃肠道受到刺激时，患者会出现恶心、呕吐等反应。若患者在强烈刺激下仍无呕吐反应，则提示呕吐反射减弱或消失，可能与神经系统损伤、胃肠道功能紊乱等有关。

（3）咳嗽反射评估

1）目的：评估患者的咳嗽反射是否正常，以判断是否存在呼吸道保护机制受损的情况。

2）适用人群：适用于老年人、长期卧床患者、神经系统疾病患者等存在吞咽障碍和误吸风险的人群，以及患有呼吸道疾病如慢性阻塞性肺疾病（chronic obstructive pulmonary disease，COPD）、肺炎等的患者。

3）操作方法：让患者取坐位或半坐位，保持呼吸道通畅。让患者深吸一口气后，用力咳出。使用棉签或压舌板轻触患者的咽、会厌等部位，诱发咳嗽反射。对于气管插管或气管切开的患者，可通过向气管内注入少量空气或生理盐水来诱发咳嗽反射。观察患者的咳嗽强度、频率、痰液排出等情况。

4）结果判断：正常情况下，患者能够产生有力的咳嗽，且咳嗽反射的强度和频率适中，能够有效清除呼吸道内的异物和分泌物。若患者咳嗽反射减弱或消失，则提示可能存在神经系统疾病、肌无力、气道阻塞等问题，导致呼吸道保护机制受损。

三、摄食–吞咽过程的评定

（一）容积–黏度吞咽测试

容积–黏度吞咽测试（volume-viscosity swallow test，VVST）是一种重要的吞咽障碍评估工具。

1. 概念 VVST是一种通过改变食物的容积和黏度来评估吞咽功能的方法。它主要观察患者在吞咽不同容积（如3ml、5ml、10ml）和不同黏度（如稀液体、半固体、固体）的食物时，吞咽的安全性和有效性。这种测试方法简单、安全，无需复杂设备，可在床边进行，是目前临床上常用的吞咽功能评估工具。

2. 应用 VVST在吞咽障碍的诊断和治疗中具有重要意义。

（1）评估吞咽安全性：通过观察患者在吞咽过程中是否出现咳嗽、呛咳、声音嘶哑、血氧饱和度下降等指标，判断是否存在误吸风险。

（2）评估吞咽有效性：通过观察患者在吞咽过程中唇部闭合、口腔残留、咽腔残留、分次吞咽等指标，了解吞咽功能的协调性和有效性。

（3）指导饮食调整：根据评估结果，为患者选择合适质地和容积的食物，降低误吸风险，提高进食的安全性和有效性。

3. 操作方法 VVST的操作步骤通常如下。

（1）准备材料：准备不同容积（3ml、5ml、10ml）和不同黏度的食物，如水、糖浆、布丁、鸡蛋羹等。

（2）记录基础数据：记录患者的基础数据，包括年龄、性别、病史、吞咽困难的症状等。

（3）测试过程

1）让患者分别吞咽不同容积和黏度的食物。

2）观察并记录患者在吞咽过程中的安全性指标（如咳嗽、呛咳、声音嘶哑、血氧饱和度下降）和有效性指标（如唇部闭合、口腔残留、咽腔残留、分次吞咽）。

3）可通过脉搏血氧仪测量氧饱和度，以检测隐性误吸。

4. 结果分析 根据记录的指标，分析患者的吞咽功能是否存在异常，判断吞咽障碍的严重程度和类型。

5. 干预措施制定 根据评估结果，制定相应的干预措施，如调整食物质地、容积及进行吞咽训练等。

（二）食物和进食顺序评定

1. 食物类型 涵盖流质（如水）、半流质（如稀粥）、糊状食物（如米糊）、半固体（如烂饭）、固体（如正常米饭）。

2. 食物的形态及质地的选择

（1）原则：先确定食物形态，再挑选在口腔内容易运送或吞咽的食物，以减少哽噎、呛咳现象。

（2）具体要求：食物要柔软，密度及性状均匀，有适当黏度且不易松散，通过口腔和咽时容易变形，且不易粘在黏膜上，可结合患者喜好来选择并调制食物内容。

3. 食物量 起初约为2.5ml，随后依次增加到5ml、10ml，最终达到15～20ml。

4. 进食顺序 按从糊状食物起步，逐步向流质、半流质、半固体、固体过渡的顺序选用。此外，液体进食顺序为匙-杯-吸管，整个评估时长20～30分钟。

（三）进食观察

1. 进食的姿势 正常的进食姿势很关键，需观察患者采用何种姿势，能否保持坐位，进食时躯干是否平衡，以及姿势调整对食物有无影响。体力好的患者尽量采取自然坐位，体力弱的可采取半卧位但头部要维持在30°以上，在此基础上还可选择低头、头旋转、侧头、仰头等姿势进食。

2. 对食物的认知 完整进食过程依赖一定身体耐力与意识控制，要观察患者能否配合相关要求，有无自主张口意识，身体耐力能否支撑其完成进食过程。

3. 放入口的位置 关注患者能否将食物正常送入口中，张口是否正常，食物入口是否顺畅，有无食物漏出情况。

4. 一口量 评估患者一次安全进食和吞咽的食物量，建议从3～4ml开始。食团大小与一口量关联密切且因人而异，部分患者需较小食团以更好控制和安全运送、减少残留，另一些患者则需较大食团增加感觉输入。

5. 进食吞咽时间 包含一次吞咽的时间以及一餐的进食时间这两方面内容。

6. 呼吸情况 正常吞咽时需瞬间暂停呼吸（喉入口关闭0.3～0.5秒）让食物通过咽腔，咀嚼时用鼻呼吸。若患者吞咽过程中呼吸急促、咀嚼时用口呼吸或吞咽时瞬间呼吸，则易引发误吸，需避免此类情况。

7. 分泌物情况 主要涉及唾液和痰液，观察唾液分泌量是否正常；能否与食物充分搅匀形成食团；进食后痰液是否增多；咳出的痰液中是否混有食物。及时清理口腔及咽部的痰液（有时含食物）可降低吸入性肺炎发生概率。

（四）吞咽失用症

吞咽失用症（dysphagia）是一种特殊类型的吞咽障碍，主要表现为患者在自主、有意识性吞咽时吞咽功能明显受损，但自动、无意识的吞咽功能相对保留。吞咽失用症表现为吞咽口腔期的非感觉障碍或运动无力，进而导致唇、舌、下颌运动失调。患者在自主性吞咽时，口腔期舌没有运动或运动范围明显减少，导致食团传递的启动延迟，无法模仿或按口头指令做出相应的吞咽动作。但在无意识状态下，这些运动可能自动进行，一般损伤较轻。

1. 临床表现

（1）在无言语提示的情况下，患者能正常拿起碗筷进食，但在有言语提示或动作模仿的情况下，患者意识到需要吞咽的动作，却无法启动和完成整个进食过程。

（2）有些患者在给予食物后，会自行捞取食物并送入口中，但不会闭唇、咀嚼，或舌头不会搅拌运送食物，因此不能启动吞咽。但在无意识状态下，唇、舌、下颌的各种运动功能相对正常。

（3）患者日间流涎明显，夜间不明显；咀嚼费力，多需要代偿性地托住下颌或仰脸进食，进食时间明显延长，口腔食物残留明显。

2. 诊断

（1）临床检查：观察患者在有或无言语提示或动作模仿情况下的进食表现。

（2）量表评估：使用口面失用量表等工具进行评估，重点评估舌的运动。

（3）影像学检查：如吞咽造影检查（videofluoroscopic swallowing study，VFSS），通过正位和侧位图像观察口、口咽、喉咽、食管的活动，可直接观察到吞咽器官的异常情况，并定量测量部分吞咽参数，如食团通过时间、吞咽时间、吞咽反射的延迟时间等。

3. 摄食-吞咽障碍等级评定 通过完善以上各项检查，可对患者摄食-吞咽障碍等级进行评定（表4-5），并把总体评定结果记录下来。

表4-5 摄食-吞咽障碍等级评定

等级	表现	相关训练项目
Ⅰ重度	无法经口进食，需要完全辅助进食	1. 吞咽困难或无法进行，难以进行吞咽训练 2. 误咽严重，吞咽困难或无法正常进行，只适合基础的吞咽训练 3. 条件具备时误咽减少，可进行摄食训练
Ⅱ中度	经口腔和辅助混合进食	1. 可以少量、乐趣性地进食 2. 一部分（1～2餐）营养摄食可经口腔 3. 三餐均可经口腔摄取营养
Ⅲ轻度	完全经口腔进食，需辅以代偿和适应方法	1. 三餐均可经口摄食吞咽食物 2. 除特别难吞咽的食物外，三餐均可经口摄食 3. 可以吞咽普通食物，需要临床观察和指导
Ⅳ正常	完全经口进食，无需其他代偿和适应方法	摄食-吞咽能力正常

四、吞咽障碍的辅助检查

目前吞咽障碍的辅助检查有影像学检查与非影像学检查（表4-6）。影像学检查包括：VFSS、吞咽电视内窥镜检查（videoendoscopy swallowing study，VESS）、超声检查、放射性核素扫描检查。非影像学检查包括：测压检查、表面肌电图检查等。每种检查都可以反映与吞咽有关的信息，包括口咽腔的解剖结构、吞咽生理功能或患者吞咽不同性状食物的表现等。

表4-6 吞咽障碍辅助检查方法的比较

检查方法	适应证	评价	
		优点	缺点
吞咽造影检查	口腔、咽、食管期吞咽障碍	简单易行，对细微异常较敏感	病重者不能进行，不能直观反映咽的感觉功能
吞咽电视内窥镜检查	口腔期吞咽障碍	较全面且客观地评估吞咽的运动和感觉功能	不能观察吞咽的全过程
测压检查	咽期及食管期运动功能障碍的吞咽障碍	了解吞咽障碍的病理生理，对评估食管动力障碍性疾病有较大的价值	设备要求高，费用昂贵
放射性核素扫描	口腔、咽、食管期吞咽障碍	定量分析吞咽有效性和误吸量	临床使用少，费用贵
超声检查	口咽期吞咽障碍的儿童	敏感地观察舌的异常活动；无创性检查	对食管上括约肌观察不理想
表面肌电图	口咽部神经肌肉疾病	了解吞咽障碍的电生理机制；无创性检查	对特定肌肉定位困难，对运动单位动作电位难以定量分析

（一）吞咽造影检查

吞咽活动快速且复杂，VFSS能在X线的透视下，对口、咽、喉、食管的吞咽动作进行特殊的造影，并且用录像来记录所看到的影像，从而对吞咽过程进行反复的分析，最终明确吞咽障碍的原因及程度（图4-5）。适用于疑似误咽的患者、反复肺炎或者发热的患者、需要判断病情状况的患者。因此，VFSS常被认为是评价吞咽障碍的金标准，其具体内容如下。

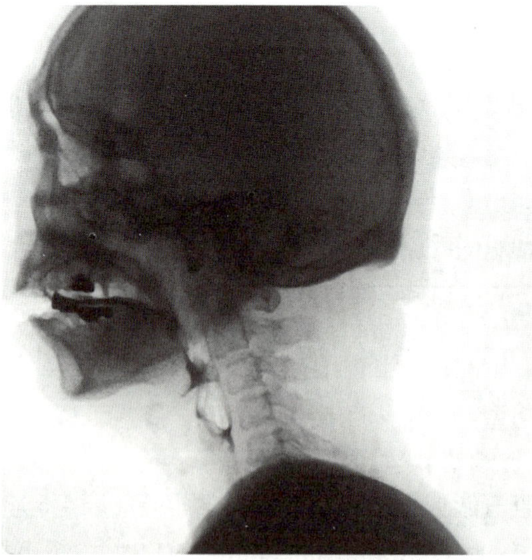

图4-5 吞咽造影检查

1. 设备准备

（1）X光机：理想的检查设备是带有录像功能的X光机，也可使用常规带透视功能的X光机、数字化胃肠机。

（2）录像设备：需要有录像采集功能的设备，如吞咽造影检查数字化采集系统或录像机、手机等，将吞咽造影的动态过程保存下来以便分析。

（3）负压吸引器：备好负压吸引器，以便患者误吸进入肺部时能尽快吸出。

2. 对比剂准备

（1）稀流质造影食物：60%硫酸钡混悬液（每100ml液体中含有60g钡）。

（2）浓流质造影食物：100ml 60%硫酸钡混悬液加入3g食物增稠剂。

（3）糊状造影食物：100ml 60%硫酸钡混悬液加入6～8g食物增稠剂。

（4）固体造影食物：小麦粉与钡剂比例为6∶4，可制作饼干、面包。

3. 患者准备

（1）清洁口腔：检查前清洁患者口腔，给予排痰处理。

（2）拔除鼻饲管：如果患者有鼻饲管，检查前应拔除，以免影响进食速度和吞咽的协调性。

4. 操作步骤

（1）患者体位摆放

1）标准的操作是让患者在直立位或坐位下进行，一般选择正位和侧位观察吞咽造影情况。通常取侧位像左前或右前30°直立侧位最好。

2）如果患者不能自己坐稳，则需在头颈部有支撑的椅子上固定躯干；如果患者无力，如偏瘫四肢瘫，可以将患者用绑带固定在X线机检查台上，采取头高脚低的半卧位。

（2）由治疗师或指定人员为患者喂含对比剂的食物。通常是先液体、后糊状和固体。如在病史采集和临床评定中怀疑患者误吸可能性较大的，可以先从糊状食物开始进行，避免患者因误吸呛咳或对比剂进入气道影响检查的进行和观察。进食量由少开始，逐渐加量，例如按3ml、5ml、10ml逐渐增加。

（3）观察患者在吞咽不同容积和黏度的食物时，吞咽的安全性和有效性。

1）口腔期：观察口唇的闭合及其随意运动；观察舌的搅拌功能、舌的运送功能、软腭的活动以及有无鼻腔反流、口腔内异常滞留及残留等。

2）咽期：观察吞咽反射启动的触发点、咽缩肌的收缩活动、咽喉上抬程度、会厌和声门关闭情况、会厌谷及梨状隐窝的滞留及残留、有无误吸到呼吸道以及误吸食物的浓度和误吸量。

3）食管期：观察食管上括约肌能否开放和开放的程度、食管的蠕动及食管下括约肌的开放情况等。

5. 注意事项

（1）意识清醒：检查过程中需要患者意识清醒，有家属陪护。

（2）责任医师在场：造影检查时患者的责任医师需同时在场。

（3）清洁口腔：进行造影前，清洁患者口腔，给予排痰处理，插鼻饲管者应把鼻饲管拔掉。

（4）严格控制造影过程中给予的食物的量。

（5）发生误吸或呛咳时的处理：检查中发生误吸或呛咳，及时采用拍背、咳嗽、吸痰等方法，尽可能将误吸的对比剂排出呼吸道或肺。

6. 禁忌证

（1）无咽期吞咽动作。

（2）临床体征不稳定、意识不清、易激动或不配合的患者。

（3）从VFSS中获得的信息不能改变患者目前状况或再次造影不能发现新的或有用的信息。

（4）患者无法转移至放射科或不能处于合适的评定体位。

（5）患者体型过大或异常姿势影响造影成像。

（6）对钡过敏的患者（相当少见）。

7. VFSS的特点

（1）优点：①VFSS是目前最全面、可靠、有价值的吞咽检查方法，被认为是吞咽障碍检查的“理想方法”和诊断的“金标准”。②可以直观地了解患者口咽结构、肌肉活动的协调性及吞咽不同阶段的情况，明确患者是否存在误吸，误吸发生的时间、原因、量以及是否存在咳嗽反射，确定有效的代偿方法，为确定患者能否经口进食、食物黏稠度的选择提供可靠依据。③该项检查对于观察吞咽反射、软腭、舌骨、舌根的活动、喉头的上举和闭锁、咽壁的蠕动以及梨状隐窝及会厌谷的残留物等方面极具价值，是确定是否有误咽的金标准。④临床上常把呛咳当作误咽表现，但部分老年患者和危重患者因喉头、气管感觉功能低下，即便发生误咽也可能不会出现呛咳，仅依靠临床观察难以正确评定，而吞咽造影检查能弥补这一不足。⑤通过吞咽造影检查，还能够鉴别吞咽障碍属于器质性还是功能性，并且确切掌握吞咽障碍与患者体位、食物形态之间的相应关系。

（2）缺点：①需要暴露在放射环境中，检查时间有限。②不能充分代表就餐过程中的吞咽功能。③钡剂增加了食物的黏性，改变了液体或固体食物的成分，可能导致VFSS结果与真实进食有差异。

（二）吞咽电视内窥镜的检查

VESS是一种通过使用喉镜或鼻咽镜等内窥镜设备，直接观察患者咽部和喉部的解剖结构及功能状况，从而评估吞咽功能的方法。其可以在直视下观察会厌、杓状软骨、声带等咽及喉的解剖结构，以及在吞咽过程中这些结构的运动情况，如梨状隐窝的唾液潴留、唾液流入喉部的状况、声门闭锁功能的程度、食管入口处的状态等。此外，还可以让患者吞咽不同黏稠度的食物（如染成蓝色的牛奶、乳蛋粉、固体食团等），以更好地观察吞咽启动的速度、吞咽后咽腔（尤其是会厌谷和梨状隐窝）的残留情况，以及食物是否误入会厌下气道，从而评估吞咽能力及估计吸入的程度。

1. 设备准备 准备好喉镜或鼻咽镜等内窥镜设备，确保设备正常工作，包括光源、摄像头、显示屏等。

2. 环境准备 选择安静、光线适宜的检查室，确保患者在检查过程中舒适且不受干扰。

3. 患者准备 向患者解释检查的目的、过程和注意事项，取得患者的配合。患者取坐位或半坐位，头部保持中立位或适当调整位置以便于检查。清洁口腔、排痰，进行适当的口腔内按摩、颈部旋转运动、发声、空吞咽等吞咽准备运动。特殊情况下，如患者有鼻饲管，应在检查前去除，因为鼻饲管可能会影响食物运送速度并沾黏食物，从而影响观察。

4. 操作步骤

（1）插入内窥镜：将喉镜或鼻咽镜经患者的鼻腔或口腔插入，到达咽部和喉部的位置。操作时动作应轻柔，避免对患者造成不适或损伤。

（2）观察解剖结构：在直视下观察会厌、杓状软骨、声带等咽及喉的解剖结构，评估其形态和运动情况，如梨状隐窝的唾液潴留、唾液流入喉部的状况、声门闭锁功能的程度等。

（3）吞咽测试：让患者吞咽不同黏稠度的食物（如染成蓝色的牛奶、乳蛋粉、固体食团等），观察吞咽启动的速度、吞咽后咽腔（尤其在会厌谷和梨状隐窝）的残留情况，以及食物是否误入会厌下气道。

（4）记录与评估：在检查过程中，通过内窥镜连接的显示屏或录像设备，实时记录患者的吞咽过程和相关解剖结构的变化情况，以便后续进行详细的分析和评估。

5. 注意事项

（1）患者配合：在检查过程中，要确保患者能够理解并配合检查者的指令，如吞咽、发声等动作，以提高检查的准确性和可靠性。

（2）避免感染：严格遵守无菌操作原则，避免内窥镜设备的交叉感染。使用一次性或经过严格消毒的内窥镜附件。

（3）特殊情况处理：对于存在鼻腔或咽喉部病变、严重咳嗽或呕吐反射等特殊情况的患者，应谨慎操作或采取相应的处理措施，以确保检查的安全性和有效性。

6. VESS的特点

（1）全面评估吞咽功能：能够直接观察咽部和喉部的解剖结构及功能状况，全面评估吞咽过程中的动态变化，为吞咽障碍的诊断和治疗提供重要依据。

（2）指导康复治疗：通过VESS检查，可以了解患者吞咽障碍的具体类型和程度，从而制定个性化的康复治疗方案，提高治疗效果。

（3）床边检查优势：VESS可以在床边，甚至ICU中进行，不接触放射线辐射，适用于无法移动或不适合进行其他影像学检查的患者。

总之，VESS是一种安全、有效的吞咽功能评估方法，在吞咽障碍的诊断、治疗和康复中具有重要的应用价值。

第三节　吞咽障碍的治疗

一、吞咽障碍的治疗目的

1. 恢复或提高吞咽功能　通过针对性的康复训练和干预，改善患者吞咽肌肉的力量、协调性和感觉功能，促进吞咽功能的恢复或提高。

2. 改善营养状况　通过优化吞咽功能，帮助患者能够安全有效地经口进食，从而改善营养摄入，避免营养不良。

3. 减少误吸风险　降低食物或液体误吸入气道的风险，预防吸入性肺炎等并发症的发生。

4. 提高进食安全性　通过吞咽训练和策略调整，确保患者在进食过程中能够安全地控制食物和液体的吞咽。

5. 改善心理状态 缓解因吞咽障碍导致的心理问题，如焦虑、抑郁或社交隔离，帮助患者重建进食的信心。

6. 提高生活质量 通过综合干预，帮助患者恢复正常的饮食习惯，减少对鼻饲或胃造瘘等替代进食方式的依赖，从而提高生活质量和独立性。

7. 促进整体康复 吞咽障碍的康复不仅与吞咽功能本身相关，还与患者的呼吸、营养、心理等多方面密切相关，并且这些是整体康复的重要组成部分。

二、吞咽障碍的治疗计划的制定

制订治疗计划相关的临床决策因素如下。

1. 安全问题 是训练计划实施的基本前提，与呼吸道保护紧密相关，若患者存在因误吸致呼吸道感染危险增加或吞咽固体食物会造成呼吸道梗死等情况时，相关评定与治疗会存在安全问题。

2. 个体化问题和目标的制订 每个患者吞咽障碍情况各异，治疗方案也需个性化。应充分了解患者当下状况、康复期望及影响因素，为患者制定短期和长期目标。

3. 经济因素 不同的治疗手段、康复设备，以及药物等在费用上存在差异。要考虑患者及其家庭的经济承受能力，选择性价比相对合适的治疗方案，避免因费用过高导致患者无法持续接受治疗。

4. 临床适应证 针对任何疾病引发的吞咽障碍，都要用相应的评定方法去掌握患者有无吞咽障碍及障碍程度。

5. 预期的风险与益处 制订治疗方案时，要明确并权衡各项治疗的风险与益处，比如声门上吞咽训练虽对改善吞咽功能效果好，但会产生咽鼓管充气效应，从而引发心脏猝死、心律失常等疾病。因此，有冠心病基础的神经损伤患者禁做此训练，如脑卒中等。

6. 功能性结局 在决定患者是否开启某些治疗方案前，要先预测其可能达到的功能性结局。

7. 定期评估与调整 治疗计划不是一成不变的，要设定定期对患者进行全面评定的时间节点，根据患者吞咽功能的改善情况、身体整体状况及其他相关因素的变化，及时对治疗计划做出调整，使其始终契合患者的实际康复需求，最大限度地保障治疗效果。

三、吞咽障碍的治疗方法

（一）吞咽器官运动训练

1. 呼吸训练

（1）目的：针对吞咽障碍患者吞咽时易吸气进而引发误吸的情况，通过呼吸训练来提高其呼吸控制能力，使其学会随意咳嗽，以便能及时排出误吸入气道的食物，同时强化声门闭锁功能。

（2）训练方法

1）缩口呼吸：采用鼻吸气，缩唇呼气的方式，在3～4秒将气体缓慢呼出。该方法的作用在于调节呼吸节奏、延长呼气时间，让呼气过程更加平稳。

视频：缩口呼吸训练

2）腹式呼吸：方法如下。①训练姿势及引导方式：先让患者处于屈膝卧位，治疗师将手放在患者上腹部，引导患者用鼻吸气、用口呼气，并且在呼气结束时在上腹部稍加压力，随后让患者按此状态吸气（图4-6）。患者单独练习时，可在上腹部放置1kg的沙袋，借此体会吸气时腹部膨胀、呼气时腹部凹陷的感觉。②进阶练习：当卧位腹式呼吸熟练掌握后，可转变为坐位练习，最后把腹式呼吸转换为咳嗽动作。强化咳嗽力量的练习对于去除残留在咽部的食物有较大帮助。

视频：腹式呼吸训练

3）强化声门闭锁：患者坐在椅子上，双手支撑椅面做推压运动并屏气，此时胸廓固定、声门紧闭。接着突然松手，使声门打开、呼气发声。这一运动不仅能够训练声门的闭锁功能、强化软腭的肌力，还有助于清除残留在咽部的食物。

视频：强化声门闭锁训练

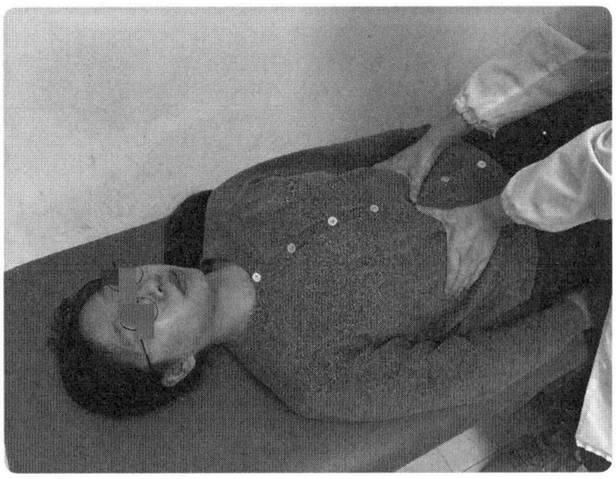

图4-6 腹式呼吸的训练方法

2. 口颜面肌群的运动训练

视频：口颜面肌群训练

（1）下颌的运动训练

1）下颌开合：将口张开至最大限度，保持5秒后放松，如此重复操作5次，旨在锻炼下颌的开合功能。

2）下颌向左右移动：把下颌移向一侧，维持5秒，接着放松或者做夸张的咀嚼动作，之后再移向另一侧，同样重复5次，以此来活动下颌关节，增强其灵活性与协调性。

3）下颌肌痉挛的训练方法：把软硬适中的物体插入患者切齿间让其咬住，通过逐渐牵张下颌关节促使张口，持续时间从数分钟到数十分钟，同时轻柔地按摩咬肌，以此缓解肌紧张状况。

4）强化咬肌肌力：让患者进行用臼齿咬紧压舌板的练习，达到强化咬肌力量的目的。

（2）唇的运动训练

1）闭唇：可以选择紧闭双唇并维持5秒后放松，重复5次；也可通过发"衣""乌"音，保持5秒后放松，同样重复5次训练，增强唇部闭合能力。

2）咧唇噘唇：先发"衣"声，紧接着发"乌"声，然后放松，快速重复5～10次，交替进行，锻炼唇部的转换与控制能力。

3）抗阻练习：双唇含着压舌板，或者将压舌板放在嘴唇左/右面，用力闭紧并拉出压舌板，与嘴唇形成抗力，维持5秒后放松，重复5次，以此提升唇部肌肉力量与对抗能力。也可以用系线的纽扣代替压舌板，治疗师抓住线的另一头，患者双唇含住纽扣。

4）吹气练习：进行吹蜡烛、吹肥皂泡、吹口哨等吹气活动，能有效锻炼唇部的吹气动作与唇周肌肉力量。

5）唇肌张力低下时的训练方法：采用指尖围绕口唇轻轻叩击、用冰块迅速敲击唇部3次、用压舌板刺激上唇中央以及令患者在抗阻力下紧闭口唇等方式，改善唇肌张力低下的情况。

（3）舌的运动训练

1）被动运动：借助舌肌康复训练器（吸舌器）（图4-7），吸紧舌尖部分，在安全范围内轻轻牵拉舌头向前、后、上、下、左、右等方向做被动活动或助力活动。以此改善舌的运动及感觉功能，增强舌肌活动范围，提高舌对食团的控制能力。

2）主动运动及抗阻运动：具体如下。①伸、缩舌：先把舌尽量伸出口外，维持3秒后缩回、放松，重复5次；再将舌尽量贴近硬腭向后缩向口腔内，维持3秒后放松，重复5次，之后还可进一步用压舌板做抗阻练习，增强舌的伸缩功能与力量。②向左或向右伸舌：让舌尖伸向左唇角，维持3秒后放松，再转向右唇角，维持3秒后放松，重复5次，后续同样可用压舌板做抗阻练习，提升舌左右移动的灵活性与力量。③舌面舌根抬高：通过重复说/da/ /ga/ /la/音，各5次，来锻炼舌面、舌根的抬高能力。④舌环绕动作：用舌尖舔唇一周，重复做5次；用舌尖舔两腮内侧及牙龈，重复做5次，以此活动舌头，增强其协调性。⑤舌抗阻训练：伸出舌，用压舌板压向舌尖，嘱咐患者用舌尖对抗压舌板，维持5秒左右，重复5～10次，强化舌部肌肉力量与对抗能力。⑥弹舌训练：舌体打击上腭动作并发出响声，每组20次，每天3组。若舌系带短小时，可通过手术创造便于舌体上抬的环境。⑦卷舌训练：将舌卷起，尽量往后至软硬腭交界处，保持5秒，每天2组，每组50次，锻炼舌根部肌肉，帮助舌上抬。

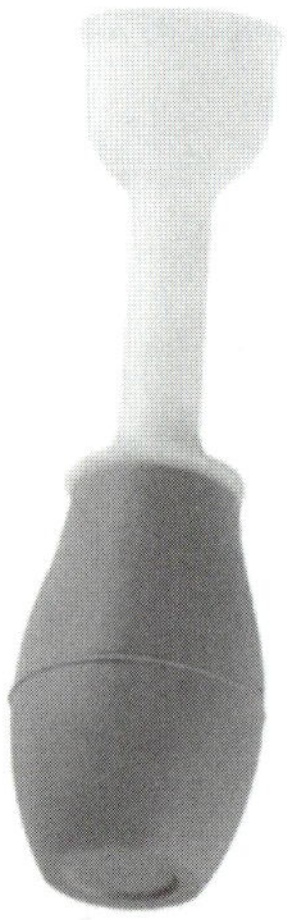

图4-7　吸舌器

3. 腭咽闭合的训练

（1）吸管吸吮法：患者口含一根吸管（另一端封闭）做吸吮动作，当能感觉到腭弓有上提动作时，说明达到较好训练效果。

（2）推压发声法：两手在胸前互推，同时发/ka/或/a/音；或者按住墙壁或桌子同时发声，在发声过程中感觉腭弓有上提运动。

（3）冷刺激法：冷刺激可有效强化吞咽反射，通过反复训练能使其更易诱发且吞咽有力。具体操作是将冰冻棉棒蘸少许水，轻轻刺激软腭、腭弓、舌根及咽后壁，随后嘱患者做吞咽动作（图4-8）。需注意，若出现呕吐反射应马上终止刺激；若患者流涎过多，可对患侧颈部唾液腺进行冷刺激，每日3次，每次10分钟，直至黏膜稍发红。

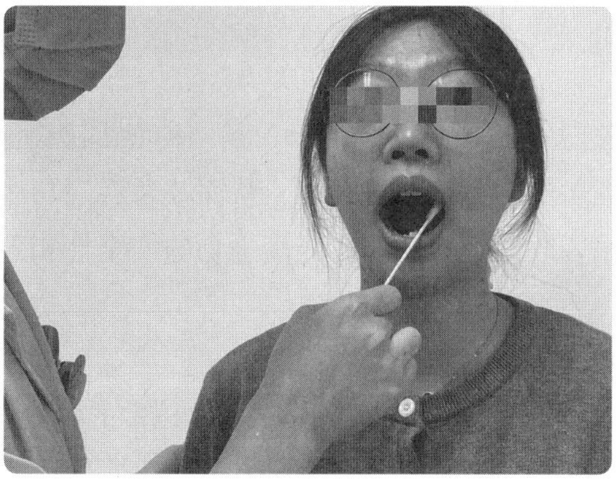

图4-8 冷刺激法

（二）呼吸道保护方法

1. 声门上吞咽法 声门上吞咽法（supraglottic swallow）也叫自主气道保护法，是一种气道保护技术，主要用于减少吞咽过程中食物或液体误吸入气管的风险。其核心原理是在吞咽前及吞咽时通过气道关闭，防止食物及液体误吸，吞咽后立即咳嗽，清除残留在声带处的食物。

视频：声门上吞咽法

（1）操作步骤

1）准备工作：患者坐于凳子上，自然放松，先做吞咽口水的练习，重复3～5次。

2）吸气与屏气：患者进行深吸气，然后屏住呼吸。

3）进食与吞咽：在屏住呼吸的状态下进食一小口食物，保持屏气并吞咽食物。

4）咳嗽：吞咽食物后立即做出咳嗽动作，以清除可能残留在声带处的食物。

5）恢复呼吸：完成咳嗽后，做出吞咽口水的动作并恢复正常呼吸。

（2）适用人群：适用于咽喉手术后的患者、吞咽反射触发迟缓及声门关闭功能下降的患者。

（3）注意事项：该方法需在医生或专业治疗师的指导下进行，避免因操作不当引起损伤。若患者误吸、呛咳等症状持续不能缓解，应及时就医。

2. 超声门上吞咽法 超声门上吞咽法（super-supraglottic swallow）是一种吞咽策略，旨在通过增强患者的气道保护机制，减少吞咽过程中食物或液体误吸入气管的风险。其核心原理是让患者在吞咽前或吞咽时，将杓状软骨向前倾至会厌软骨底部，并让假声带紧密闭合，从而使呼吸道入口主动关闭。

（1）操作步骤

1）准备工作：患者坐于凳子上，自然放松，先做吞咽口水的练习，重复3～5次。

2）喉部闭锁：主动将杓状软骨向前倾至会厌软骨底部，并使假声带紧密闭合。

3）进食与吞咽：在喉部闭锁的状态下进食一小口食物，保持闭锁并吞咽食物。

4）恢复呼吸：完成吞咽后，立即咳嗽。

（2）适用人群：呼吸道入口闭合不足的患者、接受过喉声门上切除术的患者、颈部接受过放射治疗的患者。

（3）注意事项：该方法需在医生或专业治疗师的指导下进行。若患者误吸、呛咳等症状持续不能缓解，应及时就医。

声门上吞咽法和超声门上吞咽法都是关闭声门，保护呼吸道的气道保护手法，这两种方法的差异是吞咽前用力屏气的程度不一样。声门上吞咽法只需要用力屏气，而超声门上吞咽法则需要用尽全力屏气。

3. 用力吞咽法　用力吞咽法（effortful swallow）是一种吞咽障碍康复技术，通过让患者在吞咽时增加用力程度，以增强吞咽肌肉的力量和协调性，从而改善吞咽功能。用力吞咽法通过增强吞咽肌肉的力量和协调性，帮助患者改善吞咽功能，提高进食的安全性和效率。这种方法在吞咽障碍康复中具有重要的应用价值。

（1）操作步骤

1）准备工作：患者坐于凳子上，自然放松，先做几次正常的吞咽动作，以熟悉吞咽的感觉。

2）用力吞咽：患者在进食一小口食物后，尽可能用力地进行吞咽动作。在吞咽过程中，患者需要意识到并用力收缩吞咽肌肉。

3）重复练习：患者可以重复进行多次用力吞咽练习，每次练习后适当休息，以避免疲劳。

（2）适用人群：①咽期吞咽障碍的患者。②吞咽肌肉力量不足或协调性差的患者。③因脑卒中、头颈部手术、神经系统疾病等导致吞咽障碍的患者。

（3）注意事项：患者需要在医生或专业治疗师的指导下进行训练。训练过程中要注意避免过度用力导致的不适或损伤。如果患者在训练过程中出现呛咳或误吸，应立即停止训练并寻求专业帮助。

视频：门德尔松手法

4. 门德尔松手法　门德尔松手法（Mendelsohn maneuver）是一种专门设计用于帮助吞咽障碍患者恢复正常吞咽功能的技术。其主要目标是通过刺激和强化喉部和口腔周围的肌肉，提高吞咽的协调性和控制能力，从而改善甚至恢复吞咽功能。门德尔松手法是一种有效且安全的治疗手段，可以显著改善吞咽障碍患者的生活质量。该手法能延长喉部上抬的时间，增加食管上括约肌开放的时长和幅度，利于食物顺利进入食管，防止反流或误吸，提升吞咽的协调性，进而保护呼吸道。

（1）操作步骤

1）喉部可以上抬的患者：吞咽时让患者以舌部顶住硬腭、屏住呼吸，以此保持2～3秒，同时让患者将示指置于甲状软骨上方，中指置于环状软骨上，感受喉部上抬。

2）喉部上抬无力的患者：治疗者按摩其颈部、上推其喉部促进吞咽。开始抬高时，治疗者置于环状软骨下方的手需指托住患者喉部并固定（图4-9）。让患者感觉喉部上抬，再让其有意识地保持上抬位置。

（2）作用原理：通过增加喉部上抬的幅度与时间，从而增加环咽肌开放的时间和宽度，提升整

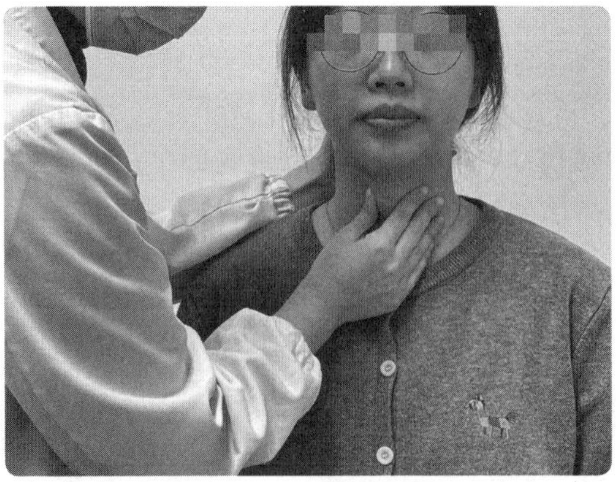

图4-9　门德尔松手法

体吞咽的协调性。

（3）适用人群：喉部上提无力的吞咽障碍患者。因脑卒中、帕金森病、头颈部手术等导致吞咽障碍的患者。

（4）注意事项：施加外力时要注意外力的部位和力度，避免诱发患者的咳嗽反射。在施加外力辅助上提喉部时需要确保颈部处于放松状态。

5. Masako训练法 是一种用于治疗吞咽障碍的技术，特别适用于咽部切除术后的患者。其主要目的是通过对舌的制动，使咽后壁向前突运动与舌根部相贴近，从而增加咽部的压力，加快食团的推进。

（1）操作步骤

1）患者舌略向外伸，牙齿轻轻咬住舌头或由操作者戴手套帮助患者固定舌头。

2）嘱患者吞咽，同时维持舌的位置不动。

（2）作用原理：该训练法可以增加舌根的力量，延长舌根与咽喉壁的接触时间，促进咽后壁肌群的代偿性向前运动。

（3）适用人群：适用于咽部切除术后的患者或咽腔压力不足、咽后壁向前运动较弱的患者。

（4）注意事项：Masako训练法不应用于舌骨前移受限的患者，除非与抬头训练（如Shaker训练法）结合使用，以补偿舌骨前移不足。

6. Shaker训练法 也称为头抬升训练或等长/等张吞咽训练，是一种简单、易行的吞咽障碍康复技术。其主要目的是通过增强有助于食管上括约肌开放的肌肉力量，增强吞咽功能，减少误吸和食物残留。

视频：Shaker训练

（1）操作方法：患者平卧在地板或床上，尽量抬高头，但肩不能离开床面，眼睛看向自己的脚趾（图4-10）。保持这个姿势1分钟，然后放松回到原位，保持1分钟。连续做3个循环。或者以连续的动作抬起头部30次，不需要保持。每天进行3次训练，持续6周。

（2）作用原理：通过增加舌骨上肌肉的强度，使舌骨喉复合体向前运动能力增强，从而增加食管上括约肌的开放程度，减少下咽腔食团内的压力，使食团通过食管上括约肌入口时阻力减小，改善吞咽后食物残留和误吸。

（3）适用人群：适用于环咽肌开放不全或舌骨上肌群肌肉力量弱的患者，脑卒中、脑外伤、脑肿瘤等引起吞咽障碍的患者。

（4）禁忌证：颈椎病、颈部运动受限、认知功能障碍或配合能力差的患者不宜使用Shaker训

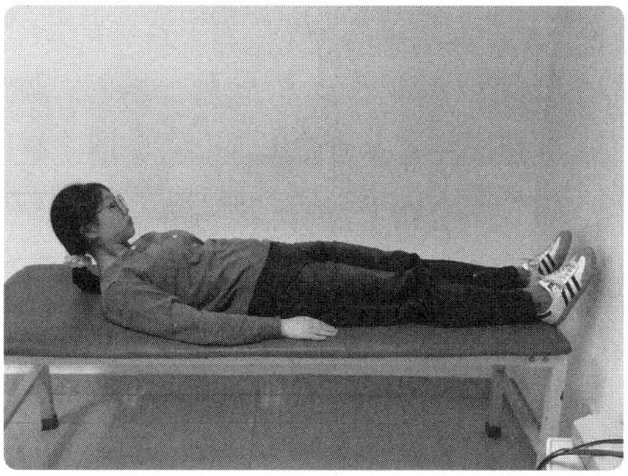

图4-10 Shaker训练法

练法。

（三）K点刺激

K点刺激是一种用于改善吞咽障碍的技术，主要通过刺激口腔内的特定部位（K点）来增强吞咽反射和肌肉协调性。刺激K点可以提高神经末梢的敏感性，增加感觉输入，兴奋运动通路上的各级神经元，从而增强吞咽肌群的运动，提升口咽部肌肉的灵活性和协调性，促使患者吞咽反射动作更加强烈。

1. 操作方法

（1）定位K点：K点位于磨牙后三角的高度，在腭舌弓和翼突下颌帆的凹陷处。

（2）刺激方法：使用冰酸棉签（蘸有柠檬汁并冷冻2小时的棉签）从患者近侧牙与颊黏膜缝隙进入，准确定位K点后进行刺激。刺激时，患者处于放松状态，张口，依次使用冰棉棒、温棉棒、冰棉棒刺激K点，每次按压K点时间控制在15秒以下，力度适中。

（3）频率：每日2次。

2. 应用

（1）改善脑卒中后吞咽困难：K点刺激联合温差式中药口腔护理，可以改善脑卒中后患者的吞咽功能，提高口腔卫生状况，减少口臭。通过增强口腔感觉刺激，K点刺激能减轻口腔高敏、低敏状态，增强口咽部肌肉的灵活性和协调性，从而诱发患者吞咽反射，增强吞咽肌群的运动。

（2）辅助痴呆患者置入胃管：K点刺激可以提高痴呆患者胃管的置管成功率，减少不良反应。通过冰酸刺激K点，诱发患者的自主吞咽反射，避免镇静药物的使用，减轻患者的痛苦和恐惧，缩短置管时间。

（四）感觉促进综合训练

感觉促进综合训练主要适用于存在吞咽失用、食物感觉失认、口腔期吞咽起始延迟、口腔感觉降低或咽部期吞咽延迟启动等情况的患者。通过在吞咽前增加口腔感觉训练，增强吞咽相关功能。

1. 压觉刺激 在患者进食过程中，借助汤匙来实施训练。将食物用汤匙送入口中，并放置在舌后部位置，与此同时，要适当增加汤匙下压舌部的力量。

2. 味觉刺激 给患者提供具有酸的味道或者其他较强烈味道的食物，利用这类食物对舌部形成味觉刺激。

3. 冷刺激 吞咽反射延迟或消失在吞咽障碍患者中较为常见，而冷刺激对此有积极的改善作用，它能够有效提高软腭和咽部的敏感度，促使吞咽反射更容易发生。

具体操作：使用冰棉签，轻轻地触碰患者的软腭、腭弓、咽后壁以及舌后部这些部位（图4-11）。并且在训练过程中，棉签需要在上述部位进行大范围（涵盖上下、前后方向）的接触，而且接触时间要相对长一些，以此来充分发挥冷刺激的作用，增强软腭、咽部等部位对吞咽反射的触发能力，优化吞咽过程。

（五）摄食直接训练

摄食直接训练（简称直接训练）适用于意识状态清醒、全身状态稳定、能产生吞咽反射，且少量吸入或误咽能通过随意咳嗽咳出的患者。只有满足这些条件，才能确保训练过程相对安全且能达

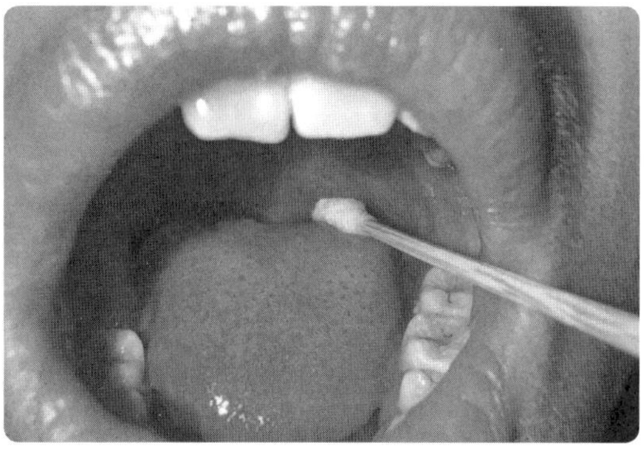

图4-11 冷刺激

到一定的训练效果。具体训练方法如下。

1. 体位 鉴于较多患者同时存在口腔期及咽期功能障碍，开始训练时需选择兼具代偿作用与安全性的体位。通常让患者取躯干30°仰卧位，头部前屈，偏瘫侧肩部用枕头垫起，辅助者位于患者健侧。这样的体位优势明显，食物不易从口中漏出，有助于食块顺利向舌根运送，还能减少向鼻腔逆流以及误咽的风险。颈部前屈之所以能预防误咽，是因为仰卧时颈部易呈后屈曲状态，会使与吞咽活动有关的颈前肌群紧张，导致喉头上举困难，进而容易引发误咽。但由于患者个体情况存在差异，实际操作中体位应根据具体情况灵活调整。

2. 食物的选择 食物形态的选择要依据吞咽障碍的程度及部位，遵循先易后难的原则。容易吞咽的食物一般具备以下特征：质地柔软、密度及性状均一；有适当的黏性，不易松散，便于咀嚼，在通过咽及食管时容易变形，且不易在黏膜上滞留等。同时，还要结合患者的具体情况及饮食习惯，综合考虑食物的色、香、味及温度等因素，让患者既能接受食物，又能更顺利地吞咽食物。

3. 一口量 指的是摄食时最适合患者吞咽的每次入口量，正常人每次入口量约为20ml。吞咽障碍患者训练时，一口量过多会导致食物从口中漏出或者咽部残留，进而引发误吸；而一口量过少，则会因刺激强度不够，难以诱发吞咽反射。所以，一般先以小量（3～4ml）试之，再根据实际情况酌情增加。相应地，开始进食时，选择薄而小的勺子作为餐具更为合适。

4. 调整进食速度 要指导患者以比常人更缓慢的速度进行摄食、咀嚼和吞咽，一般每餐进食的时间控制在45分钟左右为宜，以便患者有更充足的时间完成每个吞咽动作，减少因进食过快导致误咽等问题。

5. 辅助吞咽动作 为了去除滞留在咽部的食物残渣，包括以下几种方法。

（1）空吞咽：当咽部已有食物残留，如果继续进食，残留会不断积累增多，容易引发误咽。所以，每次吞咽后，应反复做几次空吞咽动作，确保食块全部咽下后再继续进食。

（2）交互吞咽：让患者交替吞咽固体食物和流食，或者每次吞咽后饮少许水（1～2ml），这样既有利于激发吞咽反射，又能有效去除咽部滞留的食物。

（3）侧方吞咽：咽部两侧的梨状隐窝是吞咽后容易滞留食物的部位，通过让患者做颏部指向左、右侧地点头样吞咽动作，可将滞留于两侧梨状隐窝的食物去除并咽下（图4-12）。

（4）点头样吞咽：会厌上凹是另一处容易残留食物的部位。当颈部后屈，会厌上凹变得狭小，残留食物可被挤出。因此反复进行几次形似点头的动作，同时做空吞咽动作，便可除去残留食物（图4-13）。

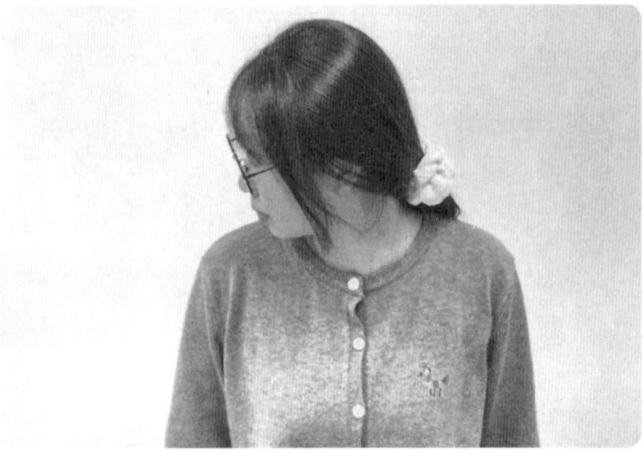

图4-12　侧方吞咽

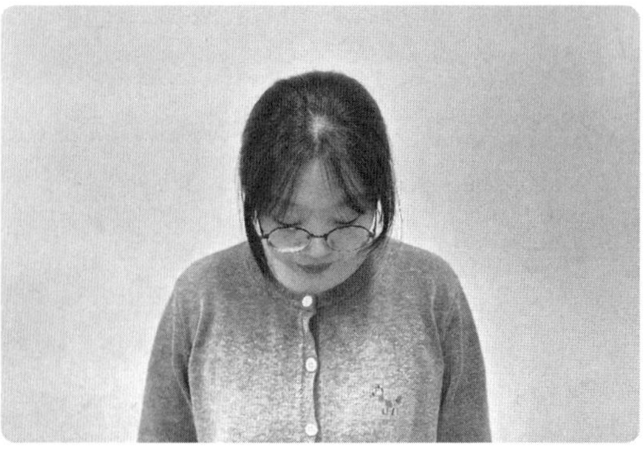

图4-13　点头样吞咽

（六）电刺激治疗

电刺激治疗作为吞咽障碍治疗的重要手段已被广泛应用于临床，目前较为常用的是神经肌肉电刺激治疗，其次为肌电生物反馈技术治疗。神经肌肉电刺激治疗具体内容如下。

1. 低频电刺激治疗　使用频率小于1000Hz的电刺激治疗，主要作用是增强肌力，帮助喉提升，改善咽肌收缩的力量和速度，增加感觉反馈和时序性。

2. 适应证　各种原因所致的神经性吞咽障碍患者，还包括头颈部肿瘤术后，面、颈部肌肉功能障碍者。

3. 治疗参数　临床最常用的Vital Stim治疗设定为双向方波，其参数主要为波宽700ms、输出强度0～15mA、频率30～80Hz可调，治疗师根据患者的感觉调节输出强度。每次治疗时间20分钟，每天1～2次。

4. 电极放置方式

（1）方式一：最常用的方法，适用于大部分患者。在严重吞咽障碍时，此方式可影响多数肌群。电极位置为沿正中线垂直排列所有电极，通道1的下方电极置于甲状软骨上方，通道2的下方电极不低于环状软骨（图4-14A）。

（2）方式二：对伴有原发性会厌谷滞留和喉部移动功能障碍的患者可考虑使用这一电极放置方式。电极位置为通道1紧位于舌骨上方，水平排列电极；通道2沿正中线水平排列电极，最上方电极位于甲状软骨上切迹上方，下方电极位于甲状软骨上切迹下方（图4-14B）。

（3）方式三：适用于大多数咽部及喉部运动缺陷的患者。本放置方式是方式一的替代方案。电极位置为在中线两侧垂直排列通道，最下方电极置于甲状软骨上切迹上方，但应注意不要将电极放置于旁侧过远处，防止电流通过颈动脉窦（图4-14C）。

（4）方式四：这种放置方式适合口腔期存在吞咽障碍的患者。电极位置为通道1置于颏下方，通道2电极放置于面神经颊支位置上（图4-14D）。

（七）摄食-吞咽障碍的综合训练

摄食-吞咽障碍的综合训练对于脑卒中患者十分关键，仅口腔功能训练不能达到康复目的，还需多方面综合训练。

1. 肌力训练　强化舌肌、咽肌等与吞咽相关的肌肉力量，如做舌肌伸缩、颈部抗阻运动等练习，助力吞咽更顺畅。

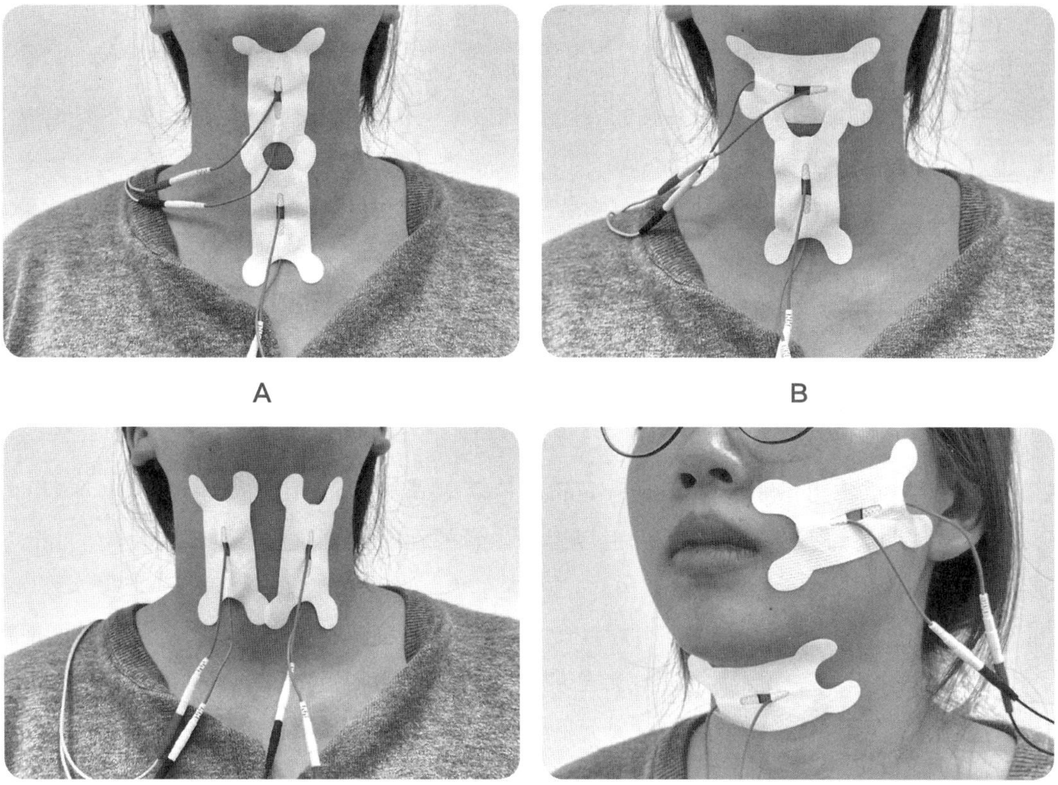

A B C D

图4-14 电极放置方式

2. 排痰训练 患者易误吸导致痰液增多，通过有效咳嗽、体位引流等方法，能够防肺部感染，保障呼吸道通畅。

3. 上肢摄食动作训练 恢复上肢协调性与灵活性，从抓握练习到模拟进食动作训练，便于患者自主摄食。

4. 辅助工具选择和使用 按患者吞咽障碍程度等选合适工具，如特制勺子、吞咽电刺激治疗仪等，并指导正确使用。

5. 食物调配 依据吞咽能力调配，遵循由易到难原则，兼顾色香味与温度，保障营养摄入。

6. 口腔卫生保持 进食前后做好口腔清洁，以防引起口腔疾病或呼吸疾病。

7. 多专业协作 医师整体把控制定计划，言语治疗师改善吞咽功能，物理治疗师增强肌力和身体协调性，作业治疗师提升上肢摄食能力，护士做好护理与心理护理，营养师科学调配食物。各专业配合，以改善患者摄食吞咽功能，助其康复。

（八）治疗新技术

1. 经颅磁刺激 经颅磁刺激（transcranial magnetic stimulation，TMS）是一种无创的神经调控技术，其利用磁场刺激大脑皮质，以调节神经元的活性和可塑性。在吞咽障碍的治疗过程中，TMS显示出积极的效果，特别是在改善脑卒中后吞咽障碍方面。此外，TMS可以通过影响大脑的神经网络，增强与吞咽相关的肌肉的控制能力，从而提高吞咽功能。

（1）作用方式

1）rTMS：rTMS能够通过高频或低频的重复刺激，调节大脑皮质的兴奋性。研究显示，rTMS可以显著改善卒中后吞咽障碍，提高吞咽的安全性和效率。例如，有研究发现，rTMS结合常规康复训练可以更有效地改善吞咽功能。

2）小脑刺激：小脑在调节吞咽过程中起着重要作用。通过小脑的TMS刺激，可以改善与吞咽相关肌肉的协调性。

3）双侧大脑半球刺激：一些研究探索了双侧大脑半球的TMS刺激，发现其在改善吞咽功能方面具有潜力。

4）预刺激式rTMS：最新的研究提出预刺激式rTMS可能对吞咽功能有一定的改善作用，但其具体疗效仍有待进一步验证。

（2）治疗效果：系统的经颅磁刺激治疗可以减轻吞咽功能障碍的严重程度，改善吞咽的安全性和效率，且未发现明显的不良事件。TMS可以提高患者的吞咽能力，减少误吸的风险，并改善患者的生活质量。

目前，脑卒中后吞咽障碍的TMS治疗尚无统一标准，临床工作人员往往是根据其他疾病的TMS治疗经验来设置方案。中国康复医学会发布了卒中后吞咽障碍TMS治疗标准，以促进治疗的标准化和提高疗效。未来，随着更多高质量研究的开展，TMS在吞咽障碍治疗中的应用将会更加广泛和深入。

2. 经颅直流电刺激 经颅直流电刺激（transcranial direct current stimulation，tDCS）是一种非侵入性神经调节技术，通过在头皮上放置电极并应用微弱的直流电流，改变大脑皮质的兴奋性，从而影响神经活动。

（1）作用机制：tDCS分为阳极（正极）和阴极（负极）刺激，阳极刺激可以增强特定脑区的兴奋性，而阴极刺激则可以减弱特定脑区的兴奋性。这种调节作用有助于促进神经网络的活动，增强吞咽功能。研究表明，tDCS作用机制复杂多样。

1）诱发神经元膜电位变化，调节刺激区脑组织的兴奋性。

2）增加脑源性神经生长因子，促进突触可塑性。

3）调节激活区脑组织的血流量，改善脑卒中后的功能恢复。

（2）临床应用：tDCS在脑卒中后吞咽障碍的康复中显示出良好的效果。具体应用如下。

1）治疗参数：①电流强度，通常使用1.0～2.0mA的电流强度。②刺激时间，每次刺激时间通常为20分钟。③电极位置，电极通常放置在吞咽相关的大脑区域，如咽部运动皮质。

2）治疗方案：①阳极刺激，阳极刺激可以增强刺激区的兴奋性，从而改善吞咽功能。研究表明，1.0mA、20分钟的阳极刺激可以有效改善患者的功能。②阴极刺激，阴极刺激可以抑制刺激区的兴奋性，但在某些情况下也能通过调节对侧大脑半球的兴奋性来增强吞咽功能。

3）结合吞咽训练：tDCS通常与吞咽训练结合使用，以增强治疗效果。例如，患者在进行吞咽训练的同时接受tDCS刺激，从而更有效地改善吞咽功能。

（3）适用人群：适用于脑卒中后吞咽障碍患者，尤其是那些经过常规康复训练后效果不显著的患者。

（4）禁忌证：严重的心脏病、癫痫、颅内出血等禁用。

tDCS在吞咽障碍康复中的应用前景广阔。未来的研究将进一步优化治疗参数，探索更有效的刺激方案，以提高治疗效果。同时，tDCS与其他康复技术的结合使用，如虚拟现实（virtual reality，VR）和生物反馈，也将为吞咽障碍患者提供更全面的康复治疗。

四、延髓麻痹患者的治疗

1. 假性延髓麻痹吞咽障碍的治疗

（1）首次进食训练：当患者病情稳定、意识清醒且能配合时，可开始首次试验性进食，理想状态需去除鼻饲管。因为鼻饲管存在诸多副作用，比如在神经系统损害情况下属于机械性干扰，会部分阻断鼻腔气流致使吞咽更困难；还会让口腔黏膜干燥，干扰吞咽过程；使食物易黏附在上面，且在不适宜的时候落下或被吸入。

（2）食物选择：与麻痹性吞咽障碍类似，混合性食物刺激易激发吞咽反射，应选能最大限度刺激感觉器官且黏度高、易形成食团的食物。此类患者吞咽液体比固体食物难度更大，多数适合选择密度高、柔软的固体食物，如鸡蛋这类中等柔软度的食物。同时，用患者喜爱的食物也较易激发吞咽反射，但要避免选择甜或咸、黏性大、干燥、易掉渣的食物。且不要用液体冲服固体食物，也不要把液体和固体食物一口吞下，以防吸入或噎塞。

（3）自主控制：患者自主控制的缺失程度干预食物的选择。减少与自主控制无关的感觉输入，需先排除影响患者进食注意力的环境因素：如上肢摆放不舒服、疼痛等情况要妥善处理；辅助工具要装配适当且功能正常；同时还需避免外界如其他患者、工作人员、电视、收音机等外界干扰，让患者尽量舒适地进食。

（4）进食过程：患者可端坐，头部向前、颈部弯曲。治疗人员避免过多解释，尤其对伴有言语障碍患者，让其知晓是协助进食即可。进食时餐具所放食物量约为15ml，进食前让患者闻食物有助于口腔进食准备。即时评价患者进食过程及吞咽反射引出情况，并在进食中可给予提示，强化正确行为以利于治疗效果保持。治疗人员需仔细观察每次吞咽过程，尤其注意喉上抬运动，若患者疲乏或失去兴趣则暂停，重症患者可少量多餐解决食物变凉、缺乏刺激等问题。

2. 真性延髓麻痹吞咽障碍的治疗

（1）治疗时机：虽然吞咽治疗目的之一是避免长期用鼻胃管进食，但医疗初期使用鼻胃管仍必要，其可提供营养让患者恢复到能经口摄入营养。急性期进行吞咽治疗需医生判断病情是否允许，当吞咽评定显示患者有适当自我保护、咳嗽反射且喉能上举时，即可开始治疗。

（2）治疗方法

1）交流：训练前要在治疗人员和患者间建立有效的交流手段，如用回答是/否、言语、文字、交流图板等一切可用方式，以便开展吞咽治疗。

2）食物选择：若吞咽反射丧失或较弱，对合并脑干病的患者需用大量食物来刺激反射出现，建议选择能增加味觉、压力感觉或质地紧密的食物，避免食用通过咽部时易掉碎渣的食品。对于环咽肌运动失调的患者，根据反射情况选择合适食物形态，如反射产生后，软食和液体食物进入食管较容易，但进食固体食物常出现梗阻，这时选用较大食团可增强吞咽功能。

3）增加肌肉力量：若患者不能安全饮用液体、固体食物且食物又难进入食管，可指导患者经口吞咽鼻胃管，通过管对舌和咽肌的刺激，促进肌肉收缩，这既是营养管理方式也是肌力增加训练。此外，在患者状态允许时，鼓励进行舌肌前伸、左右摆动、旋转训练及改善面肌无力的突唇、展唇、鼓腮、缩唇训练。同时，患者大多保留自主控制能力，可在进食训练中，集中精力吞咽，还可指导患者吞咽时屏住呼吸、完成后轻轻咳嗽，以保护呼吸道。

总之，针对假性延髓麻痹和真性延髓麻痹这两种不同原因导致的吞咽障碍，治疗时需充分考虑各自特点，并从进食各环节及相关功能训练等多方面入手，以增强患者的吞咽功能，提高其生活质量。

▶**知识拓展**

食管球囊扩张术

食管球囊扩张术是一项创新性、适宜性治疗技术，具有成本较低、疗效显著、安全可靠、无不良并发症、操作简单、患者依从性高等优点。治疗时选用适当尺寸的球囊导管经口腔或鼻孔插入食管，确定球囊进入食管并完全穿过环咽肌后，在导管球囊内分级注水，持续扩张环咽肌，逐渐恢复其功能。此法按扩张的人群可分为儿童或成人导管球囊扩张术；按导管通过的途径可分为经鼻或经口导管球囊扩张术；按应用的手法可分为主动或被动导管球囊扩张术。此治疗方法适用于下列患者：①神经系统疾病导致的环咽肌失弛缓患者；②头颈部放射治疗导致的环咽肌纤维化患者；③头颈癌术后瘢痕增生导致的食管狭窄患者。其操作流程为：检查导管球囊的完整性→清洁口腔或者鼻腔→插管→确认球囊导管在环咽肌下方→球囊内注水→做标记→测基数→逐级扩张。值得注意的是，若滥用这项技术，盲目地追求增加扩张的注水量、扩张的次数，而不注重吞咽功能的再学习、口腔功能基础训练及手法治疗的联合应用，则有可能会导致严重的后果。

—• 考试知识点总结 •—

—• 本章小结 •—

—• 协和云课堂…… 拓展练习及参考答案 •—

（成秋华）

第五章　语言发育迟缓

教学课件

微课：语言发育迟缓

学习目标

素质目标

（1）树立人文关怀意识，积极关注语言发育迟缓儿童及其家庭状况。

（2）树立职业伦理规范意识，切实维护儿童的隐私权、知情同意权与发展权。

（3）具备一丝不苟的学习态度，秉持求真务实的科学精神。

知识目标

（1）掌握：语言发育迟缓的定义、临床表现、评价方法、训练原则、训练目标、训练方法。

（2）熟悉：语言发育迟缓的病因、训练方式及不同训练方法的临床应用。

（3）了解：语言发育迟缓的评定目标、程序及评定方法。

能力目标

（1）能规范开展儿童语言发育迟缓诊疗活动。

（2）能与患儿及家属进行沟通，开展健康教育。

（3）能与相关医务人员进行专业交流和团结协作开展医疗工作。

案例导入

【案例】

患儿，男，3岁，因“说话少，表达不清晰”被家长带来就诊。足月出生，生长发育过程中未发现明显异常，但与同龄人相比，语言表达能力明显落后。家长反映儿童平时比较安静，不太主动与人交流，对周围事物的关注度也不高。经过初步评估，医生怀疑存在语言发育迟缓问题。

【问题】

1．语言发育迟缓的表现、原因是什么？

2．如何判断该儿童是否存在语言发育迟缓？

3．针对该儿童应如何进行有效的干预和治疗？

·核心知识拆解·

第一节 概 述

0～3岁是儿童大脑发育的关键期，这段时间内，其神经元和突触的增长对语言能力的形成至关重要。因此，早期干预和持续的感官刺激对改善语言发育迟缓是非常重要的。

一、正常儿童语言发育顺序

儿童的语言发育是一个复杂而有序的过程，了解正常儿童语言发育的顺序对于早期发现和干预语言发育迟缓问题至关重要。每个儿童的语言发展速度可能会有所不同，但总体上遵循着一定的规律。

（一）婴幼儿言语的产生

从婴幼儿开始说出有一定意义的、与成人语言一样的词时，其已开始获得言语。婴幼儿言语发生的时间在10～18个月；婴幼儿语音意识产生于2～3岁。婴幼儿在语言形成阶段的基本规律是：先听懂，后会说，先模仿说，后主动说。

（二）婴儿期前言语阶段

在婴儿掌握语言之前，有一个较长的言语发生的准备阶段，称为前言语阶段，指从婴儿出生到第一个具有真正意义的词产生之前的时期，一般在出生后12个月之内。这一时期，婴儿的知觉、发音和理解能力逐步发展，出现"牙牙学语"（6～10个月）和非语言性的声音与姿态交流等现象。我们把这些发生在前言语阶段的并与言语发生有密切关系的行为称为"前言语行为"。

（三）婴儿言语知觉能力的发育

言语知觉主要是指对口头语言的语音知觉，一般分为辨音、辨调、辨义三个阶段。

1. 辨音水平（0～3个月） 学会分辨言语声音和其他声音的区别，获得辨别不同话语声音的感知能力。大约2个月后，开始比较清楚地感知"语音学"意义上的单纯的语音，能感知由发声位置和方法变化造成的语音差别。

2. 辨调水平（4～9个月） 能注意一句话或一段话的语调，从整个语音的不同高音音长变化中体会所感知话语声音的社会性意义，并且给予相应的具有社会交往作用的反馈。6个月左右的婴儿能同时感知三种不同语调，如对愉快的语调会微笑、对冷淡的语调会平淡和对恼怒的语调会害怕等。

3. 辨义水平（10～18个月） 能将人们说话时语音表征和语义表征联系起来，分辨一定语音的语义内容。通过开始学习对声、韵、调的整体感知来接受语言，为正式使用语言与人交往作好"理解在先"的准备。

（四）语言发展阶段

1. 发音阶段

（1）新生儿期：新生儿出生后会发出哭声，这是他们与外界沟通的第一种方式。哭声的强弱、频率等可以反映出新生儿的健康状况。此外，新生儿还会发出一些其他的声音，如哼哼声等，但这些声音大多是无意识的。

（2）1～3个月：这个阶段，婴儿开始发出咕咕声等无意识的声音。这些声音通常是由喉部和口腔的肌肉运动产生的，没有特定的意义。婴儿在这个阶段还会通过哭声来表达自己的需求，如饥饿、不舒服等。

（3）4～6个月：随着婴儿的成长，他们的发音能力逐渐增强。在这个阶段，婴儿会出现牙牙学语声，如/a/、/o/等元音。这些声音是婴儿在探索自己的发音器官时发出的，虽然没有具体的含义，但却是语言发展的重要基础。

（4）7～9个月：这个阶段，婴儿能发出一些辅音和元音的组合，如“ba”“ma”等。这些声音开始具有一定的指向性，可能是婴儿在模仿周围人的发音。此时，婴儿也开始对自己的名字有反应，当听到自己的名字时会转头寻找声源。

（5）10～12个月：婴儿在这个阶段开始模仿一些简单的发音，如“爸爸”“妈妈”等。他们开始理解这些词语的含义，并能够在适当的时候使用这些词语来表达自己的需求。例如，当婴儿看到妈妈时，可能会喊“妈妈”。

2. 前言语发育阶段

前言语发音是婴幼儿正式说话前的各种语音发声，类似说话前的语音练习。

（1）单音节阶段（0～4个月）：刚出生后，哭是婴儿最初的发音，通过不同音长、音高和音量的哭声来表达自己的生理需求和感受。大多为单韵母，少量为复韵母。

（2）多音节阶段（5～10个月）：发音有了明显的指向性，对成人的社会性刺激作出反应。此外，发音中出现了许多辅音和元音的组合，进而从单音节过渡到重叠多音节。

（3）学话萌芽阶段（11～13个月）：有明显的旋律和抑扬顿挫的音调变化。说话呈现特殊的小儿语”式发音，常常表现出省略、替代、重叠等特殊的策略。

3. 理解阶段

（1）6～8个月：这个阶段，婴儿能理解一些简单的词语，如自己的名字、常见的物品名称等。当家长说出这些词语时，婴儿会通过眼神、动作等方式做出反应。例如，当家长说“宝宝的奶瓶在哪里？”时，婴儿会看向奶瓶的方向。

（2）12～18个月：随着婴儿语言理解能力的提高，他们能够听懂简单的指令，如“把球拿过来”“坐下”等。此时，婴儿也开始理解一些简单的形容词和动词，如“大”“小”“跑”“跳”等，并且可以通过观察周围的事物和人的行为来理解这些词语的含义。

（3）2～3岁：这个阶段，儿童的理解能力进一步增强，能听懂较为复杂的句子，如“我们去公园玩吧”“把你的玩具收拾好”等。他们开始理解一些抽象的概念，如颜色、形状、数字等。此时，儿童也能够理解一些简单的故事，并能够回答一些与故事内容相关的问题。

4. 表达阶段

（1）12～18个月：这个阶段，儿童开始说出有意义的单词，如“球”“水”等。这些单词通常是他们生活中常见的物品或动作的名称。儿童在这个阶段的语言表达还比较简单，主要是通过单个单词来表达自己的需求和想法。

（2）18～24个月：随着儿童语言能力的发展，他们能够说简单的短语，如“宝宝要球”“妈妈抱抱”等。这些短语通常是由两个或三个单词组成的，表达了儿童更加具体的需求和想法。此时，儿童的语言表达开始具有一定的逻辑性，他们能够通过语言来描述一些简单的事件。

（3）2～3岁：这个阶段，儿童可以用完整的句子表达自己的想法和需求，如“我想吃苹果”“我要去公园玩”等。他们的语言表达更加流畅、丰富，能够使用一些形容词、副词等修饰词语来描述事物。此时，儿童也开始学会提问，如“这是什么？”“为什么？”等。

5. 交流阶段

（1）2～3岁：这个阶段，儿童开始与他人进行简单的对话交流，能回应他人的问题和表达自己的观点。他们能够理解他人的语言意图，并根据对方的反应来调整自己的语言表达。例如，当儿童问“这是什么？”时，如果对方回答“这是苹果”，儿童可能会接着问“苹果好吃吗？”

（2）3～4岁：随着儿童语言能力的提高，他们的交流能力也进一步增强。在这个阶段，儿童能讲述简单的故事、表达自己的感受等。他们开始学会使用一些复杂的句子结构，如因果关系句、转折关系句等。此时，儿童也能够与他人进行更加深入的交流，讨论一些感兴趣的话题。

（3）4～5岁：在这个阶段，儿童的语言表达更加流畅、丰富，能进行较为复杂的对话和讨论。他们能够理解一些幽默、讽刺等较为复杂的语言形式，并能够运用这些形式来表达自己的想法和感受。此时，儿童也开始学会阅读简单的书籍，并通过阅读来丰富自己的语言知识和词汇量。

二、语言发育迟缓概述

（一）定义

语言发育迟缓是指儿童在语言发展过程中，语言理解和表达能力明显落后于同龄人正常发展水平的一种状态。它不仅表现为说话晚，还包括词汇量少、语法错误多、语言表达不流畅等方面。

（二）语言发育迟缓的病因

1. 听觉障碍 听觉是儿童学习语言的重要途径，听觉障碍对儿童语言发育的影响最为明显。听觉发生障碍时，儿童无法充分接受语言刺激，实现较好的语言发展相当困难，因此语言障碍程度与听觉障碍程度相关联。

2. 交往障碍 儿童的语言是在生活实践与交往中发展起来的。如果对语言交流对象的存在及语言刺激本身缺乏关注，儿童语言发育必然会受到影响。交往障碍分为广泛性发育障碍和一般性情感交往障碍。广泛性发育障碍又称孤独样障碍，是一组以交流、语言障碍和行为异常为特征的发育障碍性疾病，最典型的病例即孤独症（自闭症）。一般性情感交往障碍又称情感障碍性行为问题，一般认为是因情感匮乏而产生的心理问题或由儿童本身产生的心理问题。

3. 智力发育迟缓 智力发育迟缓也称精神发育迟缓，在语言发育迟缓中所占的比例最大。其定义为：儿童在发育期间整体智力显著低于正常平均水平，并伴有适应性行为障碍。国际上公认的诊断标准为：①智力低下，比正常平均水平低2个标准差以上，IQ不足70；②存在与实际年龄不相符的社会适应行为障碍；③在发育期（18岁以前）出现。

对智力发育迟缓的儿童来说，其听觉理解、言语表达、构音运动等方面都比正常儿童迟缓，一般来说，智力发育迟缓的儿童表达障碍较理解障碍更严重，经常到了5～7岁还只能用手势、点头、摇头表达思想。目前多数精神发育迟缓原因不明，已知的引起精神发育迟缓的原因有染色体异常、胎儿期感染性疾病、新生儿窒息及重症黄疸等围产期障碍、脑炎及脑膜炎、先天性代谢异常、脑肿瘤等。

4. 语言学习限定的特异性障碍　包括发育性运动性失语及发育性感觉性失语。发育性运动性失语是指言语功能或能力的发育迟缓，通常语言的理解正常，但语言的表达受影响，并且此类失语预后较好。发育性感觉性失语是指对语言的理解和表达同时出现极度迟缓，语言发育预后不理想。

5. 语言环境的脱离　儿童本身语言发育没有问题，但在儿童语言学习的早期被剥夺或脱离语言环境，也可以导致语言发育障碍。如“狼孩”，在儿童发育的关键时期（特别是1～3岁），若长期完全脱离正常语言环境，会导致语言发育迟缓。

6. 构音器官的异常　是指以脑性瘫痪为代表的运动性疾病及以腭裂为代表的器质性病变等。这些疾病单独或同时存在均会阻碍语言的产出及表达，引起语言发育迟缓。

7. 遗传因素　是语言发育迟缓的一个重要原因，若家族中有语言发育迟缓的历史，儿童出现同样问题的风险较高。

8. 家庭环境因素　包括家庭语言环境的贫乏、父母与儿童交流互动不足等，都会限制儿童语言能力的发展。

（三）语言发育迟缓的表现

语言发育迟缓的表现主要包括词汇量有限、语言理解困难、语音发音不清、语法使用错误、语言表达能力低下等。儿童在交流中可能会出现频繁的停顿、说话速度慢、表达不清晰等问题，在社交互动中表现出沉默、回避或者表达困难等行为。在学龄前期，语言发育迟缓的儿童可能表现出对书面语言理解和语音感知的困难，影响其学习和日常生活。

语言发育迟缓的表现特征如下。

1. 语言理解能力差　儿童对他人的语言指令、问题等理解困难，不能按照要求做出正确的反应。

2. 词汇量少　掌握的词汇数量明显低于同龄人，难以用丰富的词汇表达自己的想法和需求。

3. 语言表达不流畅　说话时结巴、停顿多，或者用词不当、语法错误较多。

4. 交流互动困难　不主动与人交流，对他人的交流意图理解不足，回应不恰当。

第二节　语言发育迟缓的评定

一、语言发育迟缓的评定目的

语言发育迟缓的评定是一个多维度的过程，旨在全面了解儿童的语言发展状况，为制定有效的干预措施提供依据。具体评定目的如下。

1. 了解语言发育迟缓的情况，确定有无语言发育迟缓，判断语言发育迟缓的类型，评定语言发育迟缓的程度。

2. 根据评定结果制订康复治疗计划。

3. 根据再评定结果评价治疗效果，调整治疗方案，帮助判别预后。

二、语言发育迟缓的评定内容

（一）病史采集

病史采集非常重要，主要通过寻问家长或看护人员获得。在内容上主要了解与儿童语言发育迟缓相关的情况，包括主诉、现病史、既往史、家族史、康复治疗及训练史。

1. 主诉 言语发育迟缓的主要症状及时间。

2. 现病史 要尽量详细询问患儿原发病的情况、进展情况、病情程度、发病后对语言的影响和语言发展速度及是否接受过语言相关的检查、治疗、训练和效果等。

3. 既往史 重点关注儿童出生时的关键信息，如是否足月、分娩方式、胎次、产次、出生体重，以及出生后有无窒息与黄疸情况。必要时，需详细询问母亲妊娠期间的情况。生长发育史方面，需询问患儿的发育进程和重要发育指标，如抬头、坐、爬、叫爸爸妈妈的时间，同时了解出生后的抚养人及关系。此外，还应评估患儿的语言环境是否良好、生活习惯是否规律、平时的兴趣与特殊爱好，以及性格上是否有显著变化或特征表现。

4. 家族史 主要关注家庭成员中是否存在与患儿相似的表现，父母及亲属是否有遗传病史，同时了解父母及看护者的教育程度、与患儿的关系及家庭语言环境。

5. 康复治疗及训练史 询问患儿在就诊前是否接受过针对性的康复治疗，包括治疗或训练的具体内容、持续时间及效果。

以上内容对于正确评定患儿的语言情况、推测预后以及采取哪种训练方式至关重要。为了方便检查，可以将需要了解的主要内容制成表格，既省时间又不易遗漏重要资料。

（二）其他相关检查

1. 听力检查 儿童对声音反应很差时，必须鉴别是听力障碍还是注意力的问题。因此，对每个语言发育迟缓儿童都要进行听力检查，有条件的先进行500～4000Hz频率的筛查，如发现听力问题，再进行进一步听力检查。根据儿童年龄和发育情况选择检测方法，可选择行为观察测听（behavioral observation audiometry，BOA）、游戏测听（playaudiometry，PA）、听力计检查、听觉脑干反应（auditory brainstem response，ABR）等。

2. 构音器官检查 评估口腔结构和功能，如舌、软腭的运动功能，以判断是否存在影响语言发展的生理因素。

3. 行为观察 通过观察儿童在日常生活中的语言交流行为，如游戏中的语言使用、注意力、社交技能等，综合评估其语言发展水平。

4. 智力评估 通过评估儿童的智力发展水平，有助于了解语言发育迟缓是否与其他认知能力有关，常用的评估方法有韦氏儿童智力量表（Wechsler intelligence scale for children，WISC）等。

5. 家庭和环境因素评估 家庭环境、父母语言习惯等对儿童语言发展有重要影响，评估这些因素有助于制定干预策略。

6. 医学评估 必要时进行头部磁共振成像（magnetic resonance imaging，MRI）等医学检查，以排除神经系统疾病等可能导致语言发育迟缓的病因。

三、语言发育迟缓的常用标准化评定方法

（一）S-S语言发育迟缓评价法

也称汉语儿童语言发育迟缓评价法，适用于1.5岁至6.5岁的语言发育迟缓儿童，检查内容包括符号形式与指示内容的关系、基础性过程、交流态度方面。

1. 原理 从认知研究的角度，一般将语言行为分为语法、语义、语言应用三方面。S-S语言发育迟缓评价法依照此理论对语言发育迟缓儿童进行评定，对符号形式与指示内容的关系、促进学习有关的基础性过程和交流态度三方面进行评定，以便对其语言障碍进行诊断、评定、分类和针对性的治疗。

2. 适应证 S-S语言发育迟缓评价法适用于各种原因引起的语言发育迟缓，原则上适合1.5～6.5岁语言发育迟缓儿童。有些儿童的年龄已超出此年龄段，但如果其语言发展的现状未超出此年龄段水平，也可应用该法。S-S语言发育迟缓评价法不适用由听力障碍导致的语言障碍。

3. 评定内容 对符号形式与指示内容的关系、基础性过程、交流态度三个方面进行综合评定，但以言语符号形式与指示内容的关系评定为核心，且两者比较标准分为5个阶段（表5-1）。将评定结果与正常儿童年龄水平相比较即可判断儿童是否存在语言发育迟缓。

表5-1 符号形式-指示内容关系的阶段

阶段	内容
第1阶段	对事物、事态理解困难
第2阶段	事物的基础概念
2-1	功能性操作
2-2	匹配
2-3	选择
第3阶段	事物的符号
3-1	手势、语言符号（相关符号）
3-2	言语符号
第4阶段	词句、主要句子成分

续 表

阶段	内容
4-1	两词句
4-2	三词句
第5阶段	词句、语法规则
5-1	语序
5-2	被动语态

（1）阶段1：事物、事物状态理解困难阶段。此阶段儿童对语言尚未掌握，并且对事物、事物状态尚处于未分化阶段。儿童对物品的抓捏、舔咬、摇动、敲打一般无目的性，属于自娱性质。例如，拿起勺子不是为了吃饭或能与饭碗、饭桌联系起来，而是放到桌上敲打、在床边玩、放到嘴里啃咬，甚至扔到地上等。儿童对于自己的需求也不能用某种手段来表现和实现，在日常生活中常可见到他们毫无目的地玩、摇晃、唱歌（哼自己的歌），或玩耍中毫无缘由地拍手笑，或突然哭、闹、扔东西等反复的自我刺激行为。

（2）阶段2：事物的基础概念阶段。此阶段儿童也处于语言尚未获得阶段。但与阶段1不同的是，阶段2的儿童对事物开始概念化。例如，能根据常用物品的功能大致进行操作，对事物的状况也开始能够理解，并且能将人领到物品的面前，利用呈现物品的行动来表达自己的要求。虽然都是阶段2的儿童，但其发育水平存在高低不同，因此根据儿童的发育水平又分出3个亚阶段，即事物的功能性操作（阶段 2-1）、匹配（阶段 2-2）、选择（阶段2-3）。其中，匹配与选择都是利用示范项进行操作，因为检查顺序不同，对儿童来说意义也不同，所以分为两项。

1）阶段2-1：事物的功能性操作。此阶段儿童开始进行对事物的功能性操作。例如，由原来拿起勺子就乱敲乱打发展到能手握勺柄盛食物往嘴边送，原来拿起电话就乱拨乱打发展到能将电话听筒放到耳朵上做打电话动作等。儿童在日常生活中经过帮助与引导，可以完成对事物的功能性操作。检查分三项进行，分别为实物、配对实物、镶嵌板（见检查用具）。

2）阶段2-2：匹配。此阶段儿童对成对事物能够辨别出事物A与事物B之间的差别，并能在规定范围之内进行比较或匹配成对事物，如电话—听筒、茶壶—茶杯、鞋子—袜子等。与阶段2-2不同的是，阶段2-1的儿童对各种事物只能进行单一操作，尚不能进行辨别。如同时给予事物A与事物B，儿童只能对一方作出反应。而阶段2-2的儿童能同时辨别两个以上成对事物，并能完成辨别、比较、匹配等操作。平时在日常生活中也能够观察到“匹配行动”的表现。如能够将糖果、饼干放到糖果盒或者饼干盒内，能够将积木、娃娃等玩具放到玩具柜或玩具箱子里，这些行动就是“匹配行动”。检查也分三项进行，分别为三种实物、三种成对实物、三种镶嵌板。

3）阶段2-3：选择。此阶段儿童能够根据他人给予的示范项，从几个选择项中将与示范项有关的成对事物选择出来。与阶段2-3不同的是，匹配是儿童拿物品去匹配示范项，而2-3是在几种选项中选出一个与示范项成对的事物。例如，检查者出示帽子、鞋、牙刷，然后拍拍玩具娃娃的脚，看儿童能否选择出相关联的事物“鞋”。选择检查时，儿童与展示的示范项之间要有一定的空间距离，即儿童不能抓到物品时的距离最佳。另外，如果儿童的视线不转向示范项的话，示范项就起不到作用，发育水平低的儿童视线转移很困难，选择行动很难成立。因此检查用具同“匹配”。

（3）阶段3：事物的符号阶段。此阶段的符号形式与指示内容的关系开始分化。语言符号大致分为两个阶段，即受事物特征限定的象征性符号——手势符号、幼儿语阶段，与事物的特征关联极少的任意性符号——成人语阶段。S-S语言发育迟缓评价法将手势符号、幼儿语、成人语全部包括在第三阶段里。但又分别做了具体的亚项分类。

1）阶段3-1：手势符号。此阶段儿童开始学习运用手势符号来理解与表达事物，可以通过他人的手势理解意思，还能够用手势向他人表达自己的要求。如摆摆手表示再见，伸出两手向前表示要抱抱等。手势语与幼儿语都是象征性符号，但不是同一层次的符号体系。从神经感觉回路来看，手势符号为视觉－运动回路，而幼儿语则为听觉－言语回路。视觉－运动回路无论从感觉还是运动，与指示内容的关系都是直接的、鲜明的、一目了然的。而听觉－言语回路较视觉－运动回路反应复杂，难以掌握，所以在此检查法中将此两项分为阶段3-1（手势符号）和阶段3-2（言语符号）。

2）阶段3-2：言语符号。此阶段儿童能将言语符号与事物相联系。言语符号分为四种，具体如下。①能用手势语、幼儿语、成人语三种言语符号表达，如“剪刀”用示指与中指同时伸开做剪刀剪物状（手势语）；手势语和“咔嚓、咔嚓”声同时（幼儿语）；“剪刀”一词（成人语）。②无幼儿语，只能用手势语及成人语表达（如“眼镜”）。③只能用幼儿语及成人语表达（如“公鸡”）。④仅能用成人语表达（如“爱”）。从语言发展的角度来看，理论上儿童是按①→②→③→④顺序来获得言语符号的。

在检查中，阶段3-2共选食物、动物、交通工具和生活用品方面16个词，身体部位6个词，动词5个词，表示属性的2个种类的词。阶段3-1手势符号的检查词汇中，使用的是阶段2中用的词汇以及阶段3-2中的手势语。

（4）阶段4：组句（语言规则）阶段。此阶段儿童能将事物及事物状态用2～3个词连成句子。根据句子的长短及语法关系，将此阶段分为两词句和三词句两个阶段。

1）阶段4-1：两词句。此阶段儿童开始学习用两个词组合起来表现事物和事物状态。儿童在此阶段能够理解和表达的两词句多种多样，在本检查法中列举了四种形式，具体如下。①属性（大、小）＋事物，如大苹果；②属性（颜色）＋事物，如红鞋子；③主语＋谓语，如妈妈吃；④谓语＋宾语，如切面包。

在日常生活中如不设定一定的场景，检查十分困难。另外，注意选择项图片不宜太多，否则进行起来较困难。

2）阶段4-2：三词句。此阶段儿童能够理解和表达三词句，但句子的表现形式及语法关系是多种多样的。在此检查法中仅限定了具有代表性的两种形式，具体如下。①属性（大、小）＋属性（颜色）＋事物，如大红眼镜、小黄帽子等；②主语＋谓语＋宾语，如妈妈吃香蕉等。在阶段4中，要求句子为非可逆结构，即儿童能够理解句子的构成成分不能互相颠倒（主语与宾语）。例如，“弟弟吃面包”不能为“面包吃弟弟”。

（5）阶段5：语句（语法规则）阶段。此阶段儿童能够用三词句理解与表达事物状态。但与阶段4-2不同的是，此阶段的句子为可逆结构。例如，“小鸡追小猫”可逆为“小猫追小鸡”，但句子的意思却完全不同。这种类型的句子比非可逆句复杂，对儿童来说难度较大。语言发育阶段达不到阶段5的儿童常常将主语与宾语互相颠倒而致句意改变。阶段5-1为主动语态，阶段5-2又加进了更为复杂的“被”字结构，组成被动句。例如，“小鸡追小猫”等同于“小猫被小鸡追”，此阶段要求儿童能理解事情与语法规则的关系。

4. 评定用具

（1）检查用具：见表5-2。

表5-2　检查用具目录

检查用具		数量（个）
实物	A：帽子、鞋、牙刷、玩具娃娃	4
	B：电话-听筒、鼓-鼓槌、茶壶-茶杯	3
镶嵌板	鞋、剪刀、牙刷	3
操作性课题用品	小毛巾1条、小玩具1个、小球1个、积木6块、装小球容器1个、3种图形镶嵌板1套、6种图形镶嵌板1套、10种拼图1套	
日常用品图片	鞋、帽子、眼镜、手表、剪刀、电话	6
动物图片	象、猫、狗	3
食物图片	面包、香蕉、苹果、米饭	4
交通工具图片	飞机、火车、汽车	3
身体部位图片	眼、嘴、手、鼻、耳、脚	6
动词图片	睡觉、洗、吃、哭、切	5
大小图片	帽子（大、小）	2
颜色图片	红、黄、绿、蓝	4
词句图片	（妈、弟）+（吃、洗）+（香蕉、苹果）	8
大小+颜色+事物图片	（大、小）+（红、黄、绿、蓝）+（鞋、帽）	8
语言规则图片	（小鸡、乌龟、猫）+（小鸡、乌龟、猫）+追	6

（2）检查顺序：一般水平较差的患儿应从头开始进行全部检查。对于年龄较大或水平较高的患儿，为了节省时间，没有必要进行全面检查，可按以下顺序。

1）不可用图片检查的患儿，可用实物进行阶段1至阶段2的检查。

2）可用图片检查的患儿，在阶段3-2以上，用图片检查单词、词句。

3）发育年龄在3岁以上、能进行日常会话的患儿，进行阶段4及以上阶段检查，以词句检查为主。

5. 评定结果分析　检查结束后，要对检查结果和问诊情况进行分析，再综合各种信息对儿童进行评定与诊断。

（1）评定总结：将S-S语言发育迟缓评价法检查结果显示的阶段与实际年龄语言水平阶段进行比较，如低于相应阶段，则可诊断为语言发育迟缓。符号形式与指示内容的关系及各年龄可通过阶段对照见表5-3，基础性过程检查结果（操作性课题）与年龄阶段对照表见表5-4。

表5-3　符号形式～指示内容的关系及各年龄可通过阶段对照表

年龄	1.5～2.0岁	2.0～2.5岁	2.5～3.5岁	3.5～5岁	5.0～6.5岁
阶段	阶段3-2	阶段4-1	阶段4-2	阶段5-1	阶段5-2
言语特征	语言符号	主谓+动宾	主谓宾	主动语态	被动语态

表5-4　基础性过程检查结果（操作性课题）与年龄阶段对照表

年龄	镶嵌图形	积木	描画	投入小球及延续性
5岁以上			◇	
3岁6个月至4岁11个月			△、□	
3岁至3岁5个月	10种图形，10/10+*		+、○	
2岁至2岁5个月	10种图形，7/10+*	隧道		
1岁9个月至1岁11个月	6种图形，（3～4）/6+*	排列	|、—	
1岁6个月至1岁11个月	3种图形，3/3+*	堆积		+*
1岁至1岁5个月				部分儿童+*

注：空白部分表示检查项目不作为判断该年龄段通过的指标，+表示“完成”或“通过”。

（2）分类

1）按交流态度分类：分为两群。Ⅰ群，交流态度良好；Ⅱ群，交流态度不良。

2）按言语符号与指示内容的关系分类：原则上适用于实际年龄3岁以上儿童，分为ABC个主群，见图5-1。但这种分群并不是固定不变的，随着语言的发展，有的儿童会从某一症状群向其他症状群过渡。

根据言语符号与指示内容的相关检查和操作性课题（基础性过程）的完成情况的比较，将以上的A群和C群又分为6个亚群。

A群：言语符号尚未掌握，符号与指示内容关系的检查在阶段3-1以下，不能理解口语中的名词。

A群a：操作性课题、符号形式与指示内容的相关检查均落后于实际年龄。

A群b：操作性课题好于符号形式与指示内容的相关检查。

B群：无亚群，但应具备以下条件和言语表达困难。

条件：①实际年龄在4岁以上；②词句理解在阶段4-1以上；③一般可以用数词表达；④言语模

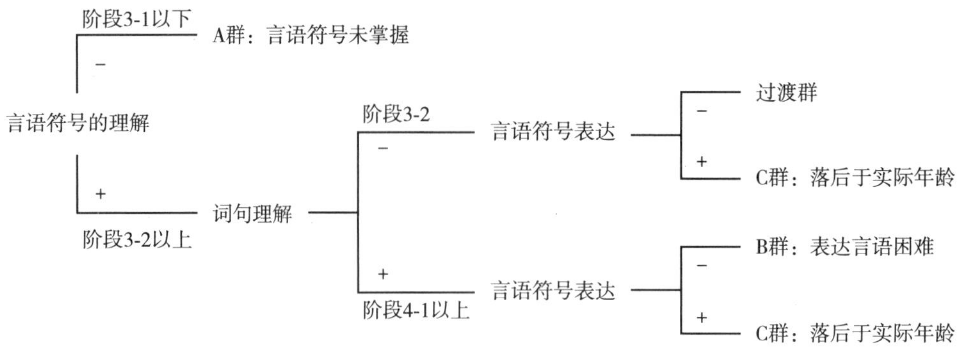

图5-1　语言发育迟缓症状分群

仿不可，或有波动性；⑤有上述②～④的状态，持续1年以上；⑥无明显的运动功能障碍。

C群：语言发育落后于实际年龄，言语符号与指示内容相关检查在阶段3-2以上。

C群a：操作性课题＝言语符号的理解＝表达。

C群b：操作性课题＞言语符号的理解＝表达。

C群c：操作性课题＝言语符号的理解＞表达。

C群d：言语符号表达尚可，但理解不好，此亚群多见于孤独症或有孤独倾向的儿童。

（二）皮博迪图片词汇测验（peabody picture vocabulary text，PPVT）

适用于2.5～18岁的儿童及青少年，通过图片和词汇的匹配来评估语言理解能力。此检查应用较普遍，共有150张黑白图片，每张图片有4个图，其中还有150个分别与每张图片内一个图词义相符的词，测验图片按从易到难的顺序排列。测验时，测试者拿出一张图并说出一个词，要求被试者指出图片上的4个图哪一个是最与词意相符的，记录下被试者的反应结果。每答对一词记1分，连续8个词中错6个则停止测试。最后根据被试者的成绩转化成智龄、离差智商或百分位等级，即可比较该被试者与同龄正常儿童之间的语言水平发育情况。整个测验要求10～15分钟完成。

（三）伊力诺斯心理语言能力测试（Illinois test of psycholinguistic abilities，ITPA）

适用范围为3岁～8岁11个月的语言发育迟缓儿童。该检测以被检测者为主，能从儿童交往活动侧面来观察儿童的智力活动情况，是测试语言发育能力的方法之一。主要由五大部分、十个分测试构成，分别是：理解能力（语言的理解、图画理解）、综合能力（言语推理、图画推理）、表达能力（言语表达、动作表达）、构成能力（作文、构图）、记忆能力（数字的记忆、图形记忆）。

（四）韦氏儿童智力量表修订版（Wechsler intelligence scale for children-revised，WISC-R）

适用年龄为6～16岁。该测试分为语言测试和操作测试两部分，共12个分测试，每个测试完成后都可算成标准分，可以和普通儿童水平对照。由分测试的分相加即总量表分，可以反映儿童的离差智商，全面掌握儿童的智力发展情况。

（五）韦氏幼儿智力量表（Wechsler preschool and primary scale of intelligence，WPPSI）

适用于年龄为4～6.5岁的语言发育迟缓儿童，可用于评价儿童整体智力发育情况。该检查也分为语言测试和操作测试两部分，每部分又分为若干测试。结果统计和WISC-R基本一致。

第三节　语言发育迟缓训练

一、语言发育迟缓的训练原则

（一）以儿童语言发展阶段为训练基础

依据语言发育迟缓评估结果，确定患儿当前语言水平，并以此为训练起点，制定相应的训练目标、方法和内容。

（二）横向拓展与纵向提升并重

训练过程中需兼顾两个方向：①在同一阶段内进行横向拓展，若患儿已能理解名词，可在词汇训练中逐步引入动词、形容词等；若患儿处于3-1阶段（手势符号阶段），并能对“拿”这一指令做出正确手势，则可引入“抓、喝、吃”等其他动作的手势表达。②向下一阶段纵向提升，当横向拓展目标达成后，训练重点应转向下一阶段。例如，完成3-1阶段的手势符号训练后，可进入3-2阶段，学习用幼儿语理解和表达事物，如用“咩咩”“汪汪”分别指代羊和狗；将已掌握的“拿”手势扩展为“拿饼干”“拿玩具”等表达。通过这种方式，逐步提升儿童语言能力，从单词水平过渡到二词句、三词句乃至更复杂的句子。

（三）专业训练与家庭训练并行

训练不应局限于治疗室或教室，而应融入日常生活的各个场景。父母在儿童语言训练中扮演着重要角色，应指导他们将训练内容融入日常生活，以巩固训练效果。

（四）语言训练与病因治疗同步进行

由于不同患儿的病因各异，因此在进行语言训练的同时，还需针对具体病因进行治疗。特别是对于孤独症患儿，目前的主要治疗方法包括应用行为分析、感觉统合训练、艺术治疗、音乐治疗和现代行为心理治疗等。

▶知识拓展

语言发育迟缓治疗的适应证

根据儿童的语言评估结果，判断其是否需要接受语言治疗。语言治疗的适应证主要包括以下几个方面。

1. 发育过程　若儿童在语言发育过程中表现出持续且固定的语言障碍症状，则适合进行语言治疗；反之，若症状仅为暂时性，则无须治疗。

2. 个体性差别　对于个体差异显著的儿童（如A群），语言治疗是必要的；若差异不明显，则可根据具体情况决定是否进行治疗。

3. 语言学习能力　语言学习能力明显低于同龄儿童（如4群）的患儿适合接受语言治疗；若能力接近正常水平，则无须干预。

4. 语言学习困难程度 语言学习困难程度较高的儿童（如2群）适合接受语言治疗，具体是否治疗需根据实际情况而定。

5. 实际年龄与语言发育年龄差距 当儿童的实际年龄与语言发育年龄存在显著差距时，适合进行治疗。

二、语言发育迟缓的治疗目标

根据儿童的年龄和训练频率，设定为期3个月至1年的训练目标。以评估结果为起点，制定训练计划，明确训练步骤并选择合适的训练材料。针对不同症状类别，训练目标如下。

（一）A群（尚未掌握言语符号）

训练重点在于帮助儿童理解言语符号并建立初步的交流能力。首先通过手势语、幼儿语等象征性较强的符号，引导儿童理解符号意义，逐步形成基础概念。

（二）B群（言语表达困难）

目标是让儿童具备与其理解能力相匹配的表达能力。训练需结合理解与表达两方面，重点是将手势语和言语作为有意义的符号进行实际应用，同时逐步从手势符号过渡到言语符号，以实现既定目标。

（三）C群（发育水平低于实际年龄）

训练旨在扩展儿童的理解和表达能力。在提升理解能力的同时，需兼顾表达、基础性过程等多方面的平衡训练，并引入与其水平相符的文字、数量词学习及问答训练。

（四）过渡群（能理解语言符号但无法表达）

目标是帮助儿童达到词句水平的理解能力，并全面扩展表达范围。训练需同步提升理解和表达能力，避免只侧重某一方面。初期可通过手势符号进行表达训练。

（五）Ⅱ群（交流态度不良）

根据语言符号的发育阶段进行相应训练。针对交流态度不良的儿童，训练重点在于改善其交流态度，同时结合提升其他方面的语言能力。

三、语言发育迟缓的训练方式

训练方式主要包括直接训练、间接训练和适用场景对比。

（一）直接训练

直接训练以言语治疗师为主导，系统规划并实施训练方案，通常需与患儿家长或其他专业人员协作，共同确定训练形式、场所、频次及个体化或团体化模式。

1. 训练环境　根据训练内容选择适宜场景，包括专业治疗室、户外或家庭环境。个体化训练需在安静、宽敞且富有童趣的室内进行；团体训练可灵活采用治疗室或户外空间。家庭训练需移除干扰因素，如减少环境中多余物品或玩具，以提升儿童专注力。

2. 训练频次　依据患儿语言发育阶段、训练计划及环境条件综合制定。通常训练频率高、单次时间长、任务精简更易见效。建议优先安排在儿童注意力较集中的上午时段，单次时长控制在30～60分钟，每次训练内容以2～3项为宜。

（二）间接训练

间接训练指治疗师通过指导家长或照护者实施康复计划。当评估显示家庭成员是改善儿童行为的关键角色时，可采用此模式。治疗师与家长共同制定训练方案，并根据儿童反应动态调整策略。

（三）适用场景对比

直接干预：适用于需建立新语言行为的阶段，如符号理解、表达技能初建期。

间接干预：适合在已习得行为的泛化应用阶段，指导家长帮助儿童将新技能融入日常生活以强化习惯。

两者既可独立使用，也可协同推进，通过专业干预与家庭巩固的有机结合，加速儿童语言能力的有效提升。

四、语言发育迟缓的训练方法

训练方法可根据不同阶段、不同语言能力水平和家庭环境等制定不同的治疗方法及方案。

（一）注意力和记忆力的训练

在语言发展迟缓儿童的康复过程中，注意力与记忆能力的培养具有基础性作用，这两项认知功能的提升将显著影响整体语言康复成效。

认知科学将注意力定义为心理活动对特定目标的定向与聚焦。这种非独立存在的心理状态始终伴随各类认知过程，其本质并非反映具体事物属性，而是作为心理活动的支持系统存在。该认知功能具备四个特征：①注意广度（知觉容量），指个体在单一时段内能清晰捕捉的信息单元数量，其范围受刺激特征与任务难度双重影响。实验数据显示，在基础认知任务中，典型注意广度遵循7±2原则（5～9个单位），而面对无关联字母组合时，该数值会缩减至4～6个。②注意持续性（稳定程度），是指个体维持对选定目标专注时长的能力。持续时间与稳定性呈正相关关系，即持续时间越长表明注意维持能力越强。③注意转移（任务切换）是指当目标任务发生变化时，主体能够主动将认知资源重新分配到新对象的动态过程。这种灵活性是执行复杂认知活动的重要基础。④注意分配（并行处理），指同步处理多项任务时合理分配认知资源的能力，典型表现包括，在课堂场景中同步完成听觉信息接收与文字记录（边听边记笔记），或在音乐表演时实现器乐演奏与歌唱的协调统一（自拉自唱）。这种分时处理机制需要高度发展的认知协调能力作为支撑。

1. 听觉注意训练　此阶段重点利用儿童的听觉感知能力，通过外界声音刺激实现训练目标。可使用发声玩具或教具，如仿真动物、交通工具等，帮助儿童感知并分辨不同声音。

2. 视觉注意训练 通过儿童的视觉敏感度，设计观察类任务以达成训练目标。例如，利用彩色小球进行视觉追踪、镜面模仿游戏、数字消除任务、迷宫探索或串珠活动等，提升视觉注意力。

3. 触觉注意训练 借助触觉体验帮助儿童感知事物变化。例如，将积木从一个容器转移到另一个容器，进行磁力片拼搭、黏土塑形、积木搭建或雪花片拼接等活动，增强触觉感知与专注力。

4. 注意的保持与记忆训练 记忆是对过去经验的储存与提取。按内容可分为形象、情景、情绪、语义及动作记忆。按认知时序分为以下三类。

（1）瞬时记忆（感觉登记）：外界刺激短暂呈现后，信息在感觉通道内迅速登记并保留极短时间（0.25～1秒）。视觉瞬时记忆称为图像记忆，听觉瞬时记忆称为声像记忆，容量为9～20比特。

（2）短时记忆：刺激呈现后，信息保持时间在1分钟以内，容量有限，通常为（7±2）个独立项目。

（3）长时记忆：信息存储时间超过1分钟，可能持续数日、数年甚至终身，容量无限，编码方式包括语义编码和形象编码。

通过图形配对、颜色辨识、物品搜寻等游戏，帮助儿童将短时记忆转化为长时记忆，强化记忆能力。通过多感官结合的专注力与记忆训练，结合游戏化互动，可有效提升儿童的语言学习基础能力。

（二）交流态度与交流能力的训练

交流态度可分为交流态度良好与交流态度不良。对于交流态度不良的儿童，可通过游戏的方式完成训练的目标。交流能力的训练以加强语意编码理解（通过结构化训练提升语言符号的理解与记忆效率）和记忆能力训练（如角色扮演、故事复述），促进语言的实际应用与逻辑推理能力，逐步实现语言表达与逻辑思维的同步提升。

1. 目光对视训练 通过玩具吸引儿童注意力，将儿童喜爱的玩具置于治疗师视线前方，当儿童寻找玩具时，自然与治疗师形成目光对视。对于年龄较大或已有一定眼神交流能力的儿童，可采用“木头人”或“不许露出小白牙”等经典游戏，逐步延长对视时间。

2. 交往训练与交往能力训练 根据儿童语言发育阶段，设计针对性训练方案。

（1）语言前阶段儿童：训练目标为促进视线接触，主要通过抚爱行为建立互动。治疗师可利用儿童快乐反应设计活动，如大运动游戏（举高、旋转等）或小运动游戏（逗笑、吹气等）。在这些活动中，治疗师需主动与儿童保持目光对视。例如，在举高游戏中，先做出夸张的举高动作，待儿童主动举手示意后再进行；逗笑时，先让儿童大笑几次，使其目光追视治疗师，并期待下一次互动。通过反复练习，儿童逐渐学会用目光关注他人，并用肢体语言表达需求。

（2）单词阶段儿童：选择易于激发兴趣的玩具，设计简单易懂的操作游戏，如敲鼓、投球入孔等。还可引入交换游戏，如儿童与治疗师互换位置或玩具，学习“请给我”的动作及物品传递。训练中需注重培养儿童持续互动的能力，确保其在长距离或长时间的情境下也能完成指定动作。

（3）语句阶段儿童：在游戏与日常生活中，鼓励双方（治疗师与儿童、家长与儿童等）通过肢体动作或语言符号表达需求。可采用系列图片轮流描述、故事复述、词语接龙或角色扮演等活动。治疗师需保持眼神接触与微笑，吸引儿童注意力后再进行交流。当儿童尝试使用新语句时，及时给予鼓励而非直接纠正，以促进语言学习。还可通过假扮游戏（如超市购物）等互换活动，进一步强化社交互动能力。

通过分阶段、趣味化的训练设计，帮助儿童逐步提升目光对视、社交互动及语言表达能力，为其语言发育奠定坚实基础。

3．互动游戏训练　通过动态角色扮演活动促进社交能力发展，例如设计身份互换情景模拟。在治疗师引导下，儿童通过交替扮演信息发起方与接收方的双重角色，借助物品交换、空间位置转换等具象化形式，培养双向互动意识。重点在于构建稳定的沟通循环系统，确保儿童在不同空间距离（0.5～3米）及时间跨度（持续5～15分钟）中，均能有效执行预设的交互指令。

4．口语表述与口语对话（集体训练）　主要借助对话和互动实现信息的共享与思想的交换。此类训练无需依赖特定教材，重点在于根据儿童的语言发展程度选择恰当的练习内容。训练可以涵盖符号与指示内容关联的不同阶段，旨在激发儿童的理解能力、表达能力和信息传递能力。这类沟通训练不仅限于在训练室内开展，还应当延伸至家庭和社会环境，在日常生活中随时随刻进行指导。通过这种训练方式，能够有效引导儿童主动参与人际交流。该训练方法适用于所有语言障碍儿童，尤其是语言发展水平较低、存在交流障碍以及语言理解与表达能力发展失衡的患儿。

（三）语言符号与指示内容关系的训练

1．第一阶段训练　此阶段针对儿童对外界刺激感知较弱的特点，在训练中注重通过多种感官的综合运用，结合玩具和教具吸引儿童的注意力，帮助其更好地关注外界的人和物。

（1）注意力的训练：在儿童熟悉的环境中，提供丰富的感官刺激，鼓励他们通过多种感官去探索周围的物品。例如，使用会发声的玩具车来吸引儿童的注意，随后逐步引导其对关注动态事物的持续性。

（2）对事物持续记忆的训练：通过游戏活动培养儿童对事物持续存在的认知。例如，将儿童正在玩耍的玩具藏在毛巾下或箱子里，引导其寻找并确认物品依然存在。

（3）促进视线接触的游戏：设计一些有趣的游戏，如举高、旋转、逗乐等，通过这些活动增加儿童与他人的目光交流，帮助其学习如何通过眼神传递情感和意图。

（4）事物的基础性操作：引导儿童通过对外界事物的操作观察变化过程。从简单的触摸、抓握开始，逐步过渡到敲击、拿取和摆放等更复杂的动作。训练中可使用积木搭建、套圈、敲鼓等玩具，并在初期给予适当的辅助，最终帮助儿童掌握物品的正确使用方法。

2．第二阶段的训练　本阶段的儿童尚未掌握语言能力，但已具备对事物的基本理解能力，并能形成一定的概念。例如，儿童可以通过将人带至物品前并展示物品来表达自己的需求。此阶段的重点在于帮助儿童建立对日常事务的理解能力，培养其匹配、选择能力，并使其能够理解事物的名称和相关要求。

（1）事物基础概念的训练：通过模仿和示范，帮助儿童了解身边常见物品的用途。例如，出门时戴帽子、穿鞋，用餐时使用杯子喝水，打电话时拿起电话等。此类训练应与家庭教育相结合，在训练室、家庭和幼儿园等不同环境中进行，以实现训练内容在日常生活中的广泛适用性。

（2）匹配训练：通过操作性任务（以形式特性为基础），引导儿童认识事物的外部特征（如颜色、大小等）。例如，将书籍归位至书架，将积木放入玩具箱等。这一阶段的训练以视觉感知为主，儿童需将两个或多个物品放置在合适的位置。具体而言，匹配训练时可呈现多个示范项，要求儿童根据手中的物品与示范项中的某一相关物品进行匹配。

（3）选择训练：通过操作性任务（以功能特性为基础），帮助儿童认识事物的特性和用途，进而建立事物类别的概念。例如，将混合摆放的动物和水果图片分开。具体操作中，可呈现一个示范项，并提供两个或多个选择项供儿童挑选。例如，在牙刷、剪刀和帽子三种嵌入板中，展示其中一个母板，并要求儿童从子板中选择合适的物品放入母板中。这有助于儿童理解事物的功能属性并做出正确的选择。

3. 第三阶段的训练 此阶段儿童的训练重点为符号形式的建立，训练顺序为：符号形式获得→语言理解→语言表达。

（1）手势符号的训练：适用于尚未掌握语言符号理解与表达的儿童，或能理解语言符号但无法表达的儿童。手势符号比语言符号更易被儿童接受，可作为过渡媒介，逐步引导儿童掌握语言符号。

1）情景手势符号的训练：目标是帮助儿童关注手势符号的存在。通过日常生活场景或游戏进行强化，例如，分别时挥手表示“再见”；见面时握手表示“你好”。训练初期由治疗师或家长辅助完成，后期逐步过渡到儿童自发使用。

具体方法：利用日常场景（如开关门、坐下、扔垃圾等），家长边说边做动作，随后引导儿童模仿。例如，家长说“把纸扔进垃圾桶”并示范，儿童模仿正确后给予奖励（如喜爱的零食）。初期可由两名家长协作，一人发指令并示范，另一人引导儿童完成。

2）事物和物品之间关系的手势符号训练：目标是帮助儿童理解手势符号与物品的对应关系。

具体方法：使用仿真娃娃进行训练，将娃娃置于儿童面前，摆放帽子、袜子、手套等物品。治疗师先拍打娃娃头部，再拍打自己头部，同时说“帽帽”，引导儿童选择帽子。训练中需确保儿童关注手势符号，逐步过渡到儿童独立根据手势选择物品。若儿童选择正确，及时给予实际反馈（如为娃娃戴帽子），并鼓励手势模仿；若选择错误，拍打娃娃相应部位，引导儿童修正。

训练进阶：从实物认知→镶嵌板（视觉配对与听觉理解）→语言符号（行为与图片），由低到高逐步发展。初期选择差异明显的物品组合，后期过渡到相似物品组合，帮助儿童提升视觉区分与语言符号理解能力。

3）手势符号促进语言符号的训练：利用日常生活或治疗室场景，结合儿童行为，治疗师同时提供语言刺激与手势符号，引导儿童模仿并固定手势符号。

具体方法：例如，儿童困了要睡觉，治疗师带儿童到床边说“睡觉觉”，同时将儿童双手合拢放在头部一侧，做出睡觉手势。类似场景包括上厕所、穿脱衣服、吃饭等，选择简单易行的动作与表情作为手势符号。将学会的手势符号融入日常生活进行强化，还可利用手势符号进行短句练习。如“扔掉废纸”，治疗师示范后让儿童模仿，固定短句顺序。其他例子包括“坐下”“手放下”“拍手”“开门”等。

通过系统化的手势符号训练，帮助儿童逐步建立符号理解与表达能力，为语言发展奠定基础。

（2）语言符号的理解训练：儿童语言理解能力的培养可以按照以下顺序进行，从语音感知训练开始，逐步过渡到词语理解、句子理解，最后达到篇章理解的水平。

在日常生活中，儿童会接触到各种有趣的词汇，如水果、蔬菜、交通工具、小动物和日常用品等。这些词汇可以从儿童早期学会的手势符号入手，逐步向语言符号扩展。训练时，可以在儿童面前放置2～3张物品图片，由治疗师说出图片的名称，让儿童通过指认或拿起对应的图卡来完成听理解任务。随着儿童的进步（如注意力和记忆力的提升），可以增加图片的数量（如3～4张或6～9张），以提高训练的难度。此外，还可以结合互动游戏的形式进行强化练习。

（3）语言符号的口语表达训练：对于能够模仿语言的儿童，应着重培养其主动的口语表达能力。

1）口语表达要与理解水平相匹配：语言理解通常先于口语表达发展，因此训练时需要根据儿童的语言理解阶段，制定相应的表达训练目标并选择合适的训练内容。训练的基本流程是从简单的口语模仿开始，逐步过渡到主动表达，最终达到在生活中灵活运用语言并实现广泛的语句泛化的阶段。在此过程中，可以使用手势符号和文字符号作为辅助工具，最终引导儿童独立使用语言表达。如果语言符号的获取遇到困难，也可以考虑引入代偿性交流方式。

2）表达训练与语言符号训练的同步推进：在表达训练中，建议从儿童能够理解的词汇入手，并优先选择易于发音或单音节的词汇（如“妈妈”等）。训练初期可以让儿童模仿单音发音（如早期仅需模仿词头或词尾的音、语调等）。从拟声词和音调词开始更容易入手，之后逐步增加词汇的口语表达训练。需要注意的是，应注重发展儿童的同音位发音能力，并通过无意义发音向有意义发音过渡，帮助儿童从被动发音逐渐过渡到主动发出有意义的语言。

3）口语表达训练的方法：①事物名称的口语表达，以儿童已理解的词汇为基础，从简单易发音的单音节词开始（如“爸爸”），先引导其模仿发音，随后逐步扩展词汇量，并鼓励儿童主动使用有意义的语言符号。②词句的口语表达，对于无法完整使用成人语言表达句子的儿童，可采用手势语与成人语结合的方式（如“吃”的手势＋“葡萄”的成人语），逐步过渡到完全用语言符号表达完整句子。具体方法为当儿童表达不完整时，可通过提问补充缺失部分。例如，展示“吃葡萄”的图片，儿童回答“葡萄”时，训练者可提问“做什么？”以引导其补充完整句子。③文字符号的辅助作用，对于已具备文字学习能力的儿童，可利用文字符号作为表达媒介，尤其是帮助记忆音节。具体方法为对照图片，让儿童写出相关文字；结合手势与文字提示，逐步引导儿童在不依赖文字的情况下用语言表达。④代用性交流手段，对于有明显运动障碍的儿童，早期应考虑使用非语言符号的替代性交流方式。若条件允许，仍应以语言符号表达为首要目标进行训练。通过分阶段、多模态的训练方法，帮助儿童逐步提升口语表达能力，同时灵活运用手势、文字等辅助工具，促进语言发展。

（4）扩大词汇量的训练

1）名词的分化与扩大：目标是帮助儿童掌握同一类别内的常用词汇（如水果、蔬菜、动物、交通工具、日常用品等），并促进词汇的分化学习。例如，将不同蔬菜（如白菜、油菜）的图片放在一起，引导儿童进行区分。

训练方法：①当儿童想吃桃子时，治疗师将桃子放入其口中并说“桃子”，要求儿童模仿发音；②治疗师说“吃桃子”，儿童将面前的桃子放入口中；③当儿童再次想吃时，治疗师提问“你要吃什么？”，鼓励儿童用语言表达需求。若儿童理解名词有困难，可先用儿童语（如“桃儿”）辅助。

2）动词的学习与扩大：通过动作游戏、实际生活场景及图片相结合的方式进行训练。

训练方法（以“吃”为例）：①儿童吃葡萄时，治疗师做出“吃”的动作（用手拿并放入口中），同时说“吃”，引导儿童模仿；②治疗师做“吃”的动作并说“吃”，儿童将面前的葡萄放入口中；③治疗师说“吃”，要求儿童用动作表达；④治疗师做“吃”的动作并提问“我在做什么？”，鼓励儿童用语言表达。

3）形容词的训练与认知能力提升：结合游戏与图片，帮助儿童理解并表达形容词。训练步骤：分类→言语符号理解→言语符号表达→自发表达。

训练方法（以“红色”“绿色”为例）：①在儿童面前放置红色和绿色的积木，利用视觉分辨促进语言符号理解；随后使用图片，让儿童分类，每拿起一张卡片，治疗师用成人语说出颜色，引导儿童模仿发音。②通过游戏强化，治疗师说出颜色，儿童选择对应卡片并模仿发音。③治疗师指着卡片提问“这是什么颜色？”，要求儿童用语言回答。④反复练习，鼓励儿童在日常生活中用言语描述事物颜色。

通过多样化的训练方法，帮助儿童逐步扩展词汇量，提升语言理解与表达能力，同时将所学内容融入日常生活以巩固学习效果。

4. 第四阶段的训练 本阶段训练目标为语句构建与扩展。此阶段的儿童在词汇量扩展的基础上，学习内容从名词逐步延伸到动词、形容词、量词、代词、介词等，并将已学词汇组合成语句，从简单的主谓结构、动宾结构发展到主谓宾结构及带修饰语的句子。

（1）两词句训练

1）语句形式：①主语＋谓语（主谓结构）；②谓语＋宾语（动宾结构）；③大小＋事物；④颜色＋事物。

2）训练步骤：确定构成两词句的词汇→理解表示两词句的图卡→训练两词句的理解→两词句的表达及日常应用。

3）训练方法（以“大小＋事物”为例）：①在儿童面前放置同一事物、同一颜色但不同大小的两张图片（如大杯子和小杯子），治疗师提问“哪个是大的杯子？”“哪个是小的杯子？”，观察儿童选择，评估其理解能力；②并列摆放相同颜色、不同大小的杯子和苹果的四张图片，用“大的杯子”“小的苹果”等语言提示，让儿童选择对应图片；③互动游戏，治疗师与儿童交换角色，儿童用语言发出指令，治疗师选择相应图片。

（2）语句的口语表达：对于无法完整使用成人语言表达句子的儿童，可采用手势语与成人语结合的方式（如“吃”的手势＋“葡萄”的成人语），逐步过渡到完全用口语表达完整句子。

1）训练方法：当儿童表达不完整时，通过提问补充缺失部分。例如，展示“吃苹果”的图卡，儿童回答“苹果”时，治疗师可提问“做什么？”，引导其补充完整句子。

通过系统化的语句训练与互动游戏，帮助儿童逐步掌握两词句及更复杂的句子结构，同时将所学内容融入日常生活，提升语言表达能力。

2）语句形式：①主语＋谓语＋宾语（如“大象喝果汁”）；②大小＋颜色＋事物（如“大的红色苹果”）。

3）训练步骤：确认儿童是否理解构成三词句的词汇→进行三词句图卡的理解训练→开展三词句的表达训练及日常应用练习。

4）训练方法（以“姐姐梳头发”为例）：①强调语法规则，避免错误表达（如“头发梳姐姐”）；②图卡理解训练可从1/4单位选择逐步过渡到1/8单位选择，并注意图片排列顺序。

（3）语法训练：可逆句的学习。

1）训练步骤：明确句子内容→排列句子成分的位置→进行表达练习。

2）训练方法（以“河马背猴子”为例）：①在儿童面前展示“河马背猴子”的大图，引导其观察图中拿背带的动物；②将小图按“河马”＋“背带”＋“猴子”的顺序从左到右排列，帮助儿童理解主语位置，随后让其练习排列顺序；③引导儿童说出完整句子。

在此基础上，逐步引入带连词、介词的复杂句子，并鼓励儿童在日常生活中应用所学内容。可通过观看简单图片、完成练习及听故事等方式，进一步巩固语言能力。

5. 第五阶段的训练 本阶段的训练目标是被动句的理解与表达，此阶段的儿童重点学习组词成句的规则，理解语句的顺序与逻辑关系，并掌握被动句的表达能力。

1）训练步骤：明确句子内容→排列句子成分的位置及方位关系→进行表达练习及日常应用训练，促进泛化。

2）训练方法（以“老鼠被猫追”为例）：①在儿童面前展示“老鼠被猫追”的图片，帮助其理解句子内容；②引导儿童排列句子成分的小图，若儿童沿用可逆句的顺序（如“猫追老鼠”），及时提示并纠正；③通过模仿动作或游戏（如角色扮演），帮助儿童理解被动句的逻辑关系；④反复练习，直至儿童能独立排列、理解并说出被动句式。

通过系统化的被动句训练，结合动作模仿与游戏互动，帮助儿童掌握复杂句式的逻辑关系，并将其应用于日常生活，提升语言表达能力。

（四）文字训练

语言治疗涵盖听、说、读、写等多维度能力培养。正常儿童通常在口语掌握后才开展识字教育，然而对于语言发育迟缓的特殊群体，文字符号可以作为语言形成的媒介，帮助克服语言学习中的困难，同时也可以作为信息交流的代偿手段。因此，文字学习的引入应根据个体情况和具体病例灵活调整。

1. 适用情况

（1）语言理解和表达均迟缓的儿童：这类儿童可以通过文字作为媒介，促进对言语符号的理解和表达。

（2）理解能力较好但表达困难的儿童（如B群儿童）：这类儿童可以先学习文字语言，利用文字作为表达媒介，进而促进口语表达。此外，文字还可以作为辅助工具，帮助他们在说话困难时进行交流。

（3）伴有构音障碍或发音不清的儿童：在文字学习的同时，可以通过文字进行音节构造的分解与合成训练，以改善发音问题。

（4）轻度或临界全面发育迟缓的儿童：对于学龄前到低年级的儿童，考虑到他们在学校的适应问题，有必要进行文字学习指导，帮助他们在掌握文字符号的同时，进行音节分解、词汇和句子等语言学习。

2. 文字训练程序与方法

（1）字形的辨别训练

1）几何图形辨别：作为基础训练，儿童需要能够辨别多种几何图形（至少10种），可以通过形状积木等教具进行训练。

2）单字字形辨别：从简单的单字开始，让儿童从多个文字中选出指定的文字。初期可以选择相似性较低的文字（如“日”和“月”），逐渐过渡到相似性较高的文字（如“未”和“末”）。

3）单词水平辨别：从字形和字数相似性较低的单词开始训练，逐步提高难度。例如，先让儿童从“大象”和“蚂蚁”中选出“大象”，再过渡到更复杂的单词组合，如“晴天”与“眼睛”的区分。

（2）文字符号与字义的结合训练：当儿童能辨别1～2个音节词后可进行本阶段的训练，以文字符号与图片字义相结合完成文字的应用。

1）字-字匹配训练：给儿童一张文字图片，要求他们从桌面上多张文字图卡中找出匹配的文字。

2）字－图匹配训练：给儿童一张事物图片，要求他们从桌面上多张文字图片中找出与事物图片对应的文字。

3）字－图选择训练：给儿童数张文字图片，桌面放一张与数张文字有相应图案的图卡（示范项），进行文字的选择。

（3）文字符号与音声符号的结合训练

音声语言选择：在儿童面前放置多张文字图卡，治疗师通过口语说出某个字词，要求儿童指出相应的图卡。随后，儿童可以指着图卡上的文字与治疗师一起朗读，以促进口语表达。

词汇选择：选择儿童能够理解且发音正确的词汇，逐步增加难度，从音形、文字、字数、意义等方面进行组合训练。

（4）文字符号与意义、声音的构造性对应结合

图文连线：通过点对点连接游戏建立图像—文字—语音的关联。

语音激活：完成连线后立即进行目标词汇朗读，强化多通道记忆。

（5）文字训练文字符号的辅助作用：对已掌握基础文字者，具体如下。①提示功能，利用文字提示回忆目标词汇发音；②书写表达，通过抄写目标词促进语音产出；③撤除辅助，逐步减少文字提示，过渡到自主口语表达。

（6）代偿性交流训练：对于有明显运动障碍的儿童，代偿性交流手段应作为首要训练目标。特别是对于语言表达困难的B群儿童，如果所有常规方法都无法帮助他们形成语言表达，建议使用文字板、交流板等代偿性交流工具。

通过以上方法，文字学习不仅可以作为语言发育迟缓儿童的语言形成媒介，还可以作为有效的代偿手段，帮助他们更好地进行信息交流与传递。

五、语言环境与儿童语言发育

（一）语言环境在儿童语言发育过程中的重要性

婴幼儿语言能力的形成与其所处的交流环境之间存在关联。从出生开始，养育者通过多感官刺激（如母亲特有的韵律化发声、互动性面部表情、触觉安抚等）构建语言发展的神经基础。这些感官刺激中蕴含着前语言期的重要发展契机——共同注意机制的建立、意图解读能力的萌芽等。临床研究表明，缺乏后天的语言环境，其语言发展将受到严重阻碍，甚至可能终生无法像普通人一样掌握语言能力。典型的例子如“狼孩”，他们因脱离人类语言环境而无法发展出正常的语言能力。

（二）语言发育迟缓儿童对语言环境的特殊需要

对于存在语言发展迟缓的儿童，传统的结构化训练必须与真实的语言环境相结合。这意味着：一方面需要将治疗室习得的沟通技能（如物品请求、社交互动等）迁移到真实生活场景之中；另一方面要构建支持性环境网络，包括家庭成员的全流程参与（建立统一互动规范）、社区融合活动设计（促进同伴示范效应），以及多场景泛化训练。

（三）改善和调整语言发育迟缓儿童家庭语言环境的必要性

1. 营造和谐的家庭氛围 儿童需要在一个温暖、和谐、健康的家庭环境中成长，良好的家庭关系有助于语言能力的提升。

2. 培养兴趣与良好习惯 家长应引导儿童通过合理的方式表达需求，而非依赖哭闹等行为。培养儿童的兴趣和良好习惯，有助于其全面发展。

3. 早发现、早干预 当发现儿童语言发育存在问题时，应尽早诊断并采取干预措施，避免因语言问题引发心理障碍。

（四）家庭干预操作指南

家庭干预需遵循“渐进式挑战”原则，在儿童最近发展方案中设置适度的沟通目标，同时建立动态调整机制，确保干预方案与儿童发展节奏同步。

1. 耐心交流，贴近生活 家长应随时随地与儿童耐心对话，话题尽量围绕他们的生活经验或兴趣展开，谈论他们熟悉的事物。

2. 讲故事，满足需求 每天抽出时间给儿童讲童话故事，选择他们喜欢的内容。如果儿童要求重复听同一个故事，家长应尽量满足，这有助于语言的理解和记忆。

3. 固定时间训练 每天安排固定的时间进行语言训练，选择轻松的氛围，避免紧张。每次训练时间不必过长，但需坚持每天进行。

4. 明确语言表达 与儿童交流时，家长应避免仅用手势或表情，而要用清晰的语言表达自己的要求和观点，同时配合丰富的表情和语调，增强交流效果。

5. 认真倾听，给予鼓励 家长应仔细倾听儿童的每一句话，即使难以理解，也要表现出极大的兴趣和耐心。语言发育迟缓的儿童往往需要更多勇气才能开口，因此家长的鼓励至关重要。

6. 教授表达与社交技巧 家长可以教儿童如何表达自己的想法，以及如何与其他儿童相处。通过传授实用的交往技巧，帮助儿童更好地融入社交环境。

7. 丰富生活经验 经常带儿童去各种公共场所，扩展他们的生活经验和感官体验。儿童对陌生事物的理解能力有限，丰富的体验有助于语言能力的提升。

8. 及时就医，查明原因 当发现儿童存在语言发育迟缓时，家长应及时带儿童去医院就诊，查明原因并采取相应的干预措施。

▶知识拓展

增进互动沟通的技能

语言治疗不仅促进儿童的认知、理解与表达能力，更重要的是帮助他们成为有效的沟通者，实现学以致用的目标。以下是一些常见的策略。

1. 个体化行为档案构建 建立个体化动态档案，系统记录儿童生物节律、兴趣偏好及能力基线。通过行为模式分析，预判特定场景下的反应，设计情境化对话脚本引出目标行为。

2. 情境迁移训练 采用“治疗室-家庭-社区”模式。例如，将训练中掌握的请求句式（如我可以要XX吗？）融入生活场景，设计超市购物时自主询问商品位置的实践任务。

3. 关注并引导儿童的沟通 随时留意儿童的表现，确保在说话前吸引他们的注意力，并保持眼神接触。可以通过将物品放在儿童无法触及的地方，引导他们表达需求。当儿童通过语言或非语言方式尝试沟通时，立即给予回应，例如提问“你想要这个玩具吗？”或描述“你拿到了娃娃！”

4. 当下情境对话法 围绕即时体验展开话题（如正在进行的搭积木活动）；运用5 ~ 7秒等待间隔，配合期待性表情鼓励自主应答；设计开放式问题（接下来我们需要哪种形状？）替代封闭式询问。

5. 多样化语言示范与练习 在日常生活中，自然地用不同的方式向儿童说明和描述事物，并示范多样的词汇和句式，鼓励他们模仿和练习。

6. 鼓励与扩展新语言 当儿童尝试使用新词汇或句子时，及时给予表扬和鼓励，并适当扩展他们的表达，帮助他们向更高的语言阶段迈进。

7. 回应非语言沟通 即使儿童通过非语言方式（如手势或表情）进行沟通，也要立即回应，并用语言解释他们的行为，帮助他们理解语言沟通的重要性，并激发他们的沟通兴趣。如儿童拍肚子，治疗师回应“我饿了，要吃饭”。

8. 利用多样化活动练习技巧 通过系统性看图说话、复述故事、故事接龙、角色扮演等活动，帮助儿童练习眼神接触、轮流发言、回答问题、解释说明，以及维持话题等沟通技巧。

9. 以鼓励代替矫正 多采用鼓励的方式，给儿童时间自我修正，这不仅能增强他们的自尊心、自信心和成就感，还能提高他们对训练的兴趣和参与度。

六、治疗师对儿童反应的处理方法

治疗师通过运用技巧引导儿童产生适当的反应，并对这些反应采取合适的处理方式，从而有效提升儿童的能力和学习动机，以下是几种常见的处理技巧。

（一）示范与提示

当儿童出现反应缺失或行为偏差时，治疗师可采用示范性指导与渐进式提示相结合的方式。首先通过亲身示范明确目标行为，若儿童仍存在执行困难，可辅以简明指令或体态暗示降低任务难度。连续三次干预无效时，需及时进行方案评估与调整，避免产生负面情绪。如在语言训练中，当儿童无法准确发音时，治疗师可同步展示口型变化，配合手势提示发音要领。

（二）扩展与延伸

针对儿童的语言发展特点，治疗师可采用双重拓展策略方式：一是语句补全法，将儿童碎片化表达转化为完整句式。如儿童表述“球”，可重构为“是的，红色皮球在滚动”；二是主题延伸法，在儿童原意基础上引入关联概念。前例可拓展为“皮球滚得真快，就像赛车一样”，通过建立语义网络促进认知发展。临床观察显示，该方法能使87%的受训儿童在3个月内实现句式复杂度提升。

（三）说明与解释

在儿童进行某项活动时，治疗师可以同步提供相关说明。如儿童在搭积木，可问“能告诉我你搭建的是什么吗？”引导儿童自我表达，继而进行精准反馈“这座积木塔非常稳固”。对于无口语的儿童，则实施行为解说方式，如边观察边描述：“宝宝正在小心地摆放积木，一块接着一块”。这种实时语言映射能有效提升儿童的情境理解能力。

（四）鼓励

鼓励可使儿童乐于学习、勤于学习，鼓励儿童的行为大致分两种方式。

1. 物质鼓励 选择性使用代币、趣味贴纸等实体奖励，建议在训练后奖励，避免分散注意力。

2. 精神鼓励 采用分级赞美法（基础认可→具体称赞→社会性鼓励），如从简单的“很好”进阶到“你主动分享玩具的做法真让人骄傲”。

根据儿童的个性和喜好，治疗师可以选择合适的鼓励方式，甚至可以同时使用物质和精神鼓励。但在治疗过程中，过于吸引儿童的玩具或食物可能会干扰治疗进程，因此应避免在治疗中频繁使用。相反，在治疗结束时提供增强物可能会取得更好的效果。因此，增强物的呈现方式和时间需要经过周密考虑。

七、新技术的应用

数字技术的深度应用为语言功能康复开辟了创新路径，通过多元化互动方式显著提升训练趣味性，拓展了干预手段的多样性，实现了治疗内容的立体化覆盖。

（一）口部运动治疗技术的应用

运用触-本体觉联合刺激原理，基于运动发育规律，通过系统化训练实现口腔（下颌、唇、舌体）感知觉正常化，消除异常运动形态，构建标准化口腔运动模式。其核心目标在于建立精准有效的生理运动基础，为发音器官功能发展提供必要支持，具体包含口部感知觉障碍的治疗和口部运动障碍的治疗两大模块。

1. 口部感知觉障碍治疗

（1）感知过敏调节：采用梯度脱敏疗法，如温感交替刺激、食品接触训练等。

（2）感知迟钝强化：运用振动工具激活、视觉生物反馈等技术。

（3）混合型调节：结合探索性游戏治疗（如口腔结构认知玩具），重建婴幼儿期运动模式，同步提升触觉敏感度与运动学习能力。

2. 口部运动障碍治疗 包括下颌运动治疗、唇运动治疗和舌运动治疗。

（1）下颌运动治疗：通过渐进式训练增强肌群力量与运动控制能力，重点改善三维空间运动范围扩展、肌张力调控与稳定性提升、异常运动模式矫正。训练路径遵循“感知激活→肌力强化→模式重建”三阶段模型，为高级唇舌运动奠定基础。

（2）唇部运动治疗：针对肌张力异常导致的圆唇/展唇困难、唇齿配合失调等问题，实施生物力学刺激训练、肌电反馈调控、功能性运动模式重建。干预流程从基础感知强化入手，逐步过渡到自主运动控制，最终实现发音所需的精准唇部动作。

（3）舌运动治疗：针对舌肌张力异常、运动范围受限等障碍，采用多维度触觉刺激、本体感觉促进技术、运动模式再教育。通过系统化训练增强舌体灵活性，建立精细运动控制能力，特别适用于伴发口面肌功能障碍的言语发育迟缓群体。

（二）听觉统合训练

听觉统合训练是一种特殊的感觉统合训练形式。听觉统合训练是通过一组经过过滤和调制的音乐滤除过度敏感的频率。促进对所有频率的正常知觉，减少对听觉信号的歪曲；训练和强化中耳的肌肉，使肌张力正常促进声音有效的传导：使鼓膜张肌和镫骨肌协同工作，完成听觉反射，从而达到矫正听觉系统对声音处理的失调现象；并刺激大脑皮质，改善行为紊乱和情绪失调。治疗过程中，经特殊处理的声波刺激不仅能优化听觉传导功能，还可促进记忆中枢发展，改善注意力调控机制。临床实践表明，该疗法对伴有情绪行为异常、听觉处理障碍的言语迟缓儿童具有显著效果。

（三）智能康复系统的应用

1. COGIN言语认知康复系统 该系统整合多媒体交互技术、嵌入式语音识别系统、游戏化认知训练模块，通过实时语音采集与智能分析功能，实现训练-评估动态闭环，大幅提升康复效率。

2. 言语语言综合训练仪 该训练仪包括语言障碍评估、语言障碍干预两大部分。①语言障碍评估：包含前语言能力的评估；词、词组、句、短文理解能力的评估；语言韵律能力的测量。②语言障碍干预：包含非语言沟通能力的训练；前语言阶段的辅助沟通能力训练；词语、词组、句子、短文理解与表达能力的训练；言语-语言综合训练。该训练仪可根据语言及韵律功能评估标准提供个性化康复建议，采用单一技术对言语康复效果进行全程监控。

这些技术创新不仅丰富了传统语言康复的手段，更通过数据化、个性化的干预模式显著提升了治疗效果，标志着语言功能康复正式进入智能化、精准化的时代。

—• 考试知识点总结 •—　　　**—• 本章小结 •—**

—• 协和云课堂……　拓展练习及参考答案 •—

（黄丽华　季媛媛）

第六章　听障儿童的听力与言语障碍

教学课件

学习目标

素质目标

（1）树立严谨务实的学习观念，基于听觉系统的生理学与病理学机制进行临床推理，并应用于听觉管理和言语康复的实践中。

（2）树立以家庭为中心的康复理念，明确听障儿童在听觉、言语、语言、认知、社交等方面的独特需求。

（3）具备社会责任感，积极宣传听力障碍早期筛查、早期诊断、早期干预的临床意义。

知识目标

（1）掌握：听觉障碍的分类、病因及其对个体生活的影响。

（2）熟悉：听觉发育的过程及其与语言发展的关系。

（3）了解：听觉器官的解剖生理结构及其功能。

能力目标

（1）能够识别不同类型的听力障碍及其症状。

（2）能够分析听力障碍的成因，并提出相应的应对策略。

（3）能够运用所学知识进行案例分析，提出合理的解决方案。

案例导入

【案例】

患者，男，24个月，表现出典型的高频感知障碍，在出生时没有出现任何异常，早期发育正常。家长诉在其1岁时发现患儿对周围声音反应的敏感性较同龄儿童低，尤其是对高频声（如玩具发出的声音）反应较弱。2岁时，患儿的语言发展明显滞后，同龄儿童能够说出简单的句子，而患儿只能发出单个音节，且词汇量较少。

【问题】

1. 请运用所学知识判断该儿童是导致的言语障碍的原因是什么？
2. 针对该儿童的言语障碍，需要进行哪些方面的干预？

· 核心知识拆解 ·

第一节 概　　述

一、听觉器官

何谓听觉？从宽泛的角度来看，“听觉”这一概念包含两个维度的意义。首先，它指的是对声音的感知能力（听觉感受），是个体与生俱来的对声音刺激的基本接收功能，其是否健全主要取决于听觉系统的发育状态。在临床听力学实践中，纯音测听法（pure-tone audiometry，PTA）被广泛用于该功能的客观评估。其次，听觉还涉及对声音的认知处理（听觉认知），这是建立在第一维度之上，通过各级听觉核团与听觉中枢对声音信息的深入加工和解读，包括理解、记忆等复杂的心理活动，这些能力是通过后天学习和经验积累逐渐形成的。言语识别测试则是衡量这一维度功能的有效手段。值得注意的是，某些中枢神经系统病变可能存在纯音听力阈值正常，但在言语测试中的得分偏低，这表明患者的声音感知功能未受影响，而声音的认知处理存在障碍，属于中枢性听觉损伤。

内耳接收声波存在两种差异化传导机制：气传导和骨传导。①气传导路径：在正常生理状态下，声音通过耳郭收集、外耳道传导、鼓膜振动、听骨链传递，最终到达前庭窗膜进入内耳，这是声音传导效率最高的路径。②骨传导路径：声音直接作用于颅骨，声音信号随后通过颅骨传递至内耳，激活听觉感受器。如在潜水场景中，骨传导对声音感知的贡献度显著增加。

人类的听觉系统构成复杂，涵盖外耳、中耳、内耳结构，以及听觉传导神经通路和听觉中枢。

（一）耳胚胎发育

耳朵的发育起始于胚胎阶段。在母亲怀孕的第20周，耳郭的形状已经基本定型，与成年人的相似，只是尺寸较小，这一形态会持续发育直至儿童9岁左右才达到完全成熟。并且在出生时，外耳道的底部尚未完全骨化，这一过程会一直延续到7岁。对于中耳部分，听小骨的骨化在孕期第32周即可完成；鼓室则在孕30周时基本发育成型，随后在第34周至第35周发生气化，直至新生儿开始呼吸，空气才经咽鼓管进入鼓室。内耳则由前庭、半规管和耳蜗这三个核心结构组成。在孕期的第6周末，前庭囊开始转变为半规管；到了第12周，耳蜗的发育已大致完成。值得注意的是，内耳是胎儿中期唯一一个达到成人分化水平的感觉器官。此外，耳蜗是内耳中最后成熟的结构，因此更容易出现发育异常或畸形。

（二）听觉系统解剖

耳作为一种独特的感觉器官，承担着听觉与平衡觉的双重功能。依据其解剖学特性，耳被细分为外耳、中耳与内耳三大组成部分。外耳与中耳主要负责声音的传导，而内耳除传导声音之外，还具备感知声音及维持平衡的功能。

1. 外耳　包括耳郭和外耳道。

耳郭（除耳垂外）主要由弹性软骨构成，形态宛如贝壳，通常两侧呈对称性分布。耳郭的外缘游离部分称为耳轮，其前方存在一弧形隆起，名曰对耳轮。在配戴助听器时，耳甲艇与耳甲腔是安置耳膜的关键部位，若耳膜未能妥善嵌入耳甲艇，将导致声音自周围泄露，进而引发助听器的啸叫声。

外耳道自外向内延伸至鼓膜，全长为2.5～3.5cm，其外部为软骨部，内部为骨部，软骨部与骨部的交界区域较为狭窄，称为峡部。外耳道并非直线管状，而是略呈S形弯曲。成年人的外耳道相对较长且弯曲复杂，而婴儿的外耳道则短而直，鼓膜近乎水平位置，因此在对儿童进行耳道检查时，需向下牵拉耳郭，并同时向前牵拉耳屏。

2. 中耳　由鼓室、鼓窦、乳突和咽鼓管共同构成。鼓室为一含气空腔，坐落于鼓膜与内耳外侧壁之间，前方通过咽鼓管与鼻咽部相连通，后方则借由鼓窦入口与鼓窦、乳突气房相沟通。中耳的传音结构主要包括鼓膜与听小骨。

听骨链：由三块听小骨组成，即锤骨、砧骨和镫骨。

鼓膜：为向内凹进的椭圆形半透明薄膜，其边缘稍显增厚，并围绕形成一纤维软骨环，牢固地嵌入鼓沟之内，此部分被命名为紧张部。而在鼓切迹的位置，鼓膜直接贴附于颞鳞部，展现出较为松弛的特性，故称为松弛部。鼓膜的整体形态宛如扬声器，呈现出向前、向外、向下的倾斜态势，其与外耳道底部的夹角为45°～50°；而在新生儿中，这一夹角约为35°。鼓膜的中心存在一个凹陷点，被形象地称为脐，自脐部向上凸起的部分，则被称作锤凸。位于脐与锤凸之间的白色条纹，被命名为锤纹。在进行耳镜检查时，可以观察到鼓膜前下方存在一个三角形的反光区域，这被称为光锥。因此，当鼓膜发生内陷时，光锥可能会消失或形变。

咽鼓管：是沟通鼻咽腔和鼓室的管道，成人全长35～39mm，由骨部与软骨部构成。骨部为近鼓室段，占全管长的1/3。软骨部为近鼻咽段，占全管长的2/3。咽鼓管软骨段呈裂隙状，经常处于关闭状态，骨部和软骨部交界处为咽鼓管最狭窄处，称为峡部。

3. 内耳　位于颞骨岩部内，为听觉和平衡觉的重要器官。内耳按解剖结构主要分为前庭、半规管和耳蜗，按组织学结构分为骨迷路和膜迷路。骨迷路由中央疏松骨质的蜗轴与周围的骨性蜗管组成。其中骨性蜗管中包含3个管腔，分别为前庭阶、中阶和鼓阶。膜迷路位于骨迷路内，形状与骨迷路相似。

听觉系统的初级神经元（Ⅰ级）定位于耳蜗内部的螺旋神经节区域，该神经节处于骨螺旋板与蜗轴的联结部位。在听力健全的成年人中，螺旋神经元的数量范围在35 000～50 000。螺旋神经节内含两类神经元：约95%为大型、有髓鞘的第一类螺旋神经元（Ⅰ型），它们主要连接至内毛细胞；而剩余的5%则为较小的第二类螺旋神经元（Ⅱ型），它们不仅与外毛细胞相连，还有部分伸展至内毛细胞。因此，内毛细胞受到大量传入神经纤维的密集支配，每个细胞大约与20个螺旋神经元建立突触连接。相比之下，Ⅱ型螺旋神经元则发出众多侧支，每个神经元大致负责10个外毛细胞。这些螺旋神经元的中枢延伸部分集结成耳蜗神经，穿行于内耳道，穿越内耳门进入颅腔后抵达脑干，最终投射至耳蜗腹核与背核，从而完成听觉信号向中枢听觉路径的传递。

（三）听觉传导通路

听觉信号的传递路径起始于外周听觉器官，经由脑干延续至大脑皮质，这一过程涉及多个层级的神经元接力。尽管大脑皮质是听觉信息处理的最终站点，但位于大脑皮质之下的各级听觉通路同样承担着声音信息的解析、加工与处理任务。此外，大脑皮质与各听觉中枢通过下行传出神经系统对听觉外周系统实施精细调控，这对于维持听觉系统的正常运作至关重要。在外周，听觉信息传入路径的起始部分位于耳蜗内。耳蜗内的螺旋神经元构成了听觉传入的第二级神经核，这一层级之上还有耳蜗背核、耳蜗前腹侧核以及外侧丘系核等构成耳蜗神经核的部分。此外，内侧膝状体被视为听觉传导路径中的第五级神经元。大脑皮质虽接收来自双侧耳蜗的信号，但对来自对侧的刺激表现出更高的敏感性，从而也间接参与听觉功能。

与听觉信号传入路径不同，听觉信号传出路径的神经元分级并不明显。其中枢核团主要位于上橄榄复合体内，其中传出神经元向耳蜗毛细胞发送纤维，并有少量纤维投射至耳蜗神经核。因此，听觉信号传出神经系统被命名为橄榄耳蜗系统。

二、听觉发育与语言发展

儿童的听觉成长与其语言能力的发展紧密相连，良好的听力是语言习得的基础条件。听力健全的婴儿通常在4～9个月时（最晚不超过11个月）开始学习语言。相比之下，严重听力损伤的儿童，由于缺少必要的语言输入和适宜的学习环境，可能会面临更为严峻的挑战，甚至可能导致聋哑状况的发生。因此，尽早识别并采取干预措施，在预防聋哑和语言发展障碍的过程中具有重要意义。

儿童的听觉言语发育是连续且逐渐发展的，但不同年龄段也表现出一定的阶段性。儿童的听力和言语发育可划分为以下几个阶段。

0～3个月，新生儿对声音的感知有限，他们对50～60分贝的声响可能以睁眼、握拳等方式作出反应，而对强烈的声响则可能出现惊跳反射。大约3个月时，听力正常的新生儿开始能够转向声源方向。

4～7个月，婴儿开始对周围环境中的轻声（35～40分贝）持续产生反应，如听到母亲的声音时会安静下来，并能对不同语调作出不同回应。此时，他们开始尝试发出单音节声音，到7个月时，能模仿发出“爸爸”“妈妈”等简单词汇，但这更多的是咿呀学语，而非有意识地称呼父母。

8～12个月，婴儿的声源定位能力显著提升，能控制自己对声音的反应，并能识别日常生活中的常用词汇。

1～2岁，儿童能理解简单的指令，自控和语言能力有所增强，能将常用词汇组合起来使用，并能说出自己的名字和一些简单的词语。

2～5岁的儿童能遵循更复杂的指令，进入初步造句阶段，开始学说儿歌、数数、唱歌，并尝试识字。0～5岁是听觉和语言发展的关键时期，因此，这一阶段的关注和培养至关重要。

婴幼儿听力发育在3岁前可细分为三个阶段：1～4个月、5～24个月及25～36个月。随着年龄的增长，ABR波中的Ⅲ、Ⅴ波的潜伏期，以及Ⅰ～Ⅲ和Ⅰ～Ⅴ波间期会逐渐缩短，但Ⅰ波的潜伏期并不随年龄增长而发生变化。同时，ABR反应阈值以及2kHz和4kHz频率下听性稳态反应（auditory steady-state response，ASSR）的反应阈值，在5～24个月开始呈现下降趋势。这些变化表明，耳蜗神经的传导功能在出生时已基本成熟，而大脑听觉通路的高频敏感度则在两岁左右达到完善，此外，神经传导功能直至3岁仍未完全成熟。

三、听觉障碍分类与病因

2021年世界卫生组织（Word Heath Organization，WHO）发布《世界听力报告》中指出患有听力障碍的人逐年增多，目前全球超过15亿人患有不同程度的听力障碍，其中4.3亿人有中度及以上听力障碍，儿童听力障碍患病人数约3400万。未来30年，听力障碍的人数可能会增加1.5倍以上，超过7亿人可能会经历中度或更严重的听力障碍。在中国，约有2780万患有听力障碍，其中0～6岁听障儿童有13.7万，而且每年新增2万～3万人。

听力障碍是指听觉系统中的传音、感音以及对声音综合分析的各级神经中枢发生器质性或功能性异常，而导致听力出现不同程度的减退，表现为听不到或听不清环境声及言语声。听力学将听力的轻度减退称为重听（hypoactssia），将重度听力障碍称为聋（deafnes），而临床又常将二者统称为聋。

WHO（2021）最新听力损失分级标准见表6-1。

表6-1　WHO（2021）听力损失分级标准

损失程度	损失听力（dBHL）	临床表现
正常听力	＜20	在安静或噪声环境下听声音没问题
轻度听力损失	20～35	在安静环境下谈话没有问题，噪声环境下可能听不清谈话声
中度听力损失	35～50	在安静环境下可能听不清谈话声，噪声环境下谈话有困难
中重度听力损失	50～65	在安静环境下谈话有困难，提高音量后可以正常交流；噪声环境下大部分谈话都有困难
重度听力损失	65～80	在安静环境下谈话大部分内容都听不到，即使提高音量也不能改善；噪声环境下参与谈话非常困难
极重度听力损失	80～95	在安静环境下听到声音极度困难
完全听力损失/全聋	≥95	听不到言语声和大部分环境声
单侧聋	好耳20，差耳≥35	在安静环境下除非声音靠近较差耳否则不会有问题，可能存在声源定位困难，噪声环境下可能对言语声、对话中和声源定位存在困难

对于听力障碍的儿童来说，听力丧失的结果首先是对语言发展的限制，不能或很难清晰地感知语言，发出声音却不能得到充分的听觉反馈，无法得到充分的语言强化；不能听到成人的语言示范，发生语言学习困难。再者没有“听”，也就没有“说”的应答，从而导致发音器官的僵化和构音器官功能的退化。

临床上根据耳聋产生的病因机制将耳聋分为下述类型。

（一）按耳聋发病的时间分类

1. 先天性耳聋 为原发性听力障碍，在妊娠期间、分娩过程及新生儿出生后数天里出现的听力障碍，均被归类为原发性听力障碍。这种听力损失在出生时已存在，其成因大致可区分为遗传性与非遗传性两大类。

（1）遗传性听力障碍：由基因缺陷或染色体变异引发的听力障碍。

（2）非遗传性听力障碍：源于孕期、分娩前后及新生儿早期的多种因素，如孕妇在妊娠期间罹患腮腺炎、流行性感冒等病毒性疾患；糖尿病、脓毒症等全身性疾病；过量使用具有耳毒性的药物，分娩过程中胎儿窒息或供氧不足等情况。

2. 后天性耳聋 出生后各个时期出现的听力障碍，遗传、疾病外伤、环境、药物等都是致聋因素。

（1）感染性聋：各种急、慢性传染病所致。

（2）药毒性聋：某些药物或化学制剂所致。

（3）创伤性聋：外伤因素。

（4）慢性中耳炎

（二）按语言功能发育程度分类

可以分为语前聋和语后聋。语前聋是在言语形成之前失去听力，多为重度先天性聋，如不及时有效干预，将会因聋致哑。语后聋是在言语形成之后失去听力，长期不干预也会严重影响言语能力。

（三）按发病的部位分类

依据病变位置的不同，听力障碍可以分为传导性、感音神经性和混合性三类。传导性听力障碍源于外耳与中耳的疾病，常见的诱因包括外耳道闭锁、外耳道肿瘤、中耳炎、中耳胆脂瘤及听骨链结构异常等。感音神经性听力障碍则是由内耳结构、听神经或听觉处理中心的病变引起，其常见原因有遗传性因素、感染、耳毒性药物使用、噪声暴露、外伤、自身免疫疾病，以及系统性疾病等。混合型听力障碍则是中耳与内耳同时受损所导致的听力下降。

1. 传导性耳聋 蜗前聋，外耳、中耳病变。

2. 感音性耳聋 蜗性聋，耳蜗病变。

3. 神经性耳聋 蜗后聋，听神经或大脑听觉中枢病变。

（四）按病变的性质分类

1. 器质性聋 听觉系统有器质上的变化。

（1）传导性聋。

（2）感音神经性聋：蜗性聋、蜗后聋。

（3）混合性聋。

2. 非器质性聋 纯音听阈测试结果与实际听力损失程度不一致的情况称为非器质性聋。

（1）功能性聋：包括精神性聋、癔症性聋，因受刺激引起，属精神或心理因素致聋。

（2）伪聋：又称装聋、诈聋，听觉系统无器质性病变，听力正常。

▶**知识拓展**

伪　聋

伪聋，顾名思义，不是一种疾病，而是伪聋者为了达到某种目的（包括诉讼、经济、政治等），在听力完好无损的情况下假装耳聋；或者存在轻微的听觉障碍，却故意过分强调其听力受损的程度，因此这种伪聋又称为夸大性聋。施廷格尔测试是鉴别单侧伪聋最有效的方法，适用于单侧伪聋且双耳听反应阈之差≥20dB。该测试基于的原理是，当受试者双耳同时接收到相同类型的两个声音时，仅能感知到声音强度更大的那一侧。

第二节　儿童听力障碍的检测与干预

一、听力检测

听力检测是对患者的听力情况做出的量化评估，是听力学中重要的检查手段。在康复医学领域，患者听力水平检测结果将直接影响治疗师对康复手段的选择。

（一）检测参数

1. 分贝与零分贝

分贝（decibe，dB）：衡量声音强弱的单位。在听力检测领域，其反映了特定频率声波引起周围环境气压变动的相对大小，即声压级。

0分贝：听力正常的成人所能感知到的最小声音阈值，其实际并非无声音状态。生活中的声音丰富多样，40dB的声音类似于一辆缓缓驶过的汽车或稍显嘈杂的办公空间；在5米距离下，普通交谈的音量处于50～60dB；70～80dB的声音则与音量调至很大的收音机或电视相当；而微弱的耳语声，其音量仅在10～15dB；巨大的声响，如喷气式飞机的轰鸣，其分贝值远超120dB。

2. 频率　是指单位时间内物体振动的次数或周期数，单位为赫（hertz，Hz）。人听觉的感受范围是20～20000Hz，这一带称为声频，高于此范围为超声，低于此范围为次声。

3. 听阈　是指在听觉频率（20～20000Hz）以内能引起听觉的声音最小声压值，以dB表示。

4. 声压级　声压级（sound pressure level，SPL）是用对数关系表示的声压值。

5. 听力级（hearing level，HL）　正常人耳对各个频率纯音的听阈声压级不同，听力计零分贝值的确定是通过测定一定数量耳科正常人群的各个频率听均数而得到的基准等效阈声压级值。

6. 语言“香蕉”图　语言“香蕉”图是指正常人的语言频率分布和强度分布的范围。根据此范围描画出的曲线形似香蕉，因此称“香蕉”图（图6-1）。

语言“香蕉”图是由一群人用正常音量说话，说话人在距离一米处用声级计测出言语的频率和强度的分布范围。

在“香蕉”图的分布上，/i/、/u/、/m/这些的频率在250～500Hz，其强度则在30～50dB；而/

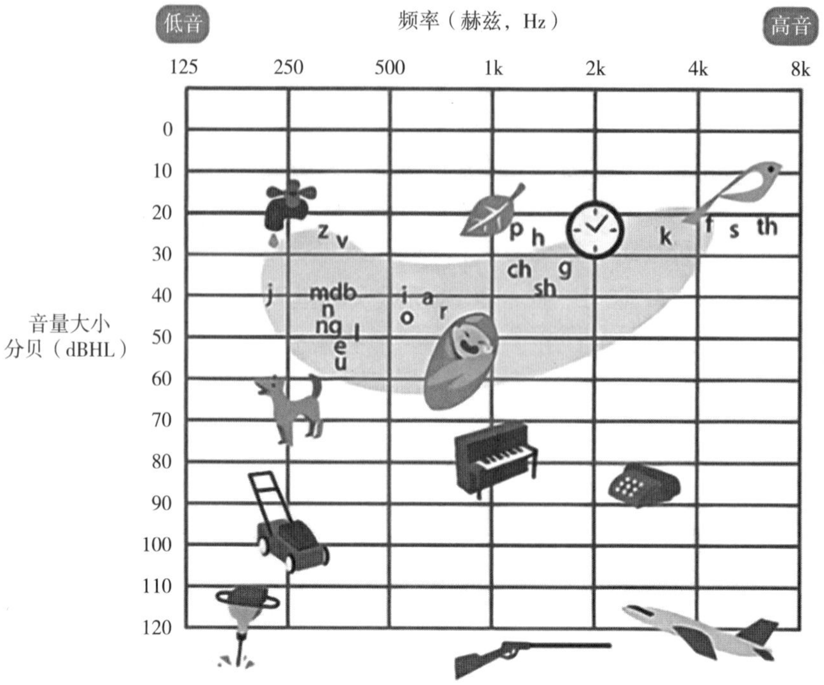

图6-1 语言“香蕉”图

a/、/o/、/e/的频率则在500～1000Hz，强度介于40～55dB；/zh/、/ch/、/sh/的频率在2000～3000Hz，强度则在10～30dB；/z/、/c/、/s/的频率更高，处于4000～6000Hz，但强度仅在10～25dB。由此可见，元音主要分布在中低频率段，且声音强度较高；辅音则多出现在高频区域，声音强度相对较低。

7. 主观测听 是依据受试者对刺激声信号作出的主观判断作为记录测听结果，又称行为测听。主观测听经常会受到受试者主观意识、情绪、智力水平、年龄、文化程度和行为配合的影响，所以在一些情况下（如伪聋、智力迟滞的婴幼儿、失语症、肢体瘫痪等）检测结果并不可靠。主观测听法包括行为测听法、音叉试验、纯音听阈检查以及语言测听等。

8. 客观测听 客观测听是指不依赖受试者的行为配合，不受其主观意识的影响，利用检查仪器对受试者听力结果进行分析判断。该测听法较为客观、可靠，但判断结果与操作者的经验和水平相关。临床上常用的客观测听法有声导抗测听、听觉诱发电位检测和耳声发射测听等。主观测听的频率特异性较差，不能全面反映受试者的听力状况，因此不能替代主观测听法。

（二）听力检测方法

视频：纯音测听操作演示

1. 音叉试验和纯音听阈测试 音叉测试作为历史悠久的听力评估方法，自简单的骨传导测试发展至骨导与气导对比检查等多种形式，已历经近四个世纪，至今仍作为初步听力筛查的有效手段。然而，音叉测试的局限性在于无法精确量化听力损失的程度。随着电子声学技术的进步，听力检测手段得以不断升级，直至Von Bekesy研发出自记听力计，以及随后诞生的纯音听力计。在纯音听阈测定的基础上，言语听力测试技术得以发展，从而增加了对听觉信号处理能力的评估维度。这些新的检测技术推动了人们对听觉中枢功能更深层次的认识。

基于耳科临床实践的需求，听力检测技术不断发展，起初以定性评估技术为主，例如音叉测试，随后逐步过渡到定量评估技术，诸如纯音测听（图6-2）。这一进程还伴随着对听觉系统整体性能检测与评估能力的提升，实现了定性与定量检测技术的有机结合。随着对听觉系统理解的不断深化及相关领域技术的革新，定位诊断技术亦随之发展。

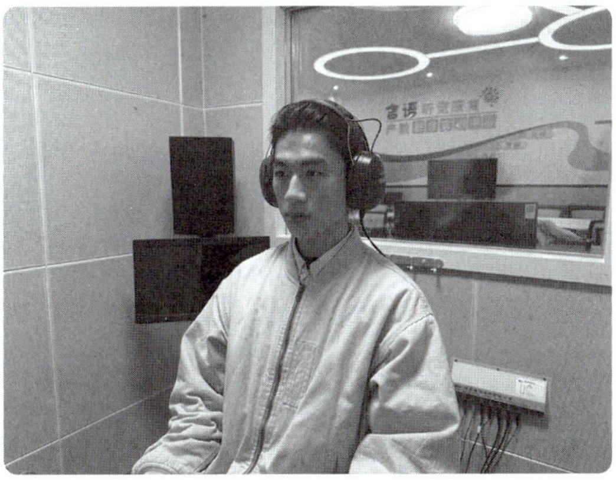

图6-2 纯音测听

▶**知识拓展**

纯音测听是通过观察、记录和分析受试者对声刺激的反应来了解听觉系统功能状态的检查方法。以纯音作为刺激声进行的测听即为纯音测听，标准纯音测听流程：①选择测试频率（通常500Hz ~ 8kHz）→②气导阈值测定→③骨导阈值测定→④绘制听力图。纯音测听作为最基本的听力测试方法在听力评估中被广泛应用，值得注意的是由于交叉听力现象的存在，需正确使用掩蔽的方法获得受试者双耳的真实听力，对听力损失做出定量、定性、定位的正确判断，从而为制订医学干预和康复方案提供准确的依据。此外，还有一系列在纯音测听的某一强度上进行的听力学测试，即阈上功能测定，用以辅助鉴别听力障碍的性质和病变部位。

2. 声导抗测试 纯音测听虽能有效判断听觉功能是否受损，但仍存在局限性，而声导抗测试则对其进行了有效补充（图6-3）。1946年，Metz依据电桥原理设计出声导抗测试设备。经过多次结构优化，其功能日益完备，现已能用于评估中耳、咽鼓管功能及声反射情况。作为客观检测技术，它显著提升了诊断结果的精确度，因此在婴幼儿听力筛查中广泛应用，特别是与听觉诱发电位或诱发性耳声发射测试结合使用时。鼓室肌声反射与纯音听阈测试的联合应用，对多种耳科疾病的诊断具有重要价值，已成为临床听力检测的标准程序，不仅能精确评估鼓膜及中耳状态，还能辅助鉴别耳蜗及蜗后病变，同时也有助于咽鼓管功能和面神经病变的定位诊断。

3. 听觉诱发电位测试 声音刺激能够激发听觉系统产生反应电位，然而，由于早期记录技术的局限性，相关研究主要局限于动物实验，且只能通过直接在神经组织上安装电极来捕捉这些反应电位，无法在人体表面获得清晰的电位记录，因此难以直接应用于临床实践中。随着计算机技术的飞速进步，叠加技术被引入到诱发电位检测领域，使得通过皮肤电极清晰记录听觉反应电位成为可能，这使该技术在耳科临床中得到广泛应用。

直到20世纪中叶，Von Bekesy不仅阐述了耳蜗基底膜的行波理论，还成功记录了耳蜗内部的直流电位，这些成就不仅深化了我们对听觉系统的理解，也促进了听力学检测技术的革新。十几年之

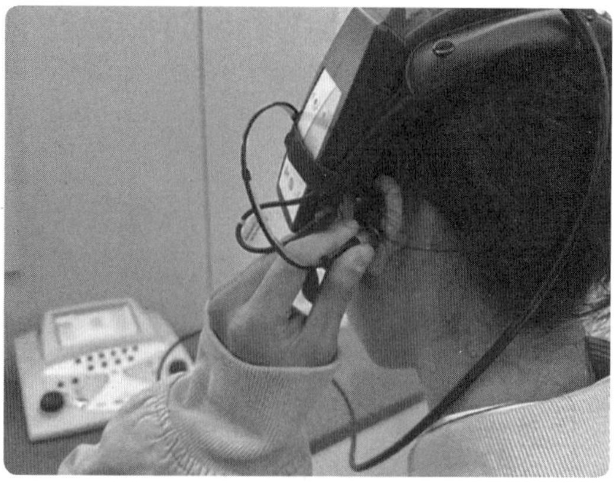

图6-3　声导抗测试

后，Portmann等人实现了耳蜗电图的记录。紧接着，听觉诱发电位技术应运而生，并迅速成长为耳科与神经科不可或缺的检测工具，广泛应用于耳科及神经外科的手术监测中。近年来，其更成为人工耳蜗植入手术中的关键监测手段，以确保手术的安全性。

4. 耳声发射测试　1978年，Kemp教授发现耳声发射现象，标志着听觉功能检测领域取得突破性进展。耳声发射指的是源自耳蜗、经由听骨链及鼓膜传导至外耳道，并可通过专门设计的探头捕捉到的声音信号。这一技术的出现，不仅显著提升了耳功能评估的精确度，还为听力障碍的定位诊断及听觉传出系统功能的检测开辟了新途径。

耳声发射测试具有操作简便、快捷、无创的特点，无论是成人还是儿童均易于配合，因此迅速在临床实践中得到广泛应用，并成为听力筛查不可或缺的工具。我国广泛实施的新生儿听力筛查正是基于这项技术。耳声发射的测试范围也从最初的瞬态诱发性耳声发射，扩展到了畸变产物耳声发射和自发性耳声发射，近年来虽对刺激频率耳声发射有所研究，但尚未在临床中普及应用。

5. 行为测听　儿童听力障碍是一种寂静隐蔽的残疾障碍，在儿童尤其婴幼儿牙牙学语时不能清楚表达其听力问题，如果听力障碍没有及时察觉和诊治，将可能导致儿童语言发育迟缓，出现社交障碍、精神发育迟缓和学习困难等问题。但是，由于听力障碍给儿童造成的负面影响，大多数是可以通过预防、早期发现或恰当处理降到最低限度。

儿童行为测听是一种主观听力测试方法。检查者通过儿童以行为（如将头转向声源或做出某种动作等）表现出来的对声音产生的反应判断儿童的听阈。测试结果可表明听力障碍程度、性质（传导性、感音神经性、混合性）和听力障碍对儿童交流能力的影响。根据患者的年龄阶段不同，儿童行为测试技术可分为行为观察测听、视觉强化测听和游戏测听。儿童行为测听实施要点如下。

（1）测试环境：标准隔声室（背景噪声≤30dB A）。

（2）刺激信号：warble音或窄带噪声。

（3）反应判定：头转向声源（6～24月龄）/按键反应（≥3岁）。

（4）数据记录：采用BOA-VRA-PA分级响应模式。

6. 言语测听　是一种用言语信号作为声刺激来检查受试者的言语听阈和言语识别能力的听力学测试方法，主要评估受试者对所听言语的听觉敏感度和清晰度。其主要测试项目有言语识别阈和言语识别率。将不同声强级下测得的言语识别率绘成曲线即得到言语听力图。

目前，语言听力评估已被普遍应用于评估听力受损者的言语沟通能力、人工听觉辅助设备的效用与康复成效、听觉及语言中枢功能、预测听力障碍的程度与性质，以及识别伪聋状况等多个方面。

二、干预措施

（一）助听器

听力障碍的干预策略丰富多样，助听器作为提升听力与言语沟通能力的常用且安全手段之一，经历了从早期集声器到碳元素、电子管、晶体管，再到集成电路的快速发展阶段，现已迈入全数字与人工智能的新纪元，能更精准地贴合听障群体的需求，带来更为卓越的聆听体验。市面上助听器的品牌与型号繁多，如何挑选一款适宜的助听器，不仅是每位听障人士及其家庭关注的焦点，也是临床耳科医生、听力专家及助听器配装师必须考虑的问题。

助听器实质上是一个电声放大器。声信号经麦克风（传声器）转换为电信号，通过放大器放大后，由受话器将电信号还原为声信号传至人耳。助听器主要由麦克风、放大器、受话器、电池、各种音量音调控制旋钮等元件组成。助听器使用方便且无创，是听力障碍患者听力康复及改善听觉言语交流障碍的主要途径，正确使用助听器可改善听障人群因听力障碍导致的生活质量下降。

1. 助听器的组成（图6-4）

（1）麦克风（传声器）：是传声器的俗称。麦克风以线性方式工作，即每次输入信号的声压加倍，输出电压也会加倍。一个完美的麦克风，其出来的电流信号波形与进入麦克风的声学信号波形是一致的。

（2）放大器：放大电信号（晶体管放大线路）。

（3）耳机（受话器）：受话器是一种将电能转换成声能的装置，用于助听器的受话器采用的是动圈式结构。其工作原理是电流流过受话器内部线圈产生磁力，带动膜片振动而发声。受话器是把电信号转换成声信号的元件，受话器的频率响应情况对最后的音质有直接的影响。

（4）耳模（耳塞）：耳模是将输出声从助听器的受话器传递到外耳道或鼓膜处的一个声学插件，是完整助听系统中的一部分。耳模放置于耳甲腔或耳道内，利用耳轮与对耳轮、耳屏与对耳屏、外耳道等解剖结构得以固定于耳内。对于耳内式、耳道式等定制式助听器来说，助听器的外壳就相当于耳模。

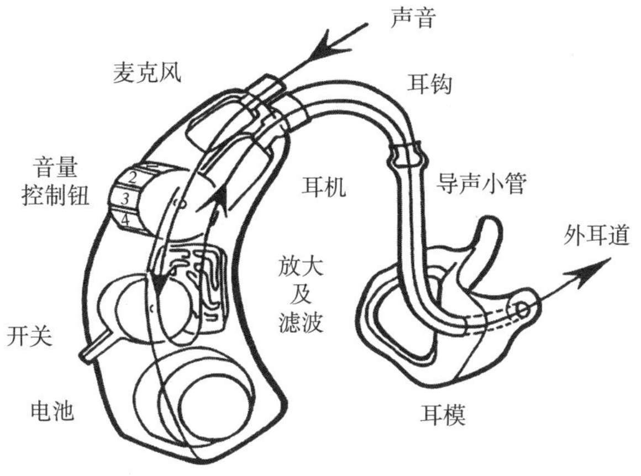

图6-4 助听器的基本结构

（5）音量控制开关：助听器调节旋钮包含多种功能，主要包括：音量控制、音调调节（细分为低频衰减与高频衰减）、自动增益控制，以及动态增益控制拐点等。其中，音量控制的微调部件体积相对较大，常见于耳内式助听器和耳道式助听器中，并且这些微调通常配备有开关，可一并作为电源开关使用。相比之下，音调调节的微调部件体积很小，其直径普遍为2.54mm，更有甚者小至1.9mm，这种微小的微调主要被应用于完全耳道式助听器中。

（6）电源：目前所有的助听器都是实现声－电－声转换的耗能产品，这个耗能转换需要外界提供相应的能量，在助听器的系列产品中提供这一能量的是助听器电池。

微课：助听器的类型及选择

2. 助听器的种类

目前国内在售的助听器品牌包括但不限于峰力（Phonak）、奥迪康（Oticon）、瑞声达（Resound）、优利康（Unitron）、唯听（Widex）、斯达克（Starkey）、力斯顿（Rexton）等（排名不分先后）。每个品牌的核心技术不同，音质也不相同，或清晰响亮，或柔和自然。基于声波的传导途径，助听器可分为气导助听器、骨导助听器，以及特殊类型的助听器——信号对传式助听器。

（1）气导助听器：是将麦克风收集到的声音进行不同频段的非线性放大和压缩处理，受话器将处理过的声音信号传递至大脑听觉中枢。按机身体积从大到小可分为耳内式、耳道式、完全耳道式和耳背式助听器。

耳背式助听器因配戴时机身放置于耳郭背后而得名，是目前广泛使用的一类助听器，根据受话器位置分为传统耳背式助听器和受话器内置式助听器。耳背式助听器的受话器位于助听器外壳内，经导声管将声音传到外耳道；内置式助听器的受话器通过细线连接置于耳道内，也被称为内置受话器、开放耳助听器或开放式验配数字助听器，耳背外壳部分更为小巧，可通过更换受话器改变助听器的功率，以满足不同程度听力损失患者的聆听需求。

定制式助听器需根据使用者耳甲腔和外耳道形状定制而成，所有部件都位于外壳中，无须导线、导管和耳模等连接部件，按机身体积从大到小可分为耳内式、耳道式、完全耳道式和隐形耳道式助听器。

此外，盒式助听器也是一种主导助听器，又称为体佩式或口袋式，外形类似于一个小型收音机，内置麦克风、放大器和电池，由一根长导线连接耳机及耳塞，因隐蔽性差、本底噪声高、声音质量低等缺点，已逐渐被其他类型助听器所替代。

（2）骨导助听器：骨导助听器同样由麦克风收集声音，通过声音振动颅骨（如牙骨和乳突）的方式，将放大后的电信号转化为机械振动，绕过外耳和中耳传到内耳（图6-5）。

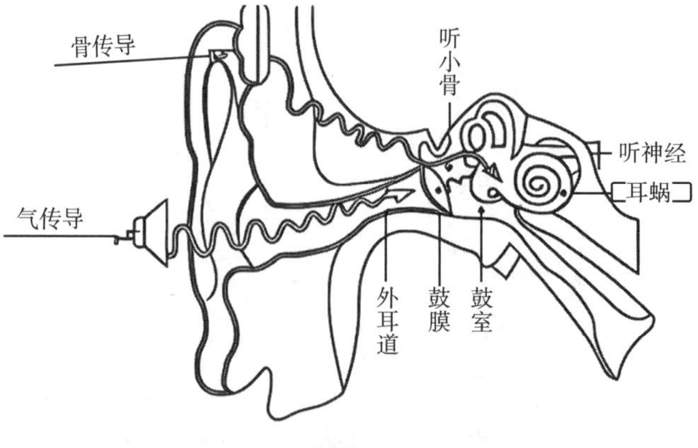

图6-5 骨导助听器

根据是否需要手术植入，骨导助听器可分为植入式和非植入式。植入式由内部植入体和外部处理器两部分组成，二者通过皮肤基台或磁吸的方式连接，如骨锚式助听器、骨桥等；非植入式有眼镜式、发箍式、软带式、粘贴式和牙传导式等形式。根据是否直接振动颅骨，骨导助听器可分为直接骨导和经皮骨导。直接骨导是指骨导振子直接紧贴于颅骨表面，如骨锚式、牙传导式，而经皮骨导是指骨导振子紧贴于皮肤，振动由皮肤传递到颅骨，如骨桥及绝大部分的非植入式骨导助听器均属于经皮骨导类。

（3）信号对传式助听器：信号对传助听器是一种特殊类型的助听器，主要用于双侧不对称性听力损失和单侧聋患者，即一侧耳全聋或极重度听力障碍，另一侧耳听力部分损失或基本正常。信号对传助听器分两类：一类是采用无线传输的方式，将差耳侧收集的声音传输到好耳侧，利用听力较好耳的听觉通路将差耳侧的声音传到听觉中枢。根据好耳侧助听器有无配置麦克风（即有无放大补偿声音）分为双耳信号对传助听器和单耳信号对传助听器，前者配置麦克风以对较好耳听力进行补偿；另一类是经颅骨信号对传助听器，由差耳侧耳背式助听器接收声音，将声音信号传至同侧耳道内的振荡器，通过颅骨振动传到好耳侧的耳蜗。

3. 助听器的选配　不同听力损失的患者，表现出千差万别的听力障碍。患者听阈的提高、减少听觉的动态可听范围、对响度的感觉产生异常、言语分辨能力下降等都是由听力障碍导致的。如何选择合适的助听器、如何调整助听器的性能参数，使之与每一个患者的听力障碍相匹配，以达到最好的听力补偿效果，是最根本的问题，也是实现听觉言语康复的基础。

（1）听力障碍患者的症状：听障患者的表现症状通常如下。①沟通困难：与人交谈时常答非所问，或反复地请对方大声重复说过的话，甚至需要对方加上手势及表情；无法与一群人同时进行交谈，特别是在公共嘈杂的场所，常听到声音但听不清语句。②工作和生活困难：如听不到门铃声、电话铃声，看电视或听音响时将音量调至过大。③个人性格改变：沉默寡言，固执易生气，不愿主动与人交谈，避开社交活动。

（2）助听器选配

1）气导和骨导助听器：人耳对声音的感知以空气传导途径为主，气导助听器的声音传导方式更接近人耳正常聆听状态，相比骨导助听器具有更广的频响范围，传递的声音信号更完整，能量损失更少，传声效率更高，因此，一般情况下首选气导助听器。但有一些特殊情况可考虑使用骨导助听器，如先天性小耳畸形、外耳道闭锁或狭窄、乳突根治术后遗留巨大空腔，这类患者无正常外耳道结构，无法配戴耳塞、耳膜或定制式助听器。此外鼓膜穿孔、长期中耳炎反复流脓患者因堵塞外耳道后易引起外耳和中耳感染，且受话器在耳道内也易受液体侵蚀而损坏，因此也建议首选骨导助听器，或通过手术修补鼓膜、实现干耳后，配戴气导助听器。

骨导助听器适用于传导性聋、保留骨导听力的感音神经性聋和混合性聋患者，因其最大声输出较小，所以更适用于轻度至中度听力障碍的情况。对于一侧耳重度或极重度听力障碍，应根据另一侧耳听力情况，优先选择骨导助听器或信号对传助听器。

2）耳背式和定制式助听器（表6-2）：耳背式助听器是目前应用较为广泛的助听器类型，可选功率范围大，适合于轻度至重度听力障碍患者。而定制式助听器因受到空间、麦克风和受话器位置的限制，体积越小，功率可选范围就越小，则更适合轻度至中度听力障碍患者。对于高频陡降型，低、中频基本正常或轻度下降的听力障碍患者，建议首选耳背式助听器，受话器搭配合适尺寸的开放式耳塞，以释放低频能量，从而减少堵塞感。婴幼儿和儿童外耳道形态结构尚未定型，配戴定制式助听器需要频繁更换机身外壳，增加额外的经济负担，而耳背式助听器只需定期更换大小合适的耳膜即可。对于一些手指操作不灵活的老年听力障碍患者而言，耳道式助听器、深道式助听器、耳甲腔式助听器等定制式助听器由于外形较为细巧，外部调节键和电池体积也相应较小，使用的操作难度相对较大。因此，从日常使用便捷性角度考虑，外观稍大一些的耳甲腔式助听器或耳背式助听器更适合。此外，油性耵聍者不建议选配定制式助听器，因为分泌物易导致助听器内部组件频繁损坏，缩短使用寿命。

临床上可以引起听力下降并致使耳聋发生的耳病多种多样。根据耳聋发生的不同特点，在临床上助听器选配时必须注意以下医学问题。①传导性耳聋的助听器选配：要为传导性耳聋患者选配助听器，除必须了解引起传导性耳聋的原因及病症特点、诊断及医疗处理方法之外，还必须了解传导性听力障碍所表现的共性特点，以及选配助听器的注意事项。②感音神经性耳聋患者的助听器选配：是临床常见并且较为复杂的耳聋病症，即使是医生做出了同样的诊断，但是由于个体差异性，往往在医疗处理或助听器选择上也不相同。由于感音神经性耳聋者的具体类型不同，在临床上表现的特点常有明显差异。感音神经性耳聋者进行纯音测听测试发现，气骨导同步下降，不适响度级（uncomfortable loudness level，UCL）值较低。结合言语交流能力测试发现可听度较好，尤其是中低频的声音，但可懂度下降。如果给其选配助听器后再进行测试，发现患者会发现助听器的作用不明显，仍有部分言语听不清楚。所以，听力学专业人员必须综合考虑感音神经性耳聋患者的临床表现特征，再进行助听器选配。

表6-2　耳道式和定制式助听器的选配

分类	特点	适用人群
耳背式助听器	外形较大，可提供较大的放大功率	适合各类听力障碍者，尤其是儿童
耳甲腔式助听器	尺寸较小	适合各类听力障碍者，操作便捷
耳道式助听器	置于耳道	适合各轻度至重度类听力障碍者
深道式助听器	置于耳道中几乎看不见，是可定制的最小助听器	适合轻度至中度听力障碍者

（3）影响助听器选配和使用效果的因素：仅依据患者纯音听力损失的严重程度来评估助听器是否能够为其带来有效帮助，是不够严谨的。因为在多数情况下，助听器选配动机是多种积极与消极因素共同作用的结果。主要影响因素主要包括以下几点。

1）听力障碍的影响及其认知态度：患者是否意识到并承认自身存在听力障碍、能否在工作和生活交流中积极寻求解决途径，以及听力障碍对其生活与工作的实际影响程度，这些因素均与其在面对客观听力障碍时，所采取的积极或消极应对态度密切相关，也是影响助听器选配效果的关键因素。

2）自我形象认知与心理因素：听力障碍具有隐性特征，在非交流状态下不易被察觉。然而，许多患者认为配戴助听器等同于公开其功能障碍，可能影响自身形象，担心受到“聋人”“能力不足”“衰老”等负面评价。因此，部分患者过度关注自我形象，宁愿牺牲社交能力也不愿使用助听器。长此以往，交流活动的减少可能会导致其语言理解能力下降，引发严重的交流障碍及心理问题。

3）对助听效果的预期与疑虑：关于助听后的实际效果，许多患者存在疑虑。其对助听器获益程度的预期，很大程度上取决于从其他使用者或听力学专业人员处获取的信息与观察结果。此外，部分患者还担忧自身无法灵活操作助听器，从而无法获得理想的听觉改善效果。

4）助听器成本效益考量：助听器购置及后续维护的成本支出，与预期获得的效益之间的比较，同样是影响选配决策的重要因素。

5）外部影响：听力受损者对于是否积极使用助听器或消极应对听力障碍，较易受到外界因素的影响。据统计，近半数的助听器选配者是在家庭成员积极推动或采纳听力学专业人员建议后做出选配决定的。

此外，配戴助听器前必须完善专业的听力学检测及必要的影像学检查，以明确听力损失的性质、程度、听力曲线特征及病因。在此基础上，需综合考量听障者的年龄、操作能力、外耳及中耳状况、听觉需求、经济承受能力等个体条件，为其选择适配功率和类型的助听器。为确保长期坚持佩戴并实现良好聆听效果，必须高度重视配戴舒适度，而非片面追求外观的隐蔽性。

（二）人工耳蜗

人工耳蜗又称电子耳蜗，是一种为重度、极重度或全聋的成人及小儿恢复或获得听力能力的高科技电子装置，可以完全代替受损的内耳毛细胞。其可以将外界的声音转化为神经电脉冲信号，避开听觉系统里坏死的毛细胞，直接刺激听觉神经的螺旋神经节，最终将信息传递到大脑。在听力障碍严重的情况下，人工耳蜗是耳聋患者康复的唯一希望和选择。根据植入位置分为体外机和植入体两部分，体外机的言语处理器一般挂在耳背上，其传输线圈和植入体的接收线圈通过磁铁吸附在一起；植入体部分经手术植入体内，通过鼓阶植入的电极阵列模拟耳蜗生理机制，将环境中的声音信号转换为电信号，并将电信号传入患者耳蜗，刺激耳蜗残存的听神经，从而产生听觉。

人类对听觉重建的科学研究可追溯至三百年前。1790年，Volta就通过在双耳各插一根金属棒的方法，体验到头闻液体煮沸样的声音。到20世纪，随着微电子学和计算机等高科技技术的出现与发展，人工听觉技术获得飞速发展。从1970年人工耳蜗植入的初次尝试，至今已有三十余万人接受了人工耳蜗植入手术，重新开始了正常人的生活。我国至2013年也有3万多例多导人工耳蜗植入者。

1. 人工耳蜗结构与工作原理

（1）人工耳蜗结构：人工耳蜗系统由体内和体外两部分装置组成。体内的植入装置包括电极和接收刺激器；体外装置包括言语处理器、方向性麦克风和传送导线。整个人工耳蜗系统可分为放置体部件及外部装置两个部分。

植入体包括一细长的电极系列，置于内耳耳蜗里。电极系列联系接收刺激器，这部分植入在耳后的头盖骨上。接收刺激器负责接收从外部装置传入的信息，并将这些资料传送到电极系列。此外，接收刺激器上安装了一枚磁铁，能把外装部分的传输线圈吸附在头颅适当的位置上，确保数据传送的准确性。

外部装置主要包括传输线圈、言语处理器及全方向性麦克风。传输线圈中心亦安装一磁铁，与接收刺激器上的磁铁相吸。把传输线圈放在适当的位置上，传输线圈会将言语处理器的资料传送到电极系列。全方向性麦克风放置在言语处理器的前上方，麦克风收集周边环境的声音，传送到言语处理器。言语处理器将收集来的声音信号进行数码化处理，犹如一台随身携带的计算机。处理好的数据经导线送到传输线圈和接收刺激器，最后到植入体的电极，从而刺激听觉神经。

（2）人工耳蜗工作原理：如图6-6所示，人工耳蜗工作原理如下。①全方位麦克风，收集声音并

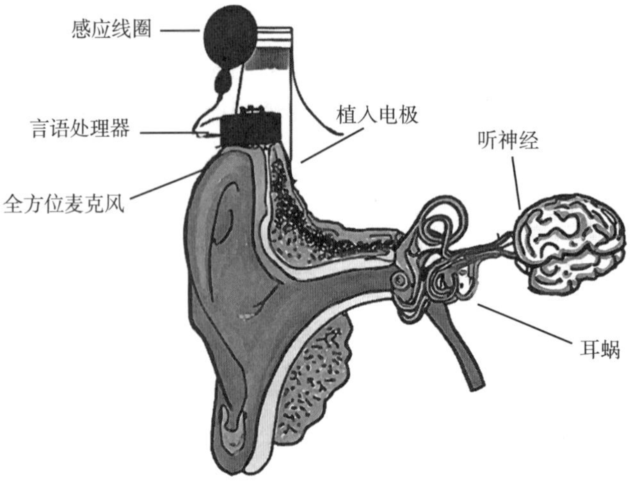

图6-6　人工耳蜗具体工作原理

转换成电流信号传递给言语处理器；②言语处理器，将此电信号“滤波”“编码”（转换成特定模式电流脉）；③脉冲传送至感应线圈，经由无线电波感应至皮下的植入体；④植入体将此脉冲送至耳蜗内的电极；⑤听觉神经拾取这些电流脉冲并传送至大脑；⑥大脑确认这些信号为所谓的“声音”。

2．人工耳蜗植入的适应证和禁忌证

（1）适应证：主要基于患者的听力障碍程度、病因、年龄以及对听觉康复的需求。以下是具体适应证。

1）听力损失程度

成人及青少年：①双耳重度或极重度感音神经性耳聋（纯音测听平均听阈≥70dB HL）。②配戴助听器后言语识别率低于50%（在安静环境下使用开放句式测试）。

儿童：①双耳重度或极重度感音神经性耳聋（纯音测听平均听阈≥80dB HL）。②配戴助听器3～6个月后听觉和言语发育无明显改善。

2）年龄

儿童：最佳植入年龄为1-3岁，此时是语言发育的关键期，早期植入有助于语言能力的恢复。

成人：无严格年龄限制，但需评估听觉神经功能和全身健康状况。

3）病因：先天性耳聋如遗传性耳聋、宫内感染等，后天性耳聋如药物性耳聋、感染性耳聋、突发性耳聋等，以及耳硬化症、听神经病等导致的感音神经性耳聋。

4）听觉神经功能：听觉神经功能正常或部分保留，可通过电刺激产生听觉反应。听神经发育不良或缺失的患者需谨慎评估。

5）心理和认知能力：患者及家属对人工耳蜗有合理的期望值，并愿意配合术后康复训练。儿童需具备一定的认知能力和家庭支持，以完成术后语言训练。

6）其他：配戴助听器效果不佳，且无其他有效治疗方法。无手术禁忌证，身体状况适合手术。

（2）禁忌证：人工耳蜗植入手术并非适用于所有听力损失患者，以下情况可能不适合植入人工耳蜗。

1）绝对禁忌证：①听觉神经缺失或严重发育不良，人工耳蜗依赖听觉神经传递电信号，若听觉神经缺失或功能严重受损，则植入无效。②内耳严重畸形，如Michel畸形（内耳完全未发育），无法植入电极。③中耳或内耳活动性感染，如急性中耳炎、迷路炎等，需先控制感染。④严重全身性疾病，如严重心脏病、凝血功能障碍等，无法耐受手术。⑤心理或精神疾病，患者无法配合术后康复训练或对手术效果有不切实际的期望。

2）相对禁忌证：①内耳部分畸形，如共同腔畸形、耳蜗骨化等，可能影响电极植入效果，需谨慎评估。②听神经病，部分听神经病患者可能对电刺激反应不佳，需详细评估。③慢性中耳炎，需先治疗中耳炎，待病情稳定后再考虑植入。④年龄过大或过小，年龄过小（＜1岁）需评估手术风险和术后康复能力；年龄过大需评估全身健康状况和术后康复意愿。⑤语言发育关键期已过，如语后聋患者，若耳聋时间过长（＞10年），听觉中枢可能已退化，术后效果较差。⑥经济或家庭支持不足，人工耳蜗费用较高，且术后需长期康复训练，若家庭无法承担费用或提供支持，可能影响效果。

人工耳蜗的出现给了耳聋患者希望，特别是对语前聋的儿童而言，人工耳蜗彻底改变了聋儿的未来，这是一种已获得国际广泛认可的医学界高新科学技术。但在复杂的病情、高难度的手术操作及昂贵的医疗费用面前，医生必须谨慎选择，使植入人工耳蜗的患者获得良好的术后效果。

第三节　听力障碍儿童的言语功能评定

听觉康复是指对听力障碍儿童的听力进行补偿或重建的基础上，经过科学、系统的评估后，制定和执行个别化康复方案。其目的在于使听力障碍儿童“听清、听懂”，使他们的交流困难最小化，并减轻交流困难对日常生活的影响。

视频：听力障碍儿童的言语功能评定

为了使听觉言语康复更具有针对性，需明确现有听觉水平，分析影响因素，权衡预后效果，为康复方案的制订提供合理依据。以听觉功能评定为起点、监控听觉功能训练的进程、预期听觉功能训练的效果、为提高听觉功能训练的质量提供保障。

一、听觉功能评定

听觉功能是指人们通过后天学习获得的感知声音的能力，尤其是感知言语声的能力。听觉能力发展的四个阶段理论，在国内外听觉康复训练中均较为通行。这四个阶段分别是听觉察知、听觉分辨、听觉识别和听觉理解，如图6-7所示。四个层次的关系各有侧重，螺旋上升。四个阶段的内涵及作用见表6-3。

表6-3　听觉功能四个发展阶段的内涵和作用

发展阶段	内涵	作用
听觉察知	感知声音的有无，有意识聆听声音	提高听觉反应速度，增强听觉敏感性
听觉分辨	判断声音的异同，区分不同的声音	大脑真正认识声音的开始，学会比较
听觉识别	指出已知的声音，明确声音的特性	分析细节的差异，并整合为总体的特征
听觉理解	实现音义的结合，形成声音的概念	听、视觉与触觉、嗅觉等能力的整合

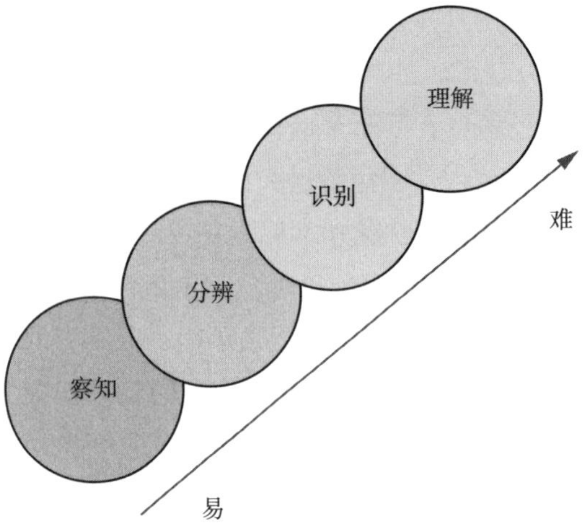

图6-7 听觉功能发展的四个阶段

听觉功能评定是指对患者的听觉察知、听觉分辨、听觉识别和听觉理解能力进行的评定。其目的在于考察患者利用残余听力、补偿或重建听力的水平，从而为制定合理的听觉能力训练方案提供参考。一般来说，听觉能力评估主要从以下四个方面进行。

（一）听觉察知能力

听觉察知能力是最基本的听觉功能，它要求患者能够对声音形成关注。听觉察知能力评定主要包括无意察知和有意察知两个部分。通过观察患者无意察知情况下的表现和有意察知情况下对声音的反应情况进行评定。在进行听觉评定时，若患者对声音没有稳定的反应，则从无意察知开始，若患者对声音有一定的反应，则从有意察知开始。

1. 无意察知 是指事先没有目的，不需要任何意志努力的注意。该阶段评定主要以康复师及家长的观察为主。

评定目的：考查听障儿童在无意识状态下对不同声音的关注。

评定内容：低频音、中频音和高频音等。

评定工具：主频明确的乐器，例如鼓（250～500Hz）、双响筒（1000～2000Hz）和锣（3000～4000Hz）等。

评定方法：安静环境下，治疗师在患者不经意的状态下给声，并观察此时患者的反应。

结果记录：采用0、1计分，给声时观察到相应的反应，则计为“1”；如果没有，则计为“0”，共测三次（表6-4）。

表6-4 听觉察知能力评定结果记录

序号	测试项目	测试目标（Hz）	测试内容	测试结果（双耳）
1	低频	250～500	鼓	
2	中频	1000～2000	双响筒	
3	高频	3000～4000	锣	

结果分析：患者是否能对声音作出主动反应。若不能作出主动反应，则通过观察记录的结果分析患者可能对哪些频段有反应。

评定注意：在评定无意察知能力时，康复师要在患者不注意时给声，给声大小应根据估计的阈值确定，一般从阈上20dB开始，注意不要在同一个频率和强度反复给声，否则患者可能会对声音产生适应，以致观察不到反应。

2. 有意察知　有意察知是指有预定目的、并需要一定意志努力的注意。该阶段评定主要是在患者与康复师的互动中完成。

评定目的：考查听障儿童在有意识状态下对声音的关注。

评定内容：主频明确的言语声。

评定工具：主频特征明确的林氏五音/m/、/u/、/a/、/sh/、/s/。

评定方法：安静环境下，治疗师提醒患者注意是否有声音，然后按测听规则给声，要求患者在有声时作出一定反应。若采用“听声放物”，则指导语为“听到声音放一放，没有声音不放”。

结果记录：若给声强度可控，则记录患者能稳定反应的强度值，若给声强度不可控，则同样采用0、1计分（表6-5）。

表6-5　听觉察知能力评估语音评估结果记录——林氏五音（距离）

序号	测试项目	测试目标（Hz）	测试内容	结果（2米）	结果（1米）	结果（0.5米）
1	低频	250	/m/			
2	低频	300～900	/u/			
3	中频	700～1500	/a/			
4	高频	2000～4000	/sh/			
5	高频	3500～7000	/s/			

结果分析：该患者能运用残余听力聆听语音，并且能在2米范围内聆听中频及低频的声音，对高频语音/sh/的聆听需在0.5米处方能听到，而对高频语音/s/则即使在0.5米处也不能听到。这说明该患者高频语音的察知需进行强化训练。

（二）听觉分辨能力

听觉分辨能力是指在具备了听觉察知能力的基础上，发展出的判断声音是否相同的能力。主要包括综合分辨和精细分辨两部分。综合分辨是指通过时长、强度、频率等多维度差异分辨声音是否相同的能力。精细分辨是指通过时长、强度、频率、节奏（语速）等某个维度的差异分辨声音是否相同的能力。听觉分辨能力是听觉察知到听觉识别的过渡阶段，若听力障碍儿童已能正确发出或识别多数声母，则该阶段可跳过。

评定目的：考查听力障碍儿童分辨声音是否相同的能力，主要指分辨声音时长、语速、强度、频率等特性的能力。

评定内容：包括时长、语速、频率和强度四个方面。

评定工具：主要包含两类，一是纸质版评定卡片，由康复师拿着评定卡片并发出声音让患者指出两个声音相同和不同；二是计算机版软件，由系统给出标准音并让患者指认。

评定方法：安静环境下，让患者指出两个声音相同还是不同。指导语为“小朋友，老师会说两个音，一样指左边（两个相同的圆形图片）；不一样指右边（一个正方形图片和一个圆形图片）（图6-8）。若患者语言能力较强，指导语还可以为“小朋友，老师会说两个音，请告诉老师‘一样’还是‘不一样’”。

结果记录：正确的记为“1”，错误的记为“0”；得分＝（3x−n）/3x×100%（x为测试题数，n为错误次数）。

结果分析：总分＜80%，需要立即干预；错一次，需要进行巩固；错两次，需要进行强化训练；全错，需要对患者进行感知训练及多感官结合训练。

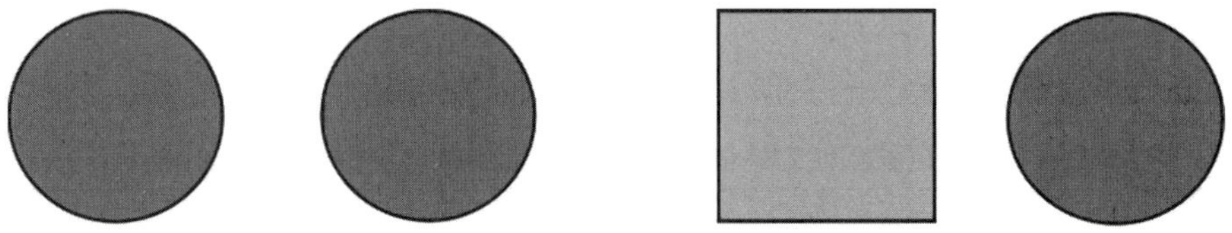

A　　　　B

图6-8　表示相同和不同的图片

A.一样；B.不一样。

（三）听觉识别能力

听觉识别能力要求患者能把握声音的整体特征从而识别声音。听觉识别能力评定主要包括语音均衡式识别和最小音位对比式识别两部分。

1. 语音均衡式识别　语音均衡是指词表中语音出现的概率与日常生活中出现的概率相一致。

评定目的：考察患者识别日常生活中常用词语的能力。

评定内容：中国聋儿康复研究中心孙喜斌教授研发的儿童语音均衡式识别能力评估词表（汉语普通话系统）。

评定工具：一是纸质版评定卡片，由康复师拿着评定卡片每个词先朗读一遍，再发出目标音让患者复述或指认。二是计算机版软件，由系统给出目标音并让患者复述或指认。

评定方法：安静环境中，出示一组三张测试图片，如“鼻—白—拔”，康复师逐一给出图片并发音，提示患者注意听，记住每张图片所对应的音，然后给出目标音让患者选择。指导语为“小朋友，听一听、找一找，好吗？”，练习2～3次，如果患者学会，则正式开始测试。语音均衡式识别能力测试每道题仅测一次。

结果记录：按词表给词，正确的记为“1”，错误的记为“0”，得分＝正确数/测试题数×100%。

2. 最小音位对比式识别　最小音位对比识别是指对汉语语音中仅有一个维度差异音位对进行识别。

评定目的：考察听障儿童的音位对比识别能力。

评定内容：儿童音位对比式识别能力评估词表，该词表包括韵母识别和声母识别两部分。由于韵母比声母更容易识别，因此评估时先评估韵母识别再评估声母识别。

评定工具：一是纸质版评定卡片，由康复师拿着评定卡片每个词先朗读一遍，再发出目标音让患者复述或指认。二是计算机版软件，是由系统给出标准音并让患者复述或指认。

评定方法：在安静环境中，出示一对测试图片，如“马/米”，康复师拉着患者的手，先指“马”的图片，让患者一起跟读一遍“马”，再指“米”的图片并跟读。然后，康复师随机说其中的一个音节，要求患者指出。患者反应完成后，康复师再随机说其中的一个，等待患者回应并记录，如此共做3次。指导语“小朋友，先跟我一起说图片的名字，然后我说哪一个你就指哪一个，好吗”。音位对比式识别能力评估每道题测试三次。

结果记录：采用0、1计分，正确计“1”，错误计“0”；得分＝（3x−n）/3x×100%（x为测试题数，n为错误次数）。

（四）听觉理解能力

听觉理解能力要求患者能真正懂得声音的意义。该阶段要求在分析并整合声音特性的基础上，能将声音特性与语言、认知等结合起来，理解意义甚至能做出联想和反馈。

评定目的：考查听障儿童将音和义结合的能力，明确听障儿童是否真正懂得声音的意义。

评定内容：主要包括词语理解和短文理解两部分，词语理解是听觉理解能力的基础和重要组成部分，在进行词语能力评估时主要使用儿童听觉理解能力评估词表。该词表主要包括单条件词语、双条件词语和三条件词语。短文理解使用主题对话或自由对话的方式采集语言样本进行分析。如果患者能听懂简单的指令，则可进行听觉理解能力的评定，但若单条件词语正确率不能达到50%以上，则不进行双条件评定。同样，若双条件正确率无法达到50%以上，则不进行三条件理解的评定。

评定工具：一是纸质版评定卡片，由康复师拿着评定卡片直接发目标音让患者指出对应的图片；二是计算机版软件，由系统给出目标音并让患者指认。

评定方法：在安静环境中，出示一组四张测试图片（图6-9），让患者选择目标词。指导语为“仔细听，我说哪张图片的名字，你就指哪张图片”或“请找出××”。例如图所示，康复师翻到该图片，并说“请找出眼睛”。然后观察患者的反应。每题仅测1次。若患者不能按指令完成，则由康复师和助手（或家长）作出示范后，再由患者进行选择。

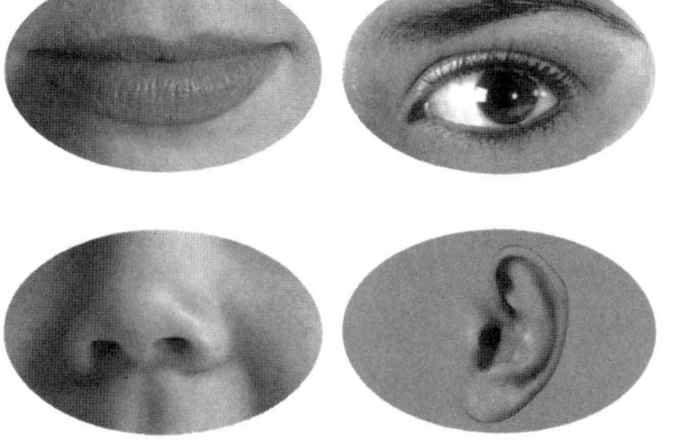

图6-9　测试图片

结果记录：采用“0”“1”的计分方式。如正确，则记“1”；如错误，则记“0”。每题只做1次；得分＝正确数/测试题数。

二、言语功能评定

正常听力是言语语言发展的前提。听力障碍儿童缺乏言语语言刺激和环境，往往无法在言语语言发育的关键时期建立正常的语言学习，可能会导致其出现听力、言语、语言障碍等问题。从而引起听力障碍儿童性格变化、内心孤僻、不愿交往等心理问题，影响其社会交往和心理健康。通过言语功能评定，不仅可以初步判断儿童是否存在言语障碍，为进一步的言语治疗提供方向。还可以帮助听障儿童改善这些社交问题，提高儿童的社会适应能力。因此，对听障儿童进行言语功能评定不仅有助于早期发现和干预言语障碍，还能促进儿童的整体发展和心理健康。

言语的正常产生需要呼吸、发声、共鸣、构音、语音五个方面的功能共同决定，同时也需要通过听觉、运动觉、触觉等内部反馈机制进行控制。听力障碍儿童由于听不到或听不清，因此很难评价自己的发音并准确模仿发音，常表现出发音不清、音量不当、语调和声调不准等，对听力障碍儿童的社交造成极大的负面影响。因此及时开展言语能力评价，可以为听力障碍儿童的言语康复训练提供依据。

言语功能评定主要采用主观评定和客观评定相结合的方式，按照言语产生的五要素进行，即呼吸、发声、共鸣、构音和语音5个方面。主观评定主要包括自然交谈观察和构音器官检查记录（如 Frenchay 评定量表、中国康复研究中心汉语构音障碍评定法）等；客观评估主要为言语声学参数测量，如呼吸功能评定的参数有最长声时（maximum phonation time，MPT）、最大数数能力（maximum counting ability，MCA）；发声功能评定参数有嗓音基频、基频微扰等；共鸣功能的评定采用第一共振峰和第二共振峰、鼻流量的测定等；而构音障碍的评定采用口腔轮替运动速率等。

（一）言语功能评定目的

通过言语功能的评定可以判断听力障碍儿童言语障碍的性质及严重程度，制定针对性的言语障碍康复方案，进而监控言语康复的效果。

（二）言语功能评定内容

听力障碍儿童的言语障碍主要表现为言语生理、心理以及语音方面的异常，因此，针对言语障碍的评定应包括3个方面：自然交谈观察患者的言语行为表现、言语构音器官检查、言语量表评定等。

1. 自然交谈观察 首次与听障儿童在自然情境下进行交谈，可以获得较重要的言语障碍线索，如患者在言语交谈时是否存在呼吸异常的问题，如说话气短、吃力、异常停顿、病理性硬起音或气息音等；是否存在发音问题，如音量、音调、音色等方面的异常；是否存在共鸣问题，如鼻音过多；是否存在构音运动受限，声音听起来不清晰等。因此，作为一名有经验的言语治疗师，通过简单的交谈，能够对听力障碍患者的言语障碍有一定的认识，并为进一步的言语评定指明方向。

2. 言语器官的检查 听力障碍儿童的言语障碍表现除了由听力障碍导致，还有可能是解剖结构异常所致，因此有必要进行言语器官的常规检查，如喉内镜检查以排除喉及声带的肿瘤、瘢痕等病变；鼻咽部检查排除儿童腺样体增生；口腔内镜检查排除腭裂、舌系带过短等。这些检查通常可以邀请耳鼻咽喉科医生会诊完成，并给出相应检查报告。一旦检查出有相应的解剖结构异常，则通常应先接受手术治疗给予矫正，然后再进行术后的言语康复训练。

3. 言语量表评定 言语量表的评定侧重于言语器官的生理运动功能以及言语运动能力。目前临床常用的言语评定量表有Frenchay评定法和中国康复研究中心汉语构音障碍评定法，关于此部分的评定可参考第三章构音障碍的内容。

总之，在听力障碍儿童言语障碍的评定工作中应尽可能综合使用以上三种评定方法，可使评定结果更加准确客观并为后继的治疗起到科学的监控作用。

三、交流能力评定

语言能力评价的目的是获得听力障碍儿童的语言发展能力，衡量其语言能力发展是否平衡。主要包括口语表达和理解能力的评定。由孙喜斌主编的《听力障碍儿童听觉、语言能力评估标准及方法》（2009）中的“语言能力评定”适用于学龄前听力障碍儿童配戴助听器或和人工电子耳蜗前后的语言能力评定，并根据听力障碍儿童语言能力评定标准评定目前所处的级别。

（一）语音清晰度

评价方法是主试者在50张语音清晰度测试的双音节词图片中选择其中一组25张，让儿童认读，每张图片读两遍，由4名测试人员根据儿童发音，将听到的内容按顺序写在纸上。主试者依据标准答案评分，按照每词正确得1分，每字正确得0.5分，每名测试人员满分为25分，最后将各测试人员记录的分数累加，即可获得听力障碍儿童的语音清晰度评分。

（二）词汇量

测试工具为词汇等级测试词表。评价方法是由言语治疗师或家长将儿童掌握的词汇从词表中划出，并补充患者已掌握但词表中未出现的词汇。计算出被试者的词汇量，并根据语言能力评定词汇量等级标准评定目前所处的级别。

（三）模仿句长

测试工具为四组不同长度的句子及其配套图片。评定方法是采用“听说复述”的方法，由主试者依次出示所有测试图片，读出测试内容后，要求被试者模仿说出。如果能正确模仿，则通过该级测试，不能正确模仿时，可抽取同级测试内容模仿。连续3次不能正确模仿则停止测试，以前一个通过的级别定级。

（四）听话识图

测试工具为四套图片及描述内容的语句。评价方法是由主试者出示某一级别的同组图片并描述其中一张内容，然后让受试者指出相应的图片。如能指出则通过本级别测试，进入下一级别测试。如果不能正确指出，换同级别的其他组图片。如果连续3次不能正确理解则停止测试，以前一个通过的级别定级。

（五）看图说话

测试工具为四套图片及难度不同的语句。评价方法是从一级开始，由主试者出示一张图片并描述其内容，然后让受试者复述，根据受试者复述内容、语句完整程度及语言流畅度等语言要素评定。如果通过则进入下一级别测试。如果不能通过，可取同级别的另一张图片测试。如果连续3次不能正确理解则停止测试，以前一个通过的级别定级。

（六）主题对话

测试工具为四套图片及其相应的疑问句，从第一套到第四套分别对应1岁、2岁、3岁、4岁的语言水平。评价方法是由主试者出示一张图片并根据内容提出问题，要求听力障碍儿童回答，如果能正确回答则进入下一级别测试。如果不能通过，可取同级别的另一张图片提问。如果连续3次不能正确理解则停止测试，以前一个通过的级别定级。

第四节　听力障碍儿童的听觉言语训练

一、听觉功能训练

听觉训练是指根据听觉能力评定的结果，选择适合的训练内容，采用恰当的手段和方法实施听觉能力训练并进行监控的过程。主要目的是提高患者利用残余听力的水平，使其"听得明白"。听觉康复训练的步骤主要包括四个过程：听觉察知训练、听觉分辨训练、听觉识别训练、听觉理解训练。

（一）听觉察知训练

听觉察知能力要求患者能够利用残余听力、助听（重建）听力，学会聆听声音。其训练的核心目标是帮助患者感知声音的有无，学会有意识地聆听声音。训练时，首先通过新颖的声音吸引患者关注声音，再训练其主动对声音作出反应的能力。主要训练内容为音乐声、环境声、言语声。训练过程中，要帮助听障儿童建立察觉反应，即听到声音后能做出适当反应。

训练时要在安静的环境下，每次给声之前，引导听力障碍儿童模仿教师将示指指向耳朵，或将物品放在耳朵下面，做好聆听的准备。练习察知不同频率乐器声、环境声、言语声的有无。如与幼儿玩套圈游戏，同时引导幼儿将套圈放在耳边，在幼儿身后演奏不同的乐器，声音出现时，引导其将手中的套圈举起摇晃示意"有声音"，然后将套圈套好，没有声音时双手摊开示意"没有声音"。

1. 无意察知训练　无意察知是聆听意识形成的前期阶段，这一阶段主要通过新颖、节奏感强的声音激发患者对声音产生兴趣，训练内容主要包括音乐声、环境声和言语声等。常见的训练内容及举例见表6-6。

2. 有意察知训练　有意察知是聆听意识形成的重要阶段，这一阶段的核心目标是让患者能够对不同频率、不同强度的声音做出有意识的反应。训练内容包括主频特征明显的滤波音乐声、滤波环境声和不同频段的言语声。常见的训练内容及举例见表6-7。

表6-6　无意察知训练的主要内容及举例

目标	内容	举例
音乐声	低频	长号、大提琴、单簧管
	中频	长笛、圆号
	高频	短号、双簧管
环境声	动物声	猫、牛、大象、狮子、喜鹊、青蛙
	自然环境声	下雨、流水、打雷、海浪、风
	日常生活声	计算机、汽车、炒菜、电话
言语声	儿童歌曲	《数鸭子》《泥娃娃》《老鹰捉小鸡》
	童谣	《刷牙》《花儿开》《划船》
	其他	患者的名字

表6-7　有意察知训练的主要内容及举例

目标	内容	举例
滤波音乐声	低频（250～750Hz）	长号、大提琴、单簧管等
	中频（1～2kHz）	长笛、小提琴、圆号等
	高频（3～4kHz）	短号、双簧管等
滤波环境声	低频（250～750Hz）	钟声
	中频（1～2kHz）	蛙鸣
	高频（3～4kHz）	鸟叫
言语声	低频	/n/、/m/、/l/
	中低频	/p/、/m/、/b/、/u/、/o/、/e/、/ao/、/ang/
	中频	/k/、/ h/、/f/、/t/、/g/、/j/、/c/、/zh/、/r/、/er/、/ai/、/ou/、/en/、/ang/、/eng/、/an/
	中高频	/b/、/d/、/q/、/ch/、/r/、/zh/、/a/、/e/、/eng/
	高频	/x/、/sh/、/ s/、/ i/、/ü/

（二）听觉分辨训练

听觉分辨能力要求患者在准确感知声音有无的基础上区分不同的声音。其训练的核心目标是发展患者区分不同维度差异声音的能力。训练时，先训练多维度差异的语音，再训练单维度差异的语音。

1. 综合分辨训练 综合分辨能力的训练是指对多维度差异语音分辨的训练。该阶段选择的材料无论在时长、强度还是频率方面差异都较大，患者只要能抓住其中一个维度的差异即可区分两者的不同。两个声音之间差异的维度越多、每个维度的差异越大，则分辨越容易，反之则越难。

综合分辨的训练内容主要包括环境声和言语声。常见的训练内容及举例见表6-8。

表6-8 综合分辨训练内容及举例

目标	内容	举例
环境声	动物声	蜜蜂、绵羊、猪、猫
	人体声	吹口哨、唱歌、打喷嚏、打呼噜
	活动声	打网球、骑马、游泳、弹钢琴
	物体声	卡车、警车、手机、电话
言语声	叠字短句	小狗汪汪汪、大雨哗哗哗、鞭炮啪啪啪
	童谣	《刷牙》《庆中秋》《雪娃娃》《秋天到》
	儿童歌曲	《数鸭子》《找朋友》《泥娃娃》《哈巴狗》

2. 精细分辨训练 精细分辨能力训练是指对时长、强度、频率、语速等方面仅存在一个主要维度差异的语音进行分辨的训练。对听力障碍患者而言，一般来说，时长比较容易分辨，其次是语速分辨，最后是强度和频率分辨。具体内容见表6-9，该阶段的训练材料主要选用单元音和日常生活中

表6-9 精细分辨训练内容及举例

目标	内容		举例
时长分辨	单元音	长/短	ɑ（500ms）/ɑ（250ms）、o（500ms）/o（250ms）
		中/短	ɑ（300ms）/ɑ（250ms）、o（300ms）/o（250ms）
		长/中	ɑ（500ms）/ɑ（300ms）、o（500ms）/o（300ms）
	词语	三音节/单音节	西红柿/吸、马铃薯/马
		双音节/单音节	斑马/马、飞机/飞、葡萄/桃
		三音节/双音节	西红柿/斑马、马铃薯/飞机、小汽车/葡萄

续　表

目标	内容		举例
强度分辨	单元音	强/弱	e（80dB）/e（60dB）、i（80dB）/i（60dB）
		中/弱	e（70dB）/e（60dB）、i（70dB）/i（60dB）
		强/中	e（70dB）/e（60dB）、i（70dB）/i（60dB）
	词语	强/弱	布（80dB）/布（60dB）、爸爸（80dB）/爸爸（60dB）
		中/弱	米（70dB）/米（60dB）、行李箱（70dB）/行李箱（60dB）
		强/中	蛇（80dB）/蛇（70dB）、篮球架（80dB）/篮球架（70dB）
频率分辨	语调	平调/升调	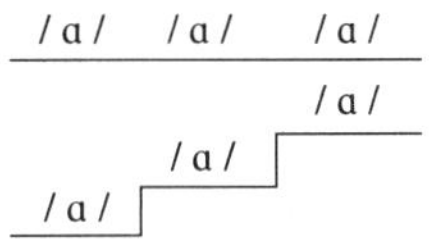
		平调/降调	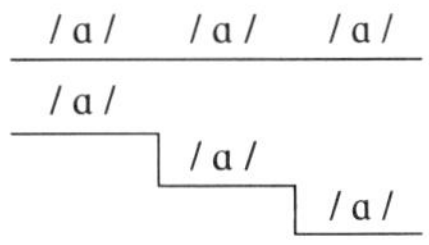
		平调/升降调	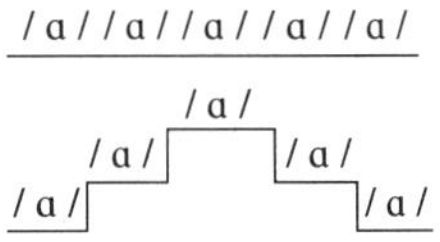
	声调	一声/四声 一声/三声	ā/à、ī/ì、ū/ù ā/ǎ、ī/ǐ、ū/ǔ
		二声/四声 一声/二声	á/à、í/ì、ú/ù ā/á、ī/í、ū/ú
		二声/三声 三声/四声	á/ǎ、í/ǐ、ú/ǔ ǎ/à、ǐ/ì、ǔ/ù
语速分辨	单元音	快/慢	ɑ（120拍/分）/ɑ（36拍/分）、u（120拍/分）/u（36拍/分）
		中/慢	ɑ（88拍/分）/ɑ（36拍/分）、u（88拍/分）/u（36拍/分）
		快/中	ɑ（120拍/分）/ɑ（88拍/分）、u（120拍/分）/u（88拍/分）
	词语	快/慢	跑（120拍/分）/跑（88拍/分）、跳（120拍/分）/跳（88拍/分）
		中/慢	2拍（88拍/分）/拍（36拍/分）、跳（88拍/分）/跳（36拍/分）
		快/中	弹（120拍/分）/弹（88拍/分）、踩（120拍/分）/踩（88拍/分）

常见词语进行。

（1）时长分辨：常使用的材料是单元音和词语。单元音主要选用6个核心韵母 ɑ 、o、e、i、u、ü，通过控制时长形成不同的训练材料。单元音的时长分辨从易到难主要分为三个层次，分别为长音/短音、中音/短音、长音/中音。可结合单音节、双音节、三音节的长度进行考虑，一般可使用250ms、350ms和500ms的声音。词语的分辨主要包括三音节/单音节、双音节/单音节、三音节/双音节，这三组差异逐步减小，难度逐步加大。

（2）强度分辨：常使用的材料是单元音和词语。在单元音方面，通过控制六个核心韵母的强度形成具体的训练材料。单元音的强度分辨主要分为三个层次，分别为强音/弱音、中音/弱音、强音/中音。其中强、中、弱是相对概念，可结合大声、一般言语声和轻声说话时的强度进行考虑，一般可使用80dB SPL、70dB SPL和60dB SPL的声音。强度中词语的分辨主要结合常用的单音节词、双音节词和三音节词进行训练。

（3）频率分辨：主要包括语调和声调分辨。语调由说话时语音高低轻重配置而形成的，在语音识别中语调的贡献约占38%，因此语调的分辨非常重要。由于语调是负载在一定语言基础上的，为进行语调的分辨可提取出一定语调模式，主要包括升调、降调、平调、升降调、降升调等。声调是汉语言的特征之一，其中一声/四声的分辨较容易，二声/三声的分辨较难。

（4）语速分辨：常用材料是单元音和词语，其中单元音为核心韵母，词语一般选择可控制速度的动词，然后通过控制速度形成训练材料。内容从易到难可分为三个层次，分别为快速/慢速、中速/慢速、快速/中速。其中快、中、慢同样是相对概念，可结合音乐中的快、中、慢进行，一般可使用120拍/分、88拍/分，36拍/分。

（三）听觉识别训练

听觉识别能力要求患者能分析声音的差异，并整合为整体的特征。训练时，一般先训练差异较大的词语，再训练差异较小的音位。训练内容包括词语识别和音位识别两部分，音位识别需要听障儿童具备词语识别的基础，因此先进行词语识别训练。

训练方式有闭合式和开放式两种。①闭合式训练：训练时将声母或韵母放到有意义的词、句中进行识别，事先给听力障碍儿童一定的选择范围，呈现声音刺激后要求儿童在该范围内选择对应的事物。按照由易到难的原则，选择范围由小变大，词语的识别顺序由多音节词→单音节词→音素，关键词数量由少到多。增加关键词的数量，目的是提高听觉记忆能力，有利于发展交流能力。②开放式训练：不提供任何选择范围，直接提供声音刺激后，要求儿童再现出来，再现的方式可以是复述，如听到“飞机”后模仿说出“飞机”，或者用手势模仿出“飞机”。开放式识别训练的发展阶段可参照闭合式听觉训练的发展阶段。

1. 词语识别训练 词语识别能力训练帮助患者利用残余听力、助听（重建）听力，聆听日常生活中的词语。词语按照结构可分为三音节词、双音节词和单音节词。由于在听觉识别阶段以日常语音识别为目的，因此，可根据词语结构将其嵌入不同语音的频率中进行训练。

语音出现频率可分为最常用、次常用、常用。训练时先选用最常用的音及词语，再选用常用的音及词语，最后选用次常用的音及词语。常见的训练内容及举例见表6-10。

表6-10 词语识别训练内容及举例

目标	内容	举例
最常用（b/m/l/sh/h/x）	三音节	玻璃杯，办公室，摩托车，美人鱼，溜冰鞋，售货员
	双音节	爸爸，报纸，妈妈，面包，巴士，背心
	单音节	8，猫，门，六，梨、1、2
常用（q/ch/d/p/g/n/f/j/t/z）	三音节	巧克力，车轮子，大猩猩，乒乓球，嘎嘎叫，牛仔裤
	双音节	铅笔，吃饭，长凳，大象，豆奶，苹果
	单音节	7，茶，读，坡，抛，糕
次常用（s/zh/c/k/r）	三音节	扫垃圾，遮阳伞，瓷砖地，菜篮子，口香糖，肉骨头
	双音节	丝带，扫帚，栅栏，桌布，看书
	单音节	4，松，珠，宅，擦，村

2. 音位识别训练 音位识别能力训练将帮助患者利用残余听力、助听（重建）听力，清晰地识别含音位对的词语。音位识别主要包括韵母音位对比识别和声母音位对比识别两个部分。常见内容及举例见表6-11。

表6-11 音位识别训练内容及举例

目标	内容	举例
韵母识别	相同结构，不同开口	容易和稍难：e/ü（鹅/鱼、蛾/渔） 较难：ia/ua（鸭/挖、鸦/蛙） 很难：an/uan（寒/环、汗/换）
	相同开口，不同结构	容易和稍难：i/ia（鸡/家、击/加） 较难：ia/iao（家/教、加/胶） 很难：uai/uan（怀/环、槐/环）
	相同结构，相同开口	容易和稍难：a/e（蜡/乐、辣/乐） 较难：ing/iong（晴/穷、情/穷） 很难：ang/eng（钢/耕、航/衡）
	前鼻音与后鼻音韵母	容易和稍难：an/ang（蓝/狼、竿/钢） 较难：ian/iang，uan/uang（仙/香、船/床） 很难：uen/ueng，en/eng（温/翁、痕/横）
声母识别	擦音与无擦音	容易和稍难：h/无擦音（河/鹅、喝/e） 较难：s/无擦音（色/饿、思/医）

续 表

目标	内容	举例
声母识别	清辅音与浊辅音	容易和稍难：ch/r（臭/肉、绸/柔） 较难：n/s（怒/塑、怒/素） 很难：m/f（母/斧、木/父）
	送气与不送气	容易和稍难：d/t（稻/套、打/塔） 较难：z/ch（栽/拆、走/丑） 很难：j/q（鸡/七、江/枪）
	相同部位不同方式	容易和稍难：d/c（肚/醋、搭/擦） 较难：z/sh（走/手、揍/瘦） 很难：t/c（兔/醋、塌/擦）
	相同方式不同部位	容易和稍难：sh/h（鼠/虎、蛇/河） 较难：p/k（炮/靠、跑/烤） 很难：f/s（父/塑、风/僧）
	卷舌音与非卷舌音	很难：ch/c（出/粗、触/醋）

（四）听觉理解训练

听觉理解能力训练核心目标是提高患者将音和义结合的能力，使其真正懂得声音的意义。训练时，根据训练内容的难度，一般先进行词语理解的训练，再进行短文理解的训练。

训练方式有闭合式和开放式两种。①闭合式听觉理解训练：训练时事先给听力障碍儿童一定的选择范围，提供声音刺激后要求儿童在该范围内选择对应的事物。按照由易到难的原则，选择范围由小变大，词语的理解顺序由单条件词语→双条件词语→三条件词语，关键词数量由少到多。如开始训练时有一个关键词，问“帽子在哪？”，接下来增加关键词，问“红色的帽子在哪？”。②开放式听觉理解训练：训练时不给出选择范围，主要采用复述、问答、开放式对话交流等形式对听力障碍儿童实施的听觉理解训练。

1. 词语理解训练 词语是语言的基本单位，词语与语法的关系密不可分。词语理解训练是要患者学习大量词语，在基本概念成熟的基础上，多方位地理解词语的内容，不经过事先的聆听直接根据图片的内容选出目标词语。词语理解训练根据关键条件个数又为单条件词语理解、双条件词语理解和三条件词语理解三部分。单条件词语理解的训练内容为日常生活中常见的名词、动词和形容词，主要帮助患者积累词汇量、理解声音并为语言训练打下基础；双条件和三条件词语理解要求患者同时把握两到三个关键条件，主要包括以下结构，如并列、偏正、动宾、主谓、介宾等。常见的训练内容及举例见表6-12。

表6-12 词语理解训练内容及举例

目标	内容	举例
单条件词语理解	名词	猪、肥皂、裙子、饼干、苹果、蜡笔、飞机
	动词	吃、喝、穿、脱、画、擦
	形容词	红色的、黄色的、长长的、短短的、胖胖的、瘦瘦的
双条件词语理解	介宾短语	天鹅在湖旁边、鸭子在湖面上、婴儿在床上、小猫在地上
	主谓短语	小猫在吃鱼、女孩在看书、男孩在看画
	并列短语	鼻子和眼睛、围巾和帽子、手套和袜子
	偏正短语	蓝色的衣服、绿色的裤子、大大的帽子、小小的手套
	动宾短语	吃香蕉、吃苹果、擦皮鞋、画汽车
三条件词语理解	介宾短语	白色的天鹅在湖旁边、灰色的鸭子在湖旁边
	主谓短语	奶奶在椅子上看报纸、爷爷在板凳上看书
	并列短语	西瓜、草莓和橘子，葡萄、草莓和橘子
	偏正短语	两件粉色的背心、一件黄色的背心、一件黄色的衬衫
	动宾短语	洗蓝色的衣服、晒黄色的手绢、晒黄色的衣服

2. 短文理解训练内容 短文理解旨在训练患者理解篇章内容的能力，主要包括情景对话、故事问答和故事复述。情景对话是根据设定的情境，激发患者产生符合情境内容的对话，以提高患者在情景对话中的听觉理解和表达的能力，继而使患者能在真实情境中展开拓展性对话，锻炼患者的口语表达能力；故事问答是通过提问故事的细节，以训练患者把握和理解短文关键信息的能力，以此检验患者的听觉理解能力；还可以适当地提出一些开放性问题，以促进患者创造性如想象力的发展；故事复述是训练患者通过听觉理解、记忆故事进行流利清晰复述的能力，有助于增强患者自觉的有意记忆，提高其连贯性语言的表达能力。常见的训练内容举例见表6-13。

表6-13　短文理解训练内容及举例

目标	内容	举例
情景对话	日常生活	日常生活——《菜市场》 1. A：你这里有什么蔬菜？ B：我这里有黄瓜、西红柿、萝卜、大白菜。 2. A：我想要三个西红柿。 B：好的，还需要什么吗？ 3. A：萝卜多少钱一斤？ B：萝卜2块一斤。 4. A：好的，我还要两个萝卜，一共多少钱？ B：一共12块。
故事问答	家庭篇	家庭篇——妈妈的生日 今天是妈妈的生日。洋洋想为妈妈做点特别的事情。她在花园里摘了红色和黄色的郁金香。然后把花插在花瓶中，送给妈妈。妈妈看到后非常高兴，还表扬了洋洋！ 1. 什么时候是妈妈的生日？ A. 明天 B. 今天 C. 昨天 2. 洋洋摘了什么颜色的郁金香？ A. 蓝色的 B. 紫色的 C. 红色和黄色的 3. 妈妈看到郁金香后的心情怎么样？ A. 开心极了 B. 有点失望 C. 非常气愤 4. 这个故事主要告诉了我们什么？ A. 妈妈喜欢花 B. 妈妈过生日 C. 洋洋送花给妈妈庆祝生日 5. 说一说你是如何庆祝父母的生日的。 6. 画一画或写一写你庆祝父母的生日的情况。
故事复述	三步曲	《小鳄鱼出生了》 1. 草地上有一只很大的蛋，“咯吱”一声，蛋裂开了。 2. 裂缝越来越大，露出了两只小眼睛。 3. 啊！小鳄鱼出生了。

无论是词语理解还是短文理解，都应在患者完成听觉识别的基础上，并结合评估结果选择合适的训练材料进行，内容的制定首先应符合患者的发展水平，其次还要考虑难度的实时调整，以实现最好的康复效果。

二、言语功能训练

听障儿童的言语训练主要包括呼吸训练、发声训练与构音器官训练、构音语音训练、韵律训练等。听力是儿童学习发声的重要先决条件，对于儿童期的言语发展起着关键作用。因此言语训练要与听觉训练密切配合，同步进行。具体内容参见本书第三章构音障碍。

三、交流能力的训练

听力障碍儿童语言与交际训练应遵循儿童言语语言发展规律，创设语言交流环境，在听觉训练的基础上，通过有意义的互动交流，培养听障儿童自主进行语言交流的习惯和能力。主要目的是帮助听障儿童掌握恰当的沟通技巧，理解并正确表达词汇、语句。

1. 词语训练　主要以名词、动词、形容词学习为主，词汇训练要遵循以下三个原则：①注重日常生活中的积累，积累到一定量时可采取游戏的方式进行分类；②多感官体验，帮助理解词汇；③先学习基本词，再学习复杂词，一般先从学习名词开始。

2. 句子训练　主要以陈述句、祈使句、疑问句、感叹句等学习为主，一般先学习陈述句、祈使句，再学习疑问句、感叹句。学习陈述句时，先学简单陈述句，使听障儿童进行替换练习，并且不断扩展。简单句式的句子达到一定水平后，可以训练句式变换，如把字句和被字句。复句的表达形式比单句复杂，在最后学习阶段，需要设计一定的情景，在情境中先引出单句，然后用特定关联词连接单句。句子训练可以放在日常对话情景中，通过在日常对话中提供句子运用的机会，锻炼听障儿童思维。

3. 对话训练　是指在良好的语言环境中，帮助听力障碍儿童学习倾听别人谈话和围绕一定话题谈话，习得与别人交流的方式和规则。一般采取角色游戏的形式，在特定的环境下进行。在游戏中，教师或家长只是起引导作用，引导听力障碍儿童成为对话游戏的主导者。

4. 复述训练　主要以听故事或看图听故事为基础，然后由听障儿童复述故事内容。在此基础上，还可以采用实物讲述、续编故事、生活经历讲述等进一步拓展儿童的语言。通过复述训练，听力障碍儿童逐渐能用自己的话表述意思。

四、家庭训练

与听力障碍儿童进行有效的沟通是家长和教育者面临的重要挑战。由于听力障碍，他们主要依靠视觉、触觉等感官来感知和交流，因此，需要一些特别的沟通方法和技巧。

1. 做好轮替，避免代替　家长和儿童在沟通时要做好轮替，一方表达时，另一方等待，然后交换角色。即使儿童不会说话，家长也要对儿童的表情或动作做出回应。当儿童在用一个动作表达时，家长要等儿童表达完后再做出回应，这样能够帮助儿童理解基本的沟通规则。

家长要多鼓励儿童自主表达、说出自己需求，即使他们的表达不够流畅或有停顿。切忌因为急于满足他们的需求而代替他们表达，比如，当儿童想要某样物品时，家长可以引导他们说“我想要xx。”或“请给我xx。”而不是替他们说或者直接把物品给他们，从而剥夺了他们主动表达的机会。

2. 与儿童在同一视线 每天除要靠近优耳一侧进行专门的听觉训练外，其余时间尽量与儿童面对面在同一视线下对话。如果儿童的位置比较低，请蹲下来或坐下来，让他看清您的面部表情和说话时的口型，这样有助于他理解您说话的意思。另外，若家长高于儿童视线说话，一高一低，会给儿童带来压迫感，抑制了他们主动沟通的意愿。

3. 语气轻松，语速适中 家长对于听力障碍儿童沟通能力的辅导一定不能过急。部分家长辅导说话时，追求儿童说的每一句话、每一个字都能清楚、复述明白。但是如果语速太快或问题太复杂，听力障碍儿童可能会难以听清，且理解困难，导致其难以把握重点。因此家长要保持足够耐心、维持情绪稳定，尽量使用浅显易懂的语言、适中的语速、轻松的语调与儿童对话，让儿童轻松愉快地回答。

4. 聊儿童感兴趣的话题 在与儿童交流时，家长应避免使用儿童无法理解的语言，而是选择与儿童生活紧密相关或其感兴趣的话题，例如从儿童的学校生活聊起，这样有助于儿童更好地理解和参与对话，帮助儿童建立自信。

建议家长用开放式问题引入话题，引导儿童分享，比如“今天在幼儿园/学校玩了哪些游戏？”“怎么玩的？”。家长可以引导儿童分享校园生活里的趣事，然后再慢慢导入“跟谁玩？”“A是你的好朋友吗？”“为什么你觉得A是你好朋友？”等问题，促使听力障碍儿童自然地分享更多内容。

5. 避免过矫，丰富语言 在日常交流中，家长应避免频繁纠正儿童的发音或语言错误，以免打击儿童交流的积极性；可以在交流结束后，以示范的方式重复正确的发言或语言。无论儿童的语言水平如何，家长都应该使用完整的句子与他们交流。当儿童的语言水平有所提高时，家长应逐渐增加语言的复杂性和多样性。例如，除了使用“漂亮”这个词外，还可以引入“美丽、好看、五颜六色”等词汇。这样做有助于扩展儿童的词汇量，提高他们的语言理解和表达能力。通过上述方法，家长可以更好地与听力障碍儿童进行沟通，促进听力障碍儿童养成良好的交流习惯。

▶知识拓展

如何预防听力障碍发生

根据听力障碍发生的病因、患病人群，可以采取不同的预防措施。

1. 如果家族中有耳聋成员，要引起重视，可进行耳聋基因诊断，确诊是否为遗传性耳聋，以采取措施避免其他成员出现耳聋。

2. 孕妇孕早期应加强营养、减少感染，孕期应尽可能避免使用耳毒性药物，高危孕妇还需加强自身及胎儿监测，以避免新生儿发生听力障碍。

3. 积极预防和治疗中耳炎。防止污水、异物进入外耳道，不要随意掏耳，注意耳部卫生。一旦发生中耳炎，及时就医。

4. 尽量远离噪声或减少噪声暴露时间，预防噪声性耳聋。

5. 老年人应建立健康的饮食、生活习惯，积极治疗高血压、糖尿病、高血脂等慢性病，预防老年性耳聋。

6. 谨慎使用耳毒性药物，预防药物性耳聋。

考试知识点总结

本章小结

协和云课堂……　拓展练习及参考答案

（吴大锐　赵鑫月）

第七章 口　吃

教学课件

学习目标

素质目标

（1）树立道德意识，尊重口吃患者的人格完整性和个体价值，在评估、诊断和治疗全程中始终保持客观、无偏见的态度。

（2）具备同理心，深刻共情口吃者在言语表达中经历的挫败感，在治疗中灵活调整沟通方式。

（3）树立实事求是的科学态度，帮助患者理解口吃的本质，管理负面情绪，促进患者建立自我认同感。

知识目标

（1）掌握：口吃的概念、口吃的症状及临床表现、口吃的治疗方法。

（2）熟悉：口吃的评定方法。

（3）了解：口吃的病因及治愈标准。

能力目标

（1）能识别口吃。

（2）能对口吃患者进行针对性的训练。

（3）增强与患者共情能力。

案例导入

【案例】

患者，男，10岁，小学四年级学生，平时性格开朗但略显紧张。自幼儿园起，家人便注意到他在说话时常有重复音节、延长发音或突然停顿的现象，尤其在情绪激动、紧张或急于表达时更为明显。随着年岁的增长，这一现象并未自行改善，反而影响了其课堂发言和与同学间的交流，导致其在某些场合下变得沉默寡言，自信心下降。口腔科检查结果显示其发音器官结构正常，无生理缺陷。

【问题】

请结合上述案例，分析并判断该患者可能面临的言语障碍是哪种类型，并探讨其可能的病因及干预策略是什么？

· 核心知识拆解 ·

第一节 概 述

一、口吃的概念与病因

（一）口吃的概念

口吃，俗称“结巴”，是以不明原因引起字音重复、言语中断为主要症状的言语流畅性障碍。主要表现为说初始的单词困难或重复语音、字、词、停顿和拖音等，它涉及遗传因素、神经生理发育、心理因素和语言行为等诸多方面，是非常复杂的语言失调症。世界卫生组织对口吃的定义为：口吃是一种言语节奏的紊乱，即口吃者因为不自主的声音重复、延长或中断无法表达清楚自己所想表达的内容。

口吃的发病年龄平均在2.5～3岁，可分为突发性和渐发性两种情况，一周内出现为突发性，多于一周出现则为渐发性。

口吃问题对患者产生了广泛的影响，不仅带来了巨大的心理压力，还降低了患者的沟通和社会适应能力。这种状况给生活、学习和工作带来了许多不便。因此，及时的发现、干预和治疗对于减轻或避免口吃对患者自身造成的负面影响至关重要。

（二）口吃的病因

口吃的发生可能由多种因素导致，目前国内外尚无统一的定论。这些因素可能包括生理和心理等多个方面的综合作用。总体而言，可以归纳为以下几种主要原因。

1. 遗传因素 口吃的发生与遗传有一定的关联。在口吃患者的家族中，发病率在36%～55%。同卵双生子出现口吃的概率高于异卵双生子，而被领养的儿童如果出现口吃，往往与其亲生父母患有口吃的情况密切相关。

2. 行为因素 多数口吃患者的发病原因是在语言学习过程中模仿其他口吃者。儿童时期是语言掌握的关键阶段，这一阶段的儿童具有强烈的模仿欲望和好奇心。在语言形成过程中，容易受到亲友、同学或广告、动画片等外部因素的影响，从而形成不良的语言反应行为。同时，口吃的“传染性”非常强，对于语言发育尚未成熟的儿童，容易受到其他口吃者的影响，最终形成口吃行为。

3. 社会心理因素 特定的社会心理环境也是口吃发生的重要诱因。儿童在遭遇惊吓、训斥、嘲笑等负面情境时，可能产生恐惧、焦虑等情绪反应，进而引发口吃。同时，成人对儿童言语表现得不耐烦、打断或过度矫正等行为，也可能加剧儿童对言语的焦虑和恐惧，形成恶性循环。因此，口吃的发生与个体的心理状态密切相关。

4. 疾病因素 某些疾病也是导致口吃的重要原因。例如，儿童头部外伤、小儿癫痫、百日咳、猩红热以及鼻炎、扁桃体炎等疾病，都可能导致口吃的产生。这些疾病可能通过影响神经系统或呼吸系统功能，进而干扰正常的语言流畅性。

5. 其他因素 除上述因素外，口吃的发生还可能与大脑皮质优势理论、生化机制、生理故障假说、心理学理论等多种学说相关。这些理论从不同的角度探讨了口吃的病因，揭示了口吃现象的复杂性和多元性。

口吃由多种因素相互作用导致，涉及多学科领域。因此，研究其病因和机制需多学科协同参与，以深入研究这一复杂现象。

二、口吃的症状分类

对口吃的症状进行分类，首要步骤是全面审视从口吃出现至今的整个发展历程。在此过程中，还需关注患者在学习、工作、日常生活等环境中的影响因素，同时深入了解患者的心理状态及其自我认知的情况。

从发展的视角审视口吃表现时，如图7-1所示，将口吃的瞬间状态称为口吃症状。针对这些症状，可以从言语、运动、情绪等多个维度出发，分析“言语症状”“伴随症状”“情绪反应”“努力性表现”等亚项。其中，一贯性和适应性是指在朗读或对话过程中体现出来的特征。此外，口吃现象与非口吃有时会交替出现，这种情况用“波动”来描述。

不同患者在口吃的具体表现、严重程度、症状出现的先后顺序以及症状的性质上都存在差异。因此，在进行检查与评定时，力求做到全面而细致的分析。

1. 言语症状 根据口吃的症状与口吃的表现，可将其归纳为以下几个症候群，见表7-1。

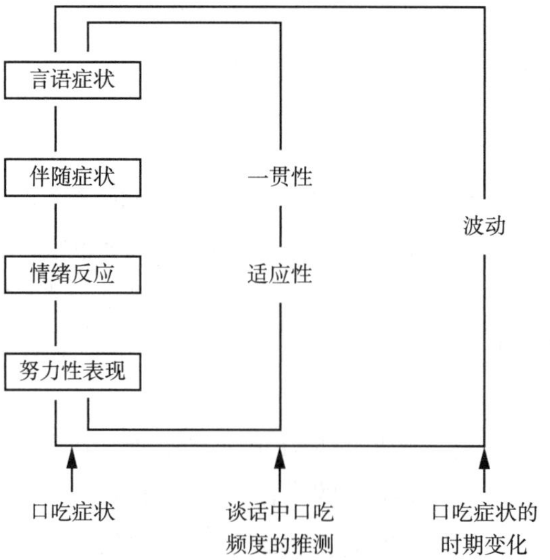

图7-1 口吃症状与过程的分析

表7-1　口吃的言语症状

症候群	表　现
A群	音、音节的重复
	词的部分重复
	辅音部延长
	母音部延长
	重音或爆发式发音（在不自然的位置当中出现）
	歪曲或紧张（努力发声结果出现歪曲音，或由于器官的过紧张而出现的紧张性发音）
	间断（在词中或句中出现）
	中断（构音运动停止）
B群	准备（在说话前构音器官的准备性运动）
	异常呼吸（在说话前的急速呼吸）
C群	词句的重复（词句以上连贯的重复，并非是强调或感动的表现）
	说错话（言语上的失误，也包括朗读错误）
	自我修正（包括语法、句子成分等的修正，反复）
	插入（在整个句子中插入意义上不需要的语音、词、短句等）
	中止（在词，词组或句子未完时停止）
	间隔（词句中不自然的间隔）
D群	速度变化（说话速度突然变化）
	声音大小、高低、音质的变化（由于紧张在说话途中突然变化）
	用残留的呼气说话（用残留的呼气继续发音）
E群	其他（A～D群均不属于的情况）

2. 伴随症状　口吃患者有时为了克服或纠正自身的言语困难而出现一些正常说话时所不需要的运动，见表7-2。

表7-2　口吃患者的伴随症状

伴随症状	正常说话所不需要的运动
构音、呼吸系统伴随紧张、运动	喘气、伸舌、弹舌、嘴歪、张嘴、下颌开合
颜面所出现的表现	眨眼、闭眼睛、张大眼睛、抽噎、张着鼻孔、颜面鼓起来
头、颈运动	脖子向前后、侧面等乱动
躯干运动	前屈、后仰、坐不稳、四肢僵硬
四肢运动	手舞足蹈、用手拍脸或身体、用脚踢地、握拳、四肢僵硬

3．努力性表现　努力性表现是口吃患者为了避免口吃或想从口吃状态中解脱出来，所呈现的解除反应、“助跑”样动作、延长、回避行为等。如表7-3所示。

表7-3　努力性表现

努力性表现	特点	目的	具体表现
解除反应	努力从口吃中解脱出来	出现口吃时努力解脱	用力，加进拍子说话暂停，再试试等
“助跑”样动作	避免口吃用“助跑”的方式	目的很明确	伴随运动，在插入、速度、韵律方面出现问题时有目的地使用，重复开始的语句
延长	将难发的音延长	将目的音发出来	前面有婉转表现，或貌似思考，空出间隔
回避行为	尽量避开该发的音	尽量不发目的音	放弃说话，或用别的词代替，或用不知道回答，使用言语以外的方法如手势语等

4．情绪性反应　口吃患者的情绪表现不仅在口吃发生时，还在说话前、预感口吃时及口吃发生后有所体现。如表7-4所示。

表7-4　口吃患者情绪性反应

表现的侧面	具体表现
表情	脸红、表情紧张、表情为难
视线	将视线移开、视线不定、偷看对方、睁大眼睛（吃惊的样子）、死死地盯着对方（吃惊的样子）
态度	故作镇静、扩张虚势、采取攻击的态度、做怪相、害羞、心神不定
行为	如害羞似的笑、焦躁、手舞足蹈、屏息、假装咳嗽、逃走（有此意图）、癫痫样发作、事先避开这种场面
说话方式	开始急促、说话量急速变化、声音变小、说话单调、欲言又止

5. 一贯性与适应性

（1）一贯性效果是指反复朗读同一篇文章时，在同一位置、同一音节中出现口吃表现，这种表现在谈话中也常见到。一般重度口吃患者的一贯性都较高。

（2）适应性效果是指在同一篇文章中，反复朗读时每重复一次，口吃频率就降低一次，口吃越重适应性就越低。

6. 波动 是指口吃患者在说话流畅与不流畅之间的交替变化，这种现象在口吃的早期阶段尤为常见。当儿童的生活规律受到显著干扰时，如生病或环境变化等情况，可能导致口吃的波动加剧。随着儿童年龄的增长和口吃状况的演变，其说话流畅的时间会逐渐延长，波动的幅度会相应减小。此外，口吃症状的发作频率及其严重程度，也会因外界环境的变化而呈现一定的波动性。

三、口吃的症状表现

口吃的临床表现可分为言语特征和非言语特征。

（一）言语症状

1. 重复 口吃患者讲话时，常重复某字3次及以上才能继续，如“昨天，昨天，昨天，昨天我们去了公园”或“你要去、去、去、去哪里？”，但语句不中断。患者越严重，连发音就越多。此外，连发性口吃在儿童患者中较为常见。

2. 难发 患者会出现难以发出第一句话的情况，有时需要花费较大力量才能挤出一句话，比如“……这是什么东西……？”。在尝试说话时，越焦急就越难发出，并伴随摇头、跺脚、手舞足蹈等动作。这种经历让患者感到说话既艰难又吃力，同时担心被他人嘲笑。因此患者日常中较少说话，只有迫不得已时才会开口。

3. 中阻 当口吃患者遇到难以发音的字词时，通常会感到紧张、害怕，甚至呼吸急促。这种心理状态会打断原本流畅的话语流，使患者无法继续交流。

4. 拖长 难以接受的拉长声音，经常出现在字词或句子的开始，其表现介于难发性和重复性口吃之间。

5. 无意义音 患者在讲话时会插入与句子内容无关的音，这种插入使句子理解变得困难。这种类型的口吃在儿童中更为普遍。

（二）非言语症状

1. 伴随运动 在口吃的初期阶段，患者为了克服言语上的障碍，往往会不自觉地做出一些辅助性动作，这些被称为伴随运动。例如，当面临发音难题时，患者可能会摇头、跺脚、摆动身体、吐舌或全身紧绷，以此来尝试“挤出”那些难以发出的声音。初期，这些动作或许能为他们带来些许帮助，但随着口吃状况的加剧，其效用便逐渐减弱。

2. 呼吸异常 口吃患者常常伴随着呼吸的异常。在口吃发生时，患者的呼吸会变得急促，常伴有胸闷、气短，这是口吃的显著症状之一。

3. 痉挛反应 口吃过程中，患者可能会经历发音器官的抽搐性运动和肌肉痉挛。这种痉挛不仅影响发音，还干扰呼吸的正常进行。具体表现包括面部抽搐、唇舌僵硬及全身颤抖等，这些都会导致呼吸和发音器官的功能受损，进而引发言语障碍。

4. 心理影响 口吃患者常承受心理压力。早期言语表达受到嘲笑、讽刺，会损害患者自尊心，致其恐惧、逃避言语交流，甚至形成自卑、胆怯性格。这种心理状态会形成一个恶性循环：每次尝试说话时，患者都会因为口吃而紧张，这种紧张又会进一步加剧口吃的表现，从而导致症状不断恶化。

四、口吃的诊断

口吃的临床诊断应该包括综合判别，即主观和客观的评价，并结合患者的语言特征和非语言特征，从而对患者是否存在口吃做出诊断。如果已经明确口吃症状的存在，则应该进行进一步的评估以确定口吃的严重程度及对患者生活质量的影响情况。

1. 诊断依据 主要依据口吃的临床症状给出诊断。口吃是在进行口头表达时出现音素、音节、单字、词语层面上无意识的重复、延长、暂停等特殊现象，从而影响语言的流畅程度，这是口吃的核心特征（也称为言语特征）。此外，这些不流畅还可能会伴随某些身体部位的紧张、多余的肢体动作，甚或造成患者回避与人交谈的现象，这些伴随现象被称为口吃的第二行为（也称为非言语特征）。

2. 口吃的鉴别诊断 口吃与其他类别不流畅的区分从以下几个方面体现。

（1）开始时间：口吃发生时间多为学龄前；其他类别不流畅多发生在学龄后。

（2）家族史：口吃案例多有口吃家族史；其他类别不流畅多无家族史。

（3）训练效应：口吃经过多次重复练习不流畅会较快减少；其他类别不流畅改善较慢。

（4）自发口语的流畅度：口吃患者在数数、背诵非常熟悉的诗句、阅读和唱歌时相当流畅；其他类别不流畅则很少改变。

（5）压力情境的流畅度：口吃患者在压力情境说话时流畅性变差，其他类别不流畅在压力场景下流畅度的变化不如口吃患者显著。

3. 口吃的分期

Bloodstein认为口吃的发展可分为四期，各期之间可有重叠，个体之间也会出现差异，如表7-5所示。

表7-5 口吃的分期

时期	口吃发生时间或条件	表现特点	情绪性反应
第1期	偶尔发生，常发生于儿童紧张、说话量大或是感觉有压力时	句子开始时的某些词或音节的重复	并不逃避说话，很少表现出对言语不流利的焦虑或其他消极情绪反应
第2期	口吃变成慢性的，儿童也认为自己口吃，常出现于学龄期	在言语的大部分时间发生，在兴奋或快速言语时加重	很少对说话困难表现出焦虑等情绪反应
第3期	随着具体情况而发生变化	患者会避免使用发音困难的词或选用其他的词代替，开始逃避一些说话场合	担心口吃的产生，并用愤怒反应来掩饰言语困难
第4期	常出现于青年后期或成年期	对口吃有恐惧心理，害怕说某些语音、单词和处在某种说话情境中时，经常有单词替代的现象	避开说话的场合，对口吃感到害怕、难堪、无助

第二节 口吃的评定

一、口吃的评定流程

（一）病史采集

病史的采集包括多个方面，口吃患者的病史信息采集至少应该包括以下几项：基本信息采集；个体发育史，包括运动及语言发展史；既往史，包括口吃发生和发展历程、就诊史及就诊疗效；家庭环境信息采集，包括家庭成员及关系、家族史、遗传史，以及家人对患者口吃的态度及应对方法等；其他环境信息采集，包括学校、单位、日常社交环境，以及朋友、老师、领导、家长对患者口吃的态度等。

（二）评定患者的言语及语言能力

言语及语言能力的评定包括患者的语音清晰度、语言理解能力、语言表达能力等多个方面的因素。

（三）评定口吃的频率和严重程度

口吃的频率是指一段语言材料中，患者发生口吃的音节占该语料总字数的百分比，即评估的时候需计量患者在一段语料测试当中出现口吃的字数，用口吃字数除以测试材料的总字数，即可得出口吃的频率。

评定口吃的严重程度时多采用主观感受量表形式，可以由患者或者家属打分，作为口吃严重程度的参考。儿童常采用10分量表，成人多采用9分量表，见表7-6。

表7-6 口吃严重度评分表

评分	成人	儿童
1	没有口吃	没有口吃
2	别人不会注意或发现	别人不会注意或发现
3	偶然口吃	偶然口吃
4	比较明显的口吃	比较明显的口吃
5	明显的口吃，但并不影响表达能力或别人会说话内容的理解	明显的口吃，但并不影响表达能力或别人会说话内容的理解
6	明显的口吃，对表达能力或别人对说话内容的理解有轻微影响	明显的口吃，对表达能力或别人对说话内容的理解有轻微影响
7	明显的口吃，对表达内容有影响，但别人仍能理解说话的内容	明显的口吃，对表达内容有影响，但别人仍能理解说话的内容

续　表

评分	成人	儿童
8	严重口吃，别人在理解说话内容时有困难	严重口吃，别人在理解说话内容时有困难
9	别人不能理解说话的内容	别人不能理解说话的内容
10		每个字都有口吃的情况

（四）评定口吃对患者的心理状况影响

一般采用患者自评的方法，主要是评估患者如何评价自身状况，包括患者对口吃的态度和患者认为对心理情况的影响，以及患者对评定、治疗的期望。问卷见表7-7及表7-8。对于没有阅读能力，且理解能力比较弱的儿童，可以采用家长问卷。

表7-7　儿童沟通焦虑量表

1. 我讲话讲得不好
2. 对我来说在教室上课时间回答老师问题是容易的
3. 当我在说话时有些话会卡在我的嘴巴里，说不出来
4. 其他人会担心我说话的方式
5. 比起大多数的小朋友，要在教室中上台报告，对我来说比较困难
6. 同学认为我说话很无聊
7. 我喜欢我说话的方式
8. 我的父母喜欢我说话的方式
9. 我觉得与大部分的人说话是容易的事
10. 大部分时间我说话说得很好
11. 对我来说，和别人说话是一件困难的事
12. 我不会担心我说话的方式
13. 我觉得说话是困难的
14. 我想说的话很容易就说出来
15. 我和陌生人说话是一件困难的事

续 表

16. 有些同学取笑我说话的方式
17. 说话对我来说很容易
18. 告诉别人我的名字是一件困难的事
19. 我很难说出某些话，例如：恐龙
20. 和大部分的人说话，我可以说得很好
21. 有时候我说话会有困难
22. 我喜欢说话
23. 我说话说得不好
24. 我害怕当我说话时没有办法把话说出来
25. 我不担心打电话，因为我可以说得很好
26. 其他人好像不喜欢我说话的方式
27. 我让其他人代替我说话
28. 在教室中自己大声念课文，我觉得是件容易的事

注：每题有两个选项，由儿童依据自己平常说话的经验与感受进行勾选，正向题有十七题，给分依序是1分代表“不是”、2分代表“是”，反向题有十一题，则依序是1分代表“是”、2分代表“不是”。得分越高，表示答题者的沟通焦虑越高，得分越低，表示答题者的沟通焦虑越低。28分为无焦虑，29～38分为轻度焦虑，39～48分为中度焦虑，49分及以上为重度焦虑。

表7-8　成人沟通焦虑量表

1. 当快轮到我说话时，我的呼吸会变得急促
2. 当我在别人面前大声朗读文章时，我会紧张到手心冒汗
3. 当我加入别人的谈话时，我会心跳加速
4. 当我和别人说话时，我的脸部肌肉是紧绷的
5. 当我在陌生人面前说话时，我会一直眨眼睛
6. 当我上台演讲时，我会紧张得全身发抖
7. 当我向柜台人员询问信息时，我会感到紧张
8. 当我和权威人士说话时（如上司、老师等），我会感到脸部肌肉僵硬
9. 当我在团体中发表意见时，我有害怕的感觉

续 表

10. 当我参加联谊活动时，我觉得轻松自在
11. 当我必须和陌生人说话时，我会感到焦虑
12. 进行口头报告比写书面报告给我的压力更大
13. 当在会议中发表意见时，我会感到焦虑
14. 我喜欢和朋友讨论有趣的话题
15. 因为害怕说话，即便有不同意见时，我也不会说话
16. 我尽量不在公众场合说话
17. 当在面试时，我觉得轻松自在
18. 我尽量不参与别人的讨论
19. 我尽量不参加需要发表意见的聚会
20. 我很喜欢跟朋友聊天
21. 我尽量不开口问路
22. 我不会选择从事需要常常和人沟通的工作
23. 当我做自我介绍时，我感觉很放松

注：量表经过因素分析分为两个方面，一为生理心理，二为逃避行为。在生理心理部分包括七题生理层面和九题心理层面，总共十六题，在逃避行为方面有七题，总量表共有二十三题。正向题有十八题，给分依序是0分代表“不会”、1分代表“偶尔”、2分代表“经常”、3分代表“总是”。反向题有五题，则依序是3分代表“不会”、2分代表“偶尔”、1分代表“经常”、0分代表“总是”。得分越高表示答题者的沟通焦虑越高，得分越低表示答题者的沟通焦虑越低。0分代表无焦虑，1～23分为轻度焦虑，24～46分为中度焦虑，47分及以上为重度焦虑。

（五）评估报告

在评估结束之后出具评估报告，在评估报告后面附上与口吃相关的知识和信息，比如口吃的病因及发展历程，为患者及家属了解口吃的相关知识提供参考。此外，还可以给出一些有针对性的建议，包括家庭成员和相关人员对口吃患者的正确态度，以及一些常用治疗方法的简单介绍。重要的是专业人员要给予患者及家庭成员正确的信息，并帮助其树立信心，为后继治疗提供良好的基础。

二、口吃的评定方法

口吃患者的症状表现因人而异，具有较强的偶然性。因此，对口吃患者的准确评定往往需要长时间的临床观察。鉴于不同语音对患者的影响存在差异，在为每位口吃患者设计检查课题时，应综合考量多种语言学因素，包括语音种类、音的组合、词汇使用频率、抽象度、词句长度以及语法复杂程度等。此外，口吃情况会有所波动，这在检查过程中也需全面斟酌，以便更精准地把握患者的口吃状况，从而制定出更具针对性的诊断与治疗方案。

（一）无阅读能力者评定

在口吃的评价方法中，通常将阅读能力低于小学三年级水平的儿童或成年人视为不具备有效阅读能力的人。对于这类人群，可以进行以下项目的评定。

1. 自由会话 通过与儿童进行交流谈话，观察其在日常生活活动中的说话表现。与此同时，在谈话进程中积极与儿童构建良好的互动关系，为后续的检查工作奠定基础。谈话所涉及的内容应最大程度地契合儿童的兴趣爱好，以确保谈话的顺利开展和有效性。

2. 图片单词命名 根据儿童的年龄选择10～20张名词和动词的图片，让儿童对图片对应的单词进行命名时，仔细观察儿童是否会在词头发音时出现口吃问题，并且依据不同的语音种类，推断其口吃所呈现出的特征，进而初步掌握儿童口吃的一些规律。

3. 句子描述 引导儿童依据选定的简单和较复杂的情境画图片，用自己的语言展开描述。通过这一过程，深入了解儿童在面对不同句子长度以及多样化句型时，口吃的具体表现，明确口吃情况与句子结构的关联。

4. 复句描述 借助儿童对所选复句情境画图片的描述，了解其在进行概括、描述总结式讲话时，口吃的状况。

5. 复述和一起复述 安排儿童复述一篇小短文，复述过程中了解口吃现象在受到外界语言刺激以及有他人相伴复述时，是否会出现改善的趋势，以此评估外界引导对其口吃改善的作用。

6. 回答问题 向儿童提出问题，观察其在回答过程中，是否存在回避某些问题的行为，同时重点关注其说话的流畅程度，以此侧面反映口吃对交流意愿及实际交流效果的影响。

7. 母子间谈话 观察母子之间的交流状态。借由这种自然放松状态下的互动，深入了解母子日常交流中的真实情况，为全面剖析儿童口吃成因及探寻改善途径提供依据。

（二）有阅读能力者评定

有阅读能力者根据年龄不同，检查内容的难易度也有所不同。

1. 单词命名 选取一定数量包含名词与动词的图片，让患者进行命名，依据患者所运用的言语类型，分析其口吃呈现的特点。

2. 句子描述 引导患者对各类句子进行描述，从而了解不同句子长度及句型中口吃的特点。

3. 复杂句描述 要求患者进行总结式的复杂句表达，着重观察这一过程中口吃的状况。

4. 朗读单词 将写有单词的字卡展示给患者，患者朗读过程中留意因词头音不同所导致的口吃表现差异。

5. 朗读句子 对句子卡片的朗读，仔细观察朗读时口吃发生的状态，明确口吃在句子当中出现的具体位置，以及口吃在一致性和适应性方面的表现效果。

6. 回答问题 治疗师通过向患者提问，从患者回答问题的过程中洞察其口吃的实时状态，了解口吃对交流反馈环节的干扰情况。

7. 自由会话 治疗师通过与患者的自由会话来了解患者在日常生活中的说话状态，并且依据患者所使用的语音类别，分析其口吃的特性。

8. 复述及一起复述 安排患者进行复述任务，包括独自复述以及与他人相伴复述，进而了解在不同复述情境下，患者的口吃症状有无改善及改善情况。

9. 对口吃的预感 在评定过程中，密切留意患者面对特定语音时，是否会提前产生口吃的预感，以及一旦有预感后，其外在的表现形式如何，提前预判口吃发生的可能性。

三、记录评定情况

经过口吃的检查和评定后，将检查结果进行整理和记录，见表7-9。

表7-9 口吃检查、评定结果记录表

检查日期：　　　年　　　月　　　日	
检查时间：	
检查者姓名：	
1. 基本情况：	
姓名：	性别：
出生日期：	年龄：
职业或学校：	
住址：	
家庭成员：	
近亲中是否有类似情况：	
2. 主诉：	
3. 口吃以外的障碍：	
（1）	发病年龄：
（2）	发病年龄：
（3）	发病年龄：
（4）	发病年龄：

续 表

4. 生长史、口吃史、现病史： （1）生长史（包括发育方面、环境方面、既往史）： （2）口吃史的总结： （3）现在口吃状态以及对口吃的态度： （4）其他专科检查结果： （5）检查及观察小结： 1）交流态度： 2）语言行为： 3）非语言行为（游戏、非语言行为中智力发育情况，日常生活行为等）； 4）运动发育（身体发育、粗大运动、精细运动发育等）； 5）发音说话器官的形态及功能（发声、持续呼气、舌运动等）： 6）口吃症状的评价及小结： 7）口吃特征： a. 言语症状： b. 伴随症状： c. 努力性： d. 情绪性反应： 8）引起口吃的场面： 9）是否有可变性： a. 一贯性： b. 适应性： 10）预感口吃发生的自我判断： 11）促进口吃的原因： a. 本人方面的条件： b. 环境方面的条件：

四、口吃的程度分级

根据口吃出现的频率，将口吃可分为0～7级，如表7-10所示。

表7-10 口吃的程度分级

分级	表现
0级	无口吃
1级	极轻。每100单词出现口吃少于1%，无相关的紧张，口吃非流畅期持续少于1秒，非流畅模式简单，没有出现身体、手臂、大腿和头的联合运动
2级	轻度。每100单词出现口吃1%～2%，几乎无相关的紧张，非流畅期持续1秒，非流畅模式简单，没有明显的身体、手臂、大腿或头的联合运动

续 表

分级	表现
3级	轻～中度。每100单词出现口吃2%～5%，偶尔出现注意力分散和紧张，大多数非流畅期持续不超过1秒，非流畅模式通常简单，没有注意力分散的联合运动
4级	中度。每100单词出现口吃5%～8%，出现注意力分散和紧张，非流畅期平均持续1秒，非流畅模式特征为偶然出现的复杂的声音或作怪脸，偶然出现注意力分散的联合运动
5级	中～重度。每100单词出现口吃8%～12%，经常出现明显的紧张，非流畅期平均每次持续2秒，出现一些注意力分散的声音和作怪脸，出现一些注意力分散的联合运动
6级	重度。每100单词出现口吃12%～25%，出现明显的紧张，非流畅期平均每次持续3～4秒，出现明显的注意力分散的声音和作怪脸，出现明显的注意力分散的联合运动
7级	极重度。每100单词出现口吃多于25%，出现非常明显的紧张，非流畅期持续4秒以上，出现非常明显的注意力分散的声音和作怪脸，出现非常明显的注意力分散和联合运动

第三节　口吃的防治

一、口吃的三级预防

1. 一级预防　在日常生活中，尽量避免儿童进行会诱发口吃的特殊行为，如模仿口吃患者。避免儿童经历特殊场景，防止对儿童产生过度的心理刺激而导致口吃。

2. 二级预防　针对处在口吃的3个高发时段（3～8岁、12岁、22岁）的儿童，需要密切关注其语言行为特征。若发现轻微的口吃症状（包括口吃的言语症状、伴随症状、努力性表现、情绪性反应），立即记录其口吃表现最初发现的时间，并尽早到专业机构进行咨询，做到早发现、早诊断、早干预。

3. 三级预防　此阶段针对已发生口吃的儿童，采取综合治疗措施，尽早到相关专业机构或寻求专业人员的帮助，以预防口吃的程度进一步发展。对已经发生的并且由心理相关因素造成的口吃，需要先留意儿童的异常心理表现，采取合适的交流方式，从根本上消除病因。

二、口吃的治疗

口吃的治疗需要考虑多方面的因素，主要因素包括性别、年龄、持续时间、家族病史及是否伴有其他语言障碍。治疗目标重点是建立消除或减少患者发生口吃的频率，同时与他人建立良好的沟通及促进患者面对口吃的积极态度。

（一）儿童口吃的治疗

一般认为，约80%的儿童口吃随着年龄的增长而自愈，但是有些儿童如果不进行有针对性、及时的治疗，可能发展为顽固性口吃。对儿童口吃的治疗形式主要是一对一训练、团体训练和家庭指导，下面将分别进行介绍。

1．一对一训练

（1）自我认知训练

1）对话情景模拟：治疗师可使用朗读或自然对话情境，让口吃者发出声音，再与口吃者讨论；或治疗师模仿口吃者的口吃行为，并放入自己的言语中请口吃者找出治疗师的口吃行为；或利用视听器材进行录音或录像，与口吃者一起观看并加以指认。

2）找出逃避行为：让口吃者面对镜子说话，或播放其说话的录像，找出口吃时的逃避行为（如不与听者对视、东张西望和低头等动作）。

（2）心理支持疗法

1）构建轻松愉快的语言氛围：积极引导口吃者坦率地向身边人，诸如家人、朋友乃至陌生人，表明自己存在口吃的情况。与此同时，要向父母、老师、同学，以及其周围的人群强调，切勿过度聚焦患儿的言语障碍问题，坚决杜绝模仿、讥笑、指责患儿说话的不当行为，不要轻易打断其讲话也不要当面议论其口吃。为口吃者创造一个轻松、包容的语言环境，助力他们更自信地表达自我。

2）缓解口吃引发的心理障碍：倡导患儿积极参与各类人际交往以及社会活动之中，通过与他人的频繁互动、深度交流，逐步驱散或弱化因口吃而产生的挫折感、焦虑情绪、内疚心理等一系列负面消极情绪，让患儿能够以更加平和、自信的心态面对交流场景，进而为口吃问题的改善筑牢心理根基。

（3）放松疗法

1）呼吸训练：许多口吃患者在说话过程中，常常会出现呼吸紊乱、呼吸方式不当，或呼吸与发音不协调等问题。针对这些情况，可采用遵循发音规律的呼吸训练，开展呼吸和发音的协调训练。

四阶段呼吸运动：①找一把舒适的椅子坐下，双脚平稳踏地，双肩保持放松状态，使其自然下垂。②吸气时配合呼吸，缓缓向前平举双臂，举到指尖指向天花板的位置，并维持这个姿势数秒钟。③缓慢地呼气，同样要配合呼气的动作，慢慢放下双臂。④重复上述吸气和呼气的动作，共进行10次。

调整呼吸法：当患者因口吃无法继续进行流畅地说话时，立刻让患者停止说话，保持安静然后要求其进行深呼吸。

2）放松训练：①把头向上、向后抬起，维持5秒，接着再将头低下，维持5秒，重复5次。②把头恢复至正中位，再向右边转。维持5秒。接着再向左边转，维持5秒。左、右交替重复5次。③双肩上耸，维持5秒，然后放松，重复5次。④双肩交替运动，先将身体重心移向右脚，右手臂伸向右上方，好像触摸天花板，右手恢复原位。然后重心移向左脚，左手臂动作同右手臂一样的动作。左、右交替重复5次。

（4）口吃修正法：即增加说话的趣味性。并非所有儿童都需要此步骤，只有儿童遇到挫折和在意自己的口吃时，才需要使用此方法以减少其负向情绪。治疗师与家长引领儿童进行适合年龄阶段的各类游戏当中，让儿童们在游戏情境里扮演各式各样的角色。在治疗初始阶段，不必急于要求儿童开口说话，先让他们全身心沉浸在游戏里，充分宣泄自身所承载的压力与焦虑情绪。随着游戏推进，逐步引导儿童在游戏进程中自如地表演、随性地说话，以此达成训练目标。

可以安排言语治疗师和儿童分别模拟一种玩具所发出的声音，或者模仿非语音的声响，像动物的叫声、卡车的轰鸣、飞机的呼啸，与此同时，用一个简单的字来描述当下正在进行的动作。在这个过程中，不着重要求儿童必须与治疗师展开沟通交流。当治疗师与每一个玩具互动时，给玩具附上一句简短的评语，诸如："哇！好可爱的小兔子"。一旦儿童开始效仿言语治疗师的举动，双方的互动便会越发频繁，活动也更具协调性。这种治疗方式着重凸显趣味性，力求让儿童心生喜爱，进而主动接纳治疗。

（5）语言矫正训练

1）发音启动：①在呼气时，将嘴巴张圆，发/h/音的口形，紧接着发/a/音。反复多次练习之后，可发出长短不同的/h/、/a/以及/ha/。②采取和上述类似的练习方式，先发出摩擦音的口形，随后变换成发元音/su/时的口形。通过这样有步骤的转换练习，帮助患者更好地掌控发声。③当患者喉部处于紧张状态时，可尝试在放松的打哈欠状态下发声。此时能够让声门完全打开，进而有效阻止声带出现内收过紧的情况，使得发声更为顺畅，减轻喉部紧张对发声造成的不良影响。

2）持续发音：当患者能够顺利且准确地启动发音流程之后，便可开启持续发音训练环节。要求患者深吸一口气，尽可能地延长发元音的时长，同时，利用秒表精准记录下持续发音的时间。患者持续发音的时长最好能够达到15～20秒，以此逐步强化发音的持久度与稳定性。当患者熟练掌握一口气发单元音的技巧后，进一步引导其进阶训练，由起初单一的一口气发一个单元音，逐步向一口气发2个甚至3个元音过渡，循序渐进地提升发音的复杂程度与连贯性。

3）减慢速度说话：正常的语速为每分钟约165个音节，患儿可以由每秒1个汉字（单音节），逐渐增加到每秒1.5个汉字（2秒三音节），熟练之后达到每秒两个汉字（两音节）。如在治疗开始和最后的15分钟，言语治疗师模仿儿童快速且口吃的说话方式，中间10分钟的结构式活动中给儿童看30张卡片（每张卡片中的图画可以1～2个音节来称呼，例如：花、树、桌子），治疗师示范轻松缓慢地说话，要求儿童模仿，如果儿童做到慢而轻松地说话，就给贴纸作为鼓励。

4）说短句：由于难度过高的言语容易引发表达不流畅的问题，所以在训练时，应当遵循先易后难的原则。首先着重练习单词，待熟练掌握后，再循序渐进地向短句、长句依次推进练习。

每次发声时一口气说出的字数一般控制在4个字左右起步，最多不要超过7个字，以此来确保表达的顺畅度。治疗师示范轻松且缓慢地讲述4～5段简短的故事，将长句合理分割成几个便于表达的言语单位，如：从前/有一个老婆婆，住在山上，有一天，老婆婆听到/微弱的哭声，找啊找啊！看到一个/大桃子……。儿童和家长需要模仿治疗师的说话方式，重复讲述这些内容。每完成一段故事的复述，儿童和家长都要分别以正确的发音、流畅的表达，用自己的理解重新完整地说一遍故事，通过这样反复的练习，逐步提升言语表达的流畅性，改善口吃状况。

5）换气说话：要想确保有充足的气流支撑，完整流畅地说完一句话，就必须重视换气环节，在每一句的结尾处，要有意识地进行换气操作，进而保障言语表达的连贯性，对口吃改善起到积极作用。

6）阳性强化法：在开展言语训练期间，治疗师或者家长可运用阳性强化法进行训练。当患儿出现口吃时，不要给予特别关注，避免让其产生心理压力；发现患儿说话无口吃现象时，就要立刻给予恰当的表扬或是鼓励，让患儿感受到自身的进步被认可。随着训练逐步推进，慢慢对患儿提出关于讲话速度以及流利程度的要求。每当患儿取得新的进步，都应及时给予口头称赞或者物质奖品，充分调动起患儿参与训练的热情与积极性。

（6）激光穴位照射：采用波长632.8nm、功率2mW的He-Ne激光刺激穴位，每穴刺激30分钟。选用传统中医用于治疗口吃的穴位：四白、巨髎、颊车、下关、头维、听宫、少海、通里、神门（第2个功能环）、足三里、鸠尾、大椎、百会、俞腧、天罄。

2. 团体训练

（1）团体训练的目标

1）帮助口吃儿童认识说话的器官及发声的方法。

2）帮助口吃儿童察觉目前口吃的情形。

3）帮助口吃儿童学会轻松缓慢的说话方式。

4）帮助儿童建立自我肯定的沟通态度。

5）帮助口吃儿童增进沟通功能，减少沟通焦虑。

（2）训练主题：包括如下内容。①讨论人为什么会说话；②讨论口吃时我做了什么；③舌头、上下腭体操和轮替动作；④轻松地自由会话；⑤轻松缓慢地说故事。

在口吃治疗的过程中，治疗师要取得患儿家长的理解与支持，与家长共同努力实施治疗方案。在治疗开始时，治疗师需要向家长详细阐释治疗方案的整体规划、所运用的具体方法，以及明确告知家长在各个阶段应当如何配合治疗工作的推进。还要积极动员家长深度参与到多个关键环节之中，比如协助改善家庭内部的语言环境，认真落实家庭训练任务，以及在日常交流中持续巩固治疗所取得的疗效等工作。

3. 家庭指导

鉴于此阶段儿童年龄尚小且未上学，在日常生活以及日常交流场景中，大多是由父母陪伴，在针对儿童口吃问题展开治疗的进程中，治疗师需要与父母共同努力、紧密配合，才能够更为有效地施行治疗方案，助力儿童改善口吃状况。

（1）合理把控语速：由于儿童的口唇与下颌发育程度不及成人，其移动速度相对较慢。一旦儿童加快语速，便极有可能出现重复字词、拖长音节的现象，甚至还会引发语音形成与呼吸节奏的不协调问题。有时，儿童为了努力跟上成人的语言节奏，会不自觉地加快说话速度，而这种快速说话的习惯一旦养成，想再减慢就颇具难度。所以在平日与儿童交流互动时，成人应尽量主动放慢自身的语速，儿童也会渐渐地受影响，相应地减慢自己的说话速度。

（2）积极鼓励言语表达并适时交流：时常围绕当下发生的各类事情展开交谈，能够有效提升儿童言语的流畅性。当具体的物体、事件呈现在儿童面前时，获取词汇的速度会显著加快，发音也会愈发流畅。与此同时，还需留意言语表达的方式方法，切勿对儿童采用命令式的口吻，而要多多鼓励儿童在成人谈论某些事情时，大胆发表自己的见解与看法，营造宽松的交流氛围，激发儿童的表达欲望。

（3）适度减少提问：当提问的问题数量过多时，会导致儿童非流畅性言语增多。许多父母发现采用陈述句方式交流对减少儿童口吃有益，因此在与儿童沟通交流时，尽可能地控制问题的数量，语气保持平和适中，避免让儿童察觉到在进行刻意训练，以防止产生抵触情绪，进而拒绝交流。

（4）运用即刻重复技巧：当面对3岁以下口吃的儿童时，我们可以流畅地重复一遍他们刚刚讲过的话，避免引起儿童对口吃问题的关注，使其非流畅性言语得以减轻。这样能够让儿童知道我们已经领会了他表达的含义，进而维持轻松愉悦的交流氛围。但需要注意的是，这种“重复”谈话技巧在持续运用2～3个月，应逐渐停止使用。如果儿童认为这种“重复”是在取笑他，则必须立即中止该技巧的运用。

（5）给予充分倾听与关注：大多数儿童在说话时，内心都渴望得到关注，期望我们能够注视着他们的眼睛，全神贯注地聆听他们的发言，并不希望看到我们边听边做其他事情。一旦我们给予的倾听与关注不足，就可能导致儿童说话出现不流畅的情况，影响儿童的表达信心。

（6）改善交流环境：家长应当尽力为儿童营造一个安稳、平静的环境，帮助儿童消除思想顾虑，进而缓解患儿口吃的症状。多给予儿童安抚与鼓励，避免周围的人过度聚焦儿童说话的缺陷，坚决杜绝模仿、嘲笑儿童的行为，更不能粗暴地打断儿童讲话。在与儿童交流时，还应放慢语速、降低音量，逐步引导儿童树立战胜口吃的坚定信心。

（二）成人口吃的治疗

1. 呼吸训练 通常情况下，口吃者的呼吸器官及发音器官并没有器质性的病变，功能处于正常状态。但口吃者在开口说话的时候，却常常陷入呼吸紊乱的困境，表现出呼吸方式不正确，又或者是呼吸与发音之间难以达成协调统一的状态。面对这一问题，我们可以采用遵循发音规律的呼吸训练。如引导口吃患者练习专门设计的呼吸操，通过系统的训练，促使呼吸和发音能够逐步协调配合。

2. 心理治疗 成年口吃患者比儿童患者存在更严重的心理伴随症状，表现为逃避与外界的言语交流。所以很多学者认为治疗口吃的重点应放在对患者心理障碍的去除上，心理治疗应贯穿口吃治疗的全过程。

（1）心理支持治疗：帮助患者抒发负面情绪，让患者逐渐说出心中的各种焦虑、挫折等情绪，学会面对和口吃有关的情绪（害怕、挫折），进而有针对性地矫正那些不合理的认知观念。通过这一系列举措，逐步卸下患者的心理包袱，使其得以学会运用积极乐观的心态拥抱生活，从容应对人生路上的种种挑战。

（2）系统脱敏疗法：将可能诱发患者出现不同程度口吃表现的各类环境，按照刺激强度进行细致的等级划分。随后，依序引导患者循序渐进地接触各个等级的环境，安排他们与不同的人展开交流互动。逐步消除患者的紧张、恐惧、焦虑以及抑郁等消极情绪、另外还应大力鼓励患者踊跃参与演讲、朗诵之类的公开活动，在实践中不断积累成功经验，逐步构筑起战胜口吃的坚定信心。

3. 松弛训练 在开展语言训练的过程中，可配合松弛训练提升言语的流畅程度。

具体方法为引导患者感受肌肉收缩与松弛之间不同的状态对比效果。通过反复多次的练习，促使患者全身肌肉达到松弛状态，进而有效消除他们内心的焦虑、紧张的情绪，从根源上减少口吃现象的出现。要进行放松训练的部位包括足部、腿部、臀部、腹部、胸部，以及背部、肩部、颈部、头部。训练时患者选取放松的体位，闭上眼睛，将全部精力聚焦正在放松的身体部位。还可以设计一些特定动作，让患者先使肌肉紧张起来，随后再放松，深刻体会紧张过后那种松弛的舒适感。如让患者做双肩上耸动作并保持3秒，接着放松，如此重复3次，便能有效放松肩关节。这些放松动作不必严格按照固定顺序依次进行，可以依据患者的实际状况，将更多的训练时间分配到某个需要重点强化的部位上。

4. 语速与韵律训练 针对语速过快的口吃患者，可以借助节拍器来协助他们把控说话的速度。训练时依照相应要求设定初始速度，一般从40拍节/分起步，之后再逐步提高速度；也可以直接运用专业的口吃训练仪器展开训练。另外，还能够挑选一些单词，引导口吃者运用韵律将字与字巧妙连接起来。训练初始阶段，先用“哼”语的方式把单词读出来，随后再转换为口语读出；待熟练掌握后，便以同样的方式对句子进行训练。

5. 齐读训练 齐读训练指的是治疗师与患者同步朗读同一内容。这种训练方式能够减少口吃者言语不流利的情况。

6. 听觉反馈仪器的训练 近几年，人们发现把自己说话的声音延迟0～220毫秒，运用录音装置重现说话声音或变频声音反馈给口吃患者，能够有效提升他们言语的流利性。年龄越轻，对延迟听觉反馈效应越敏感。但是这种方法只对部分口吃患者有效，而且应在医生的指导下应用。

7. 其他治疗方法

（1）药物治疗：如抗焦虑药、抗抑郁药、钙通道阻断剂、支气管扩张剂等各类药物，在改善口吃方面均能起到一定的作用。以氟哌啶醇为例，它是治疗口吃常用的药物之一，具备一定的治疗效果，但与此同时，其副作用也较为明显，而且容易让患者产生药物依赖。

（2）针灸治疗：在针灸治疗时，常用的取穴部位包括四白、巨髎或颊车、下关、头维、足三里、鸠尾、大椎、百会等。除此之外，还能够依据特殊的语言诊断结果，精准选取对中枢语言处理有影响的穴位，实施个性化针灸治疗。

口吃治疗的形式灵活多样，既可以采用集体治疗，让患者在群体氛围中相互鼓励、共同进步；也可以采取一对一的个别治疗方式，给予患者更具针对性的指导。每次训练的时长通常不超过30分钟，具体时间可根据患者的实际情况灵活调整。对于大多数口吃患者来说，在短时间内彻底根除口吃是不现实的。因此在治疗过程中，要着重激发患者的主观能动性，助力他们熟练掌握口吃言语症状的控制技巧，尽可能减少口吃的发生频率，最终实现改善口吃状况的目标。总之，由于不同类型的口吃患者在病因、严重程度以及心理障碍等方面均存在差异，因此在实施口吃治疗时，必须紧密围绕患者的具体情况，量身定制针对性强的训练方案，并依据治疗进展及时优化调整。

（三）口吃治愈的标准

根据Silverman标准，口吃的成功治愈需要符合以下条件。

1. 患者言语不流利的数量能控制在正常范围内。
2. 患者流利的程度在正常范围内至少持续5年。
3. 患者本身不再认为有流利性障碍或再次发生此类问题。

▶知识拓展

口吃作为一种言语障碍，在历史上也留下了深刻的印记。许多著名的历史人物，如古希腊的德摩斯梯尼、中国的韩非子、扬雄、朱见深，以及英国的毛姆等，都是口吃患者。他们通过不懈的努力和奋斗，在各自的领域取得了卓越的成就。这些历史人物的故事不仅激励着口吃患者勇敢面对自己的障碍，也为我们提供了从文化和社会视角理解口吃的宝贵素材。

—• 考试知识点总结 •—

—• 本章小结 •—

—• 协和云课堂…… 拓展练习及参考答案 •—

（李婉莹）

参考文献

[1] 陈仁吉，王光和.腭裂术后语音训练治疗方法的研究[J].中华口腔医学杂志，1996，31(4)：29-32.

[2] 陈振声，韩睿，李炬，等.听障老年人的助听器验配[J].中国听力语言康复科学杂志，2007(5)：14-16.

[3] 方红.语言发育迟缓儿童语言及智能发育水平分析[J].妇儿健康导刊，2024，3(18)：47-50，54.

[4] 黄迪炎，朱国雄，付崇建，等.腭裂术后语音训练实用手册[M].北京：人民军医出版社，2007.

[5] 黄昭鸣，周红省.聋儿康复教育的原理与方法：HSL理论与1＋X＋Y模式的建构与实践[M].上海：华东师范大学出版社，2006.

[6] 黄昭鸣，朱群怡，卢红云.言语治疗学[M].上海：华东师范大学出版社，2017.

[7] 雷丽.腭裂语音治疗学[M].武汉：湖北科学技术出版社，2004.

[8] 李福胜，张婷，曾西.言语治疗技术[M].武汉：华中科技大学出版社，2021.

[9] 李胜利.言语治疗学[M].北京：华夏出版社，2004.

[10] 李晓慧.儿童语言发育迟缓的了解与应对[N].医药养生保健报，2024-04-06(001).

[11] 刘博.诊断听力学[M].北京：人民卫生出版社，2022.

[12] 刘巧云.听觉康复的原理与方案[M].上海：华东师范大学出版社，2011.

[13] 牟志伟.言语治疗学[M].上海：复旦大学出版社，2009.

[14] 宋应荷，王玙.语言发育迟缓儿童的相关影响因素调查及相关应对措施[J].医学理论与实践，2024，37(18)：3207-3209.

[15] 孙喜斌，张芳，黄鸿雁，等.听力障碍儿童言语听觉评估方法[J].听力学及言语疾病杂志，2009，17(4)：327-329.

[16] 万萍.言语治疗学[M].北京：人民卫生出版社，2012.

[17] 王光和，马莲.唇腭裂的序列治疗[J].医学研究通讯，2001，30(6)：22-23.

[18] 王永华，许飞.诊断听力学[M].杭州：浙江大学出版社，2013.

[19] 王左生，马金.言语治疗技术[M].北京：人民卫生出版社，2020.

[20] 卫冬洁，江钟立.康复治疗师临床工作指南·失语症康复治疗技术[M].北京：人民卫生出版社，2019.

[21] 席艳玲，黄昭鸣.康复治疗师临床工作指南·言语障碍康复治疗技术[M].北京：人民卫生出版社，2020.

[22] 谢静，贺璐，龚树生.WHO世界听力报告的解读与思考[J].中华耳鼻咽喉头颈外科杂志，2021，56(10)：1131-1135.

[23] 张海霞.言语治疗技术[M].北京：中国医药科技出版社，2019.

[24] 张似玉，李雪莉.儿童语言发育迟缓的影响因素与干预治疗研究进展[J].现代诊断与治疗，2024，35(9)：1312-1314，1331.

[25] 中国听力医学发展基金会.中国听力障碍人群流行病学调查报告[J].中华耳鼻咽喉头颈外科杂志，2023，58(3)：112-118.

[26] 周海媚.语言发育迟缓：早发现早治疗的重要性[N].医药养生保健报，2024-08-16(016).

[27] 朱云山，宋建良.腭裂语音特点及其影响因素[J].中华整形外科杂志，2001，17(4)：49-50.

附　录

附录A　西方失语症成套测验汉语版

一、自发言语

1. 信息量检查

Ⅰ用品

问题7个；图画1幅（图A-1）；录音机1个；录音带若干；记录用纸、笔

Ⅱ问题

（1）你今天好吗？

（2）你以前来过这里吗？

（3）你叫什么名字？

（4）你住在哪里？

（5）你做什么工作？

（6）你为什么到这里来？

（7）请你告诉我，你在这画中看见些什么？试试用句子说给我听。

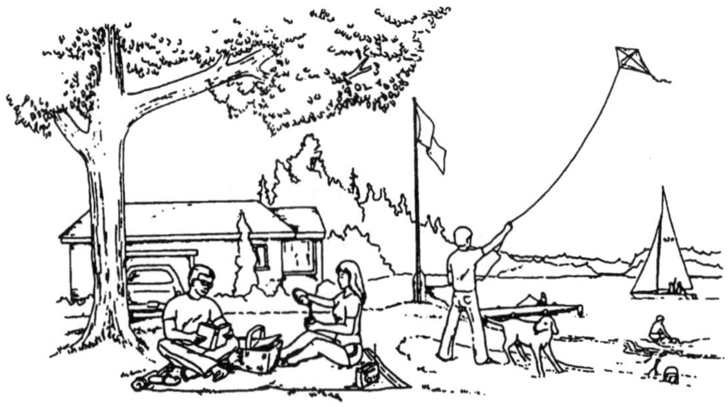

图A-1　郊游风景画

续 表

Ⅲ评分标准

0分：完全无信息

1分：只有不完全的反应，如仅说出姓或名等

2分：前6题中，仅有1题回答正确

3分：前6题中，仅有2题回答正确

4分：前6题中，有3题回答正确

5分：前6题中，有3题回答正确，并对图画有一些反应

6分：前6题中，有4题回答正确，并对图画有一些反应

7分：前6题中，有4题回答正确，对图画至少有6项说明

8分：前6题中，有5题回答正确，对图画有不够完整的描述

9分：前6题中，全部回答正确，对图画几乎能完全地描述，即至少能命名出人、物或动作共10项，可能迂回说法

10分：前6题中，回答完全正确，有正常长度和复杂的句子来描述图画，对图画有合情合理的描述

2. 流畅度、语法能力和错语检查（下简称流畅度）

Ⅰ用品

问题7个；图画1幅（图A-1）；录音机1个；录音带若干；记录用纸、笔

Ⅱ问题

（1）你今天好吗?

（2）你以前来过这里吗?

（3）你叫什么名字?

（4）你住在哪里?

（5）你做什么工作?

（6）你为什么到这里来?

（7）请你告诉我，你在这画中看见些什么？试试用句子说给我听。

Ⅲ评分标准

0分：完全无词或仅有短而无意义的言语

续 表

1分：以不同的音调反复刻板的言语，有一些意义
2分：说出一些单个的词，常有错语、费力和迟疑
3分：流畅反复的话或咕哝，有极少量奇特语
4分：踌躇，电报式的言语，大多数为单个的词，常有错语，但偶有动词和介词短语，仅有“哦，我不知道”等自发言语
5分：电报式的、有一些文法结构的较为流畅的言语，错语仍明显，有少数陈述性的句子
6分：有较完整的陈述句，可出现正常的句型，错语仍有
7分：流畅，可能滔滔不绝，在6分的基础上可有句法和节律与汉语相似的音素奇特语，伴有不同的音素错语和新词
8分：流畅，句子常完整，但可与主题无关，有明显地找词困难和迂回说法，有语义错语，可有语义奇特语
9分：大多数是完整的与主题有关的句子，偶有踌躇和/或错语，找词有些困难，可有一些发音错误
10分：句子有正常的长度和复杂性，无确定的缓慢、踌躇或发音困难，无错语

二、听理解检查

1. 回答是非题

Ⅰ问题、答案、表达方式与评分

Ⅱ内容

问题	正确答案	表达方式			评分
		言语	手势	闭眼	
（1）你叫张明华吗？	否				3
（2）你叫李飞翔吗？	否				3
（3）你叫xxx（患者真姓名）吗？	是				3
（4）你住在乌鲁木齐吗？	否				3
（5）你住在xxx（患者所住地址）吗？	是				3
（6）你住在郑州吗？	否				3
（7）你是男（女）的吗？	是				3

续 表

问题	正确答案	表达方式			评分
		言语	手势	闭眼	
（8）你是医生吗?	否				3
（9）我是男（女）人吗?	是				3
（10）这房间有灯吗?	是				3
（11）门是关着的吗?	是				3
（12）这是旅馆吗?	否				3
（13）这是医院吗?	是				3
（14）你穿着红睡衣吗?	否				3
（15）纸能在火中燃烧吗?	是				3
（16）3月比6月先到来吗?	是				3
（17）香蕉不剥皮就能吃吗?	否				3
（18）7月下雪吗?	否				3
（19）马比狗大吗?	是				3
（20）你用斧子割草吗?	否				3

Ⅱ说明

告诉患者他将要用“是”或“否”回答一些问题，若难于用言语或手势回答，可用闭眼表示“是”，在中如有必要可重申此说明，将患者实际回答的方式在相应项下打“√”。

Ⅲ评分方法

答对3分：经自我修正后正确者亦为3分；如回答模棱两可，可再问一次，如仍模棱两可，给0分。

2. 听词辨认的检查

Ⅰ说明

将实物随机地放在患者面前，若患者有偏盲，则要确保物品放在其完整的视野之内，向患者出示画有物体、形状、字母、数字和颜色的卡片，让他指向相应的物体，可重复出示一次。若患者指向1项以上的物体，给0分；自我修正后正确者给1分，共60分。

Ⅱ内容

（1）实物	（2）绘出的物体	（3）形状	（4）汉语拼音字母	（5）数字
杯子	火柴	正方形	J	5

续 表

火柴	杯子	三角形	F	61
铅笔	梳子	圆形	D	500
花	螺丝刀	箭头	K	1867
梳子	铅笔	十字	M	32
	花	圆柱体	D	5000
（6）颜色	（7）家具	（8）身体部分	（9）手指等	（10）身体左右部
紫	窗	耳	拇指	右肩
棕	椅子	鼻	环指	左膝
红	书桌	眼	示指	左踝
绿	台灯	胸	小指	右腕
黄	门	颈	中指	左肘
黑	天花板	颊		右颊
				右耳

3. 相继指令的检查

Ⅰ说明

在患者前方桌上按一定顺序放上笔、梳子和书，并向患者说“看看这支笔、这把梳子和这本书，我要你按我说的去指出它们和用它们进行一些活动，准备好了吗？”进行中若患者要求重复或表现出迷惑，可将整个句子重复1次，各部分的评分在上方的括号内，总评分在右方共计80分。

Ⅱ指令和评分	评分
（1）举起你的手	2
（2）闭上你的眼睛	2
（3）指向椅子	2
（4）先指向窗（2），然后指向门（2）	4
（5）指向笔（2）和书（2）	4
（6）用笔（2）指书（2）	4
（7）用书（4）指笔（4）	8

续 表

（8）用笔（4）指梳子（4）	8
（9）用书（4）指梳子（4）	8
（10）将笔（4）放在书的上面（4）然后给我（4）	14
（11）将梳子（5）放在笔的另一侧（5）并将书（5）翻过来（5）	20

三、复述的检查

Ⅰ说明

让患者复述下面的词和句子，然后记录答案。假如患者要求重复或者患者未听懂可重复一次。1～5题以单词为单位，每复述对一个词给2分，6～15题以单字为单位，每复述对一个单字给2分。假如不完全，有轻微的构音错误或口语发音错误不扣分。词序错误或每一个语音性错误均扣1分。

Ⅱ内容

题号	问题	评分
（1）	床	2
（2）	鼻子	2
（3）	烟斗	2
（4）	窗户	2
（5）	香蕉	2
（6）	雪球	2
（7）	四十五	2
（8）	百分之九十五	6
（6）	六十二点五	10
（01）	电铃铃响	8
（11）	他还没回来	10
（12）	糕点师傅门	10
（13）	八路军第一门野战炮	8

续 表

题号	问题	评分
（14）	假如或但是	10
（15）	箱子装60瓶装修涂料	20
		患者最高得分100

四、命名的检查

又分物体命名、自发命名、完成句子和反应命名四个亚项。

1. 物体命名的检查

Ⅰ说明

按Ⅲ的顺序向患者出示物体让其命名，若无正确反应可让其用手摸一下物体，若仍无正确反应而物体名为一个词的，给以词的偏旁或部首提示，若为复合词的，给以首词提示，每项不得超过20秒。

Ⅱ评分

每项正确各给3分，有可认出的音素错误给2分，若同时需触觉和音素提示的给1分。

Ⅲ内容

物体	反应	触觉提示	音素提示	评分
（1）枪				
（2）球				
（3）刀				
（4）杯				
（5）别针				
（6）锤子				
（7）牙刷				
（8）橡皮（擦铅笔字用得）				
（9）挂锁				
（10）铅笔				
（11）螺丝刀				
（12）钥匙				

续 表

物体	反应	触觉提示	音素提示	评分
（13）纸夹子				
（14）烟斗				
（15）梳子				
（16）橡皮筋				
（17）汤匙				
（18）透明胶纸卷				
（19）叉				
（20）火柴				

2. 自发命名的检查

Ⅰ说明

让患者在1分钟内尽可能多地说出动物的名称，若有迟疑时，可用“请想想马等家畜或者老虎等野生动物”等方式给予提示，在30秒内可对他进行催促。

Ⅱ评分

除举例的外，每种动物给1分，即使有语义错误也给1分，最高分20分。

3. 完成句子的检查

Ⅰ说明

让患者完成检查者说出的不完整的句子。

Ⅱ评分

每句正确2分，有音素错误给1分，合情合理的替换词按正确计分，满分为10分。

Ⅲ句子和答案

句子	答案
（1）草是________的。	绿
（2）糖是________的。	甜或白
（3）玫瑰是红的，紫罗兰是________的。	蓝紫
（4）他们打架打得像猫和________一样。	狗
（5）腊八是在农历________月。	12

4. 反应性命名的检查

Ⅰ说明

让患者用物品等名字回答问题。

Ⅱ评分

每题正确给2分，有音素错语给1分，满分为10分。

Ⅲ句子和答案

问题	答案
（1）你用什么写字？	钢笔或铅笔、毛笔
（2）雪是什么色的？	白色
（3）每星期有几天？	7天
（4）护士在哪里工作？	医院
（5）你在哪里买邮票？	邮局、商店

上述所有检查结束，将各项分值统计，并表2-4计算出AQ，对失语症进行有、无的诊断。另外还可以根据听理解、言语的流畅度和复述的分数对常见类型失语症进行鉴别诊断。除此之外，WAB还可以测出PQ，可以了解大脑认知功能的全貌。

五、阅读

1. 句子的阅读理解（40分）

内容	评分	言语特征
（1）雨是______（蓝色的、湿的、金属、海）。	2	
（2）士兵拿着______（枪、射击、玩笑、食品）。	2	
（3）老王修理汽车和卡车，他是一个______（裁缝、机器、机械师、公共汽车）。	4	
（4）老师每年秋季返回学校，他们教______（树叶、儿童们、春天、书）。	4	
（5）铁锹和锯是常用的工具，他们有的部分是用______（农民、森林、金属、剪）做的。	6	
（6）农民常种小麦、棉花和其他粮食，他们也种______（煤、拖拉机、地球、蔬菜）。	6	
（7）可利用的能量是比较多的，由于石油缺乏，许多国家开始改变能源，如______（开水、银行、太阳能、经济）。	8	
（8）泰坦尼克号是一个远洋船，被认为不会沉没，但它与冰山碰撞于1912年沉没，死了一千多人。假如没有______，它就不会沉没。（失去动力，严重损坏，载旅客，往西航行）。	8	

2. 阅读指令（共20分）

内容	朗读	执行	言语特征
（1）举起你的手	1	1	
（2）挥手再见	1	1	
（3）闭上眼睛	1	1	
（4）用脚划一个十字	2	2	
（5）指椅子，然后指门	2	2	
（6）拿起铅笔，点三下，然后放回原处	3	3	

A＋B≥50分，停止，并用100-2×（60-患者得分），若A＋B＜50，继续检查。

3. 书面单词与物品搭配（每项1分，共6分）

将物体无一定顺序地摆在患者面前，让患者指出与下列的词相应的物品，每一个正确答案给1分。

内容	评分	备注	内容	评分	备注
茶杯			梳子		
铅笔			花		
火柴			螺丝刀		

4. 书面单词与画搭配（每项1分，共6分）

将以下物品放在患者面前，让患者依次指出与下列词相对应的画，每一个正确答案给1分。

内容	评分	备注	内容	评分	备注
花			火柴		
茶杯			螺丝刀		
梳子			铅笔		

5. 画与书面单词搭配（每项1分，共6分）

让患者根据图A-2中的画，指出相应的词。每一个正确答案给1分。

内容	评分	备注	内容	评分	备注
茶杯			梳子		
铅笔			花		
火柴			螺丝刀		

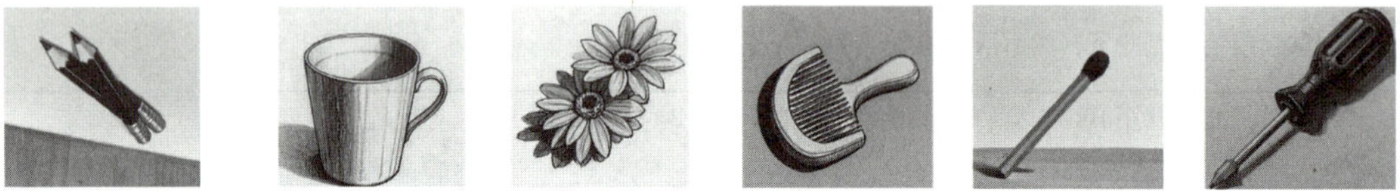

图A-2　画与书面单词搭配测试图

6. 口语单词与书面单词搭配（每项1分，共4分）

将下列单词摆在患者面前，让他从每一横行的5个词中选出一个与所说的词同样的词，如“花是哪个词?”（4组中所问的词分别为花、桌子、皮革、窗户。）每一正确答案给1分。

内容					备注
塔	花	树	力量	花园	
缆	寓言	桌子	椅子	衣服	
钱	保姆	钱包	皮革	护士	
柳树	窗户	草	门	冬季	

7. 字母辨别（每项1分，共6分）

记录听词辨认中字母项的得分。如分数为3分或少于3分，用单个字母配对检查，让患者从下列字母中选出相同字母。每个字母1分。

内容	评分	备注	内容	评分	备注
J			F		
B			K		
M			D		

8. 口头拼写，识别单词（每项1分，共6分）

让患者指出检查者口头拼写的词，假如患者不理解，举一个检查中没有的词作例子，每一个正确答案给1分。

内容	评分	备注	内容	评分	备注
没有			鼻子		
锤子			狗		
棕色			电话		

六、书写

1. 按要求书写（每字1分，拼写错误、语序错误扣半分，最高6分）

让患者写出他的名字和地址，每一个可认出的字或数字给1分，有拼写错误或语序错误扣半分。

内容	得分	备注
姓名		
地址		

2. 书写表达（最高34分）

摆出郊游风景画（图A-1），指导患者"就画中进行的事写一个故事"，允许3分钟。假如患者只列单词时，鼓励书写句子。完整的描写给34分，有6个或6个以上单词的，每一个完整的句子给8分，不完整的句子或短句中的每一个正确单词给一分，每一个书写或语序错误扣半分；孤立的单词给1分，最多给10分，标点符号不计分。

3. 听写（完整句子10分，每一正确单词给分，每一拼写或语序错误扣半分。）

让患者写出听到的句子："把5打饮料装满放进我的盒子。"假如患者记不住而句子中断时，该部分可重复一次。完整句子给10分，每一个正确单词给1分，每一个书写或语序错误扣半分。注：假如1、2、3的分数达40分或40分以上，终止书写检查，写上2×患者所得分。按比例分配。

1、2、3分数＞40，终止，以2×得分记。

4. 听写或看实物后写出（共10分）

内容	实物	提示	得分	内容	实物	提示	得分
枪1				手表2			
鼻子1				锤子2			
电话2				螺丝刀2			

5. 字母表和数字0～20（每一个0.5分）

让患者写出拼音字母表，然后写出0～20，即使顺序不对，每一个字母或数字给半分。

内容	得分	备注
字母　12.5分		
数字　10分		

6. 听写字母和数字（字母0.5分，数字1分）

内容	得分	备注	内容	得分	备注	内容	得分	备注
D			M			J		
B			F			5		
61			32			700		
1867								

7. 抄写一个句子的单词（正确单词一个1分，完整句子10分，错字扣0.5分）

内容	得分	备注
把5打饮料罐装璜放进我的盒子		

七、运用（最高60分）

告诉患者：现在我让你做一些动作，尽量做好。假如患者不能很好地完成指令，让他做模仿动作。假如仍不能完成，给患者实物。允许与正常动作有差异。指令执行正确给3分，近似正确或校仿动作正确者给2分，模仿动作近似或用实物微动作给1分。假如患者用身体的一部分代物品给2分（如用手指做梳子梳头），最高分60分。

动作	得分				备注	动作	得分				备注
	3	2	1	0			3	2	1	0	
握拳						敬礼					
挥手再见						抓头					
捻手指						伸舌					
闭眼						吹哨					
闻花						吹熄火柴					
用梳子梳头						用牙刷刷牙					
用汤匙喝汤						用锤子钉钉子					
用钥匙开锁						假装驾驶汽车					
假装敲门和开门						假装折纸					
假装点烟						假装弹钢琴					

八、结构能力，视空间能力和计算能力

1. 画画（最高30分）

让患者画下列物品（图A-3），可以说：“你可以完成得更好些吗?"鼓励患者尽力而为。假如患者有困难给他示范10秒，最高分30分。

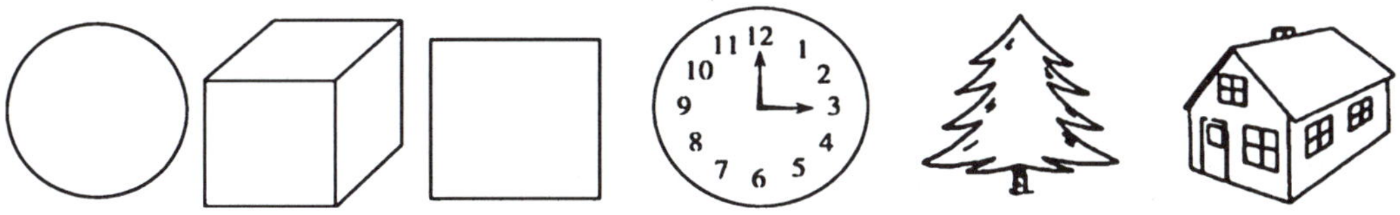

图A-3　画画测试用图

（1）画圆：完整给2分，有弧形线段者给1分

（2）立方体：合乎透视画法，形状正确，给5分；一个角度不当扣1分。假如画出9条线，给1分。

（3）方形：闭合的方形给2分；4条线给1分。

（4）钟：图正确，5分；数字部分缺如或有错误，4分；有全部数字但无指针，3分；大部分数字缺如或在圆圈外，2分；只有圆圈，1分。

（5）树：正确，3分；对称，2分；不对称，1分。

（6）房子：完整的透视，5分；缺乏透视，4分；遗失细节，3分；近似物，2分。

（7）在纸上画一个人：完整对称，5分；遗失身体一个部分扣1分；近似1分

（8）两分线：让患者在线段中点（或中央）作一记号，每偏离5mm扣半分。

2. 积木设计（共9分，60秒内满分），时间延长2/3分，4积木放一起1/3分

将4块积木摆在患者面前："你看这些积木，它们很相像。但有的面全是红的，有的面全是白色的，有的面一半红色，一半白色。现在我将这些积木摆在一起，让它们跟这张画一样（图A-4）。先看我摆。现在你看着画用积木照着摆。"示范动作要慢，然后将积木顺序打乱，让患者用同样的积木做。如患者90秒内不能完成，将积木打乱让他再做一次。假如患者第二次失败，继续给他看另一张画。每次摆积木后，打乱积木顺序。除示范例子之外，不给患者表演如何做或试第二次。摆积木图形正确且60秒内完成者满分；摆积木图形正确，完成时间延长（2分钟），2/3满分；只将4个积木放在一起，1/3满分。共3个图案，最高分9分。

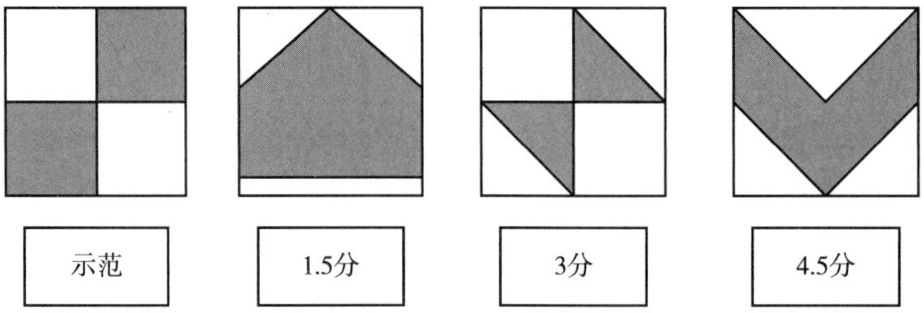

图A-4　积木设计测试用图

3. 计算　患者口头回答或指出正确答案，每题2分，最高24分。

5＋4＝ （9/20/1/8）	6＋2＝ （4/12/8/3）	4＋3＝ （6/12/7/4）	6−2＝ （8/4/12/3）	9−7＝ （16/2/5/63）	8−3＝ （5/3/24/11）
4×2＝ （7/2/8/6）	5×3＝ （6/2/8/15）	6×7＝ （2/11/42/25）	8÷4＝ （12/2/32/4）	64÷8＝ （13/5/6/8/72）	18÷3＝ （4/21/15/6）
总分					

4. 瑞文彩色测验（R、C、P、M）　按手册方法实施，最高分37分。每一正确答案给1分，如在5分钟或不到5分钟内完成者加1分。

附录B　汉语失语症成套测验

一、谈话（流畅度9～27分、信息量0～6分）

1. 问答（录音）

问题	回答	特征	备注
（1）您好些吗？			
（2）您以前来过这吗？			
（3）您叫什么名字？			
（4）您多大岁数了？			
（5）您家住在什么地方？			
（6）您做什么工作（或退休前做什么工作）？			
（7）您简单说说您的病是怎么得起来的？或您怎么不好？			
（8）让患者看图片，叙述。			

流畅度______/27分　信息量______/6分

2. 系列语言

内容	实数数	备注
从1数到21		
总分/21分		

二、理解

1. 是/否问题（共60分）

问题、答案、表达方式与评分

问题	正确答案	表达方式				评分	言语特征
		言语	手	头	闭眼		
（1）你的名字是张小红吗？	否					2	
（2）你的名字是李华明吗？	否					2	
（3）你的名字是（真名）吗？	是					2	
（4）你家住在前门/鼓楼吗？	否					2	
（5）你家住在（正确地名）吗？	是					2	
（6）你住在通县/延庆吗？	否					2	
（7）你是大夫吗？	否					2	
（8）我是大夫吗？	是					2	
（9）我是男的/女的吗？	否					2	
（10）这个房间的灯亮着吗？	是					2	
（11）这个房间的门是关着的吗？	否					2	
（12）这儿是旅馆吗？	否					2	
（13）这儿是医院吗？	是					2	
（14）你穿的衣服是红/蓝色的吗？	否					2	
（15）纸在火中燃烧吗？	是					4	
（16）每年中秋节在端午节前先过吗？	否					4	
（17）您吃香蕉时先剥皮吗？	是					4	
（18）在本地七月下雪吗？	否					4	
（19）马比狗大吗？	是					4	
（20）农民用斧头割草吗？	否					4	
（21）一斤面比二斤面重吗？	否					4	
（22）冰在水里会沉吗？	否					4	
总分						160	

2. 听辨认（共90分，45项，每项2分）

实物	＜5” 2分	＜5” 1分	0分	图形	＜5” 2分	＜5” 1分	0分	图画	＜5” 2分	＜5” 1分	0分
梳子				圆				钥匙			
铅笔				方				火柴			
钥匙				三角				梳子			
火柴				螺旋				铅笔			
花				五星				花			

动作	＜5” 2分	＜5” 1分	0分	颜色	＜5” 2分	＜5” 1分	0分	家具	＜5” 2分	＜5” 1分	0分
吸烟				红				窗户			
喝水				黄				椅子			
跑步				蓝				电灯			
睡觉				绿				桌子			
摔倒				黑				床			

身体	＜5” 2分	＜5” 1分	0分	身体	＜5” 2分	＜5” 1分	0分	身体	＜5” 2分	＜5” 1分	0分
耳朵				中指				右耳			
鼻子				胳膊肘				左眼			
肩膀				眉毛				左拇指			
眼睛				小指				右手腕			
手腕				拇指				右中指			

听辨认总分：______/90分

3. 口头指令（共80分）

指令和评分

指令	总分	评分	备注
（1）把手举起来	2		
（2）闭上眼睛	2		
（3）指一下房顶	2		
2 2 2 （4）指一下门，然后再指窗户	6		
2 2 2 （5）摸一下铅笔，然后再摸一下钥匙。	6		
4 2 4 （6）把纸翻过来，再把梳子 放在纸上边。	10		
5 5 （7）用钥匙指梳子，然后放回原处。	0		
5 7 （8）用梳子指铅笔，然后交叉放在一起。	12		
2 4 2 4 （9）用铅笔 指纸一角，然后 放在另一角处。	12		
2 10 6 （10）把钥匙放在铅笔和梳子中间，再用纸盖上。	18		
总分	180分		

三、复述（共100分）

1. 词复述（共24分）

题号	问题	满分	评分	言语特征	备注
（1）	门	1			
（2）	床	1			
（3）	尺	1			
（4）	哥	1			

续 表

题号	问题	满分	评分	言语特征	备注
(5)	窗户	2			
(6)	汽车	2			
(7)	八十	2			
(8)	新鲜	2			
(9)	天安门	3			
(10)	四十七	3			
(11)	拖拉机	3			
(12)	活蛤蟆	3			
	总分				

2. 句复述（共76分）

题号	问题	满分	评分	言语特征
(1)	听说过	3		
(2)	别告诉他	4		
(3)	掉到水里啦	5		
(4)	吃完饭就去遛弯	7		
(5)	办公室电话铃响着吧	9		
(6)	他出去以后还没有回来	10		
(7)	吃葡萄不吐葡萄皮	8		
(8)	所机全微他合（每秒2字）	12		
(9)	当他回到家的时候，发现屋子里坐满了朋友	18		
	总分			

复述总分______/100分

四、命名

1. 词命名（共40分，20项）

实物	反应 2	触摸 1	提示 0.5	实物	反应 2	触摸 1	提示 0.5	身体	反应 2	触摸 1	提示 0.5	图片	反应 2	触摸 1	提示 0.5
铅笔				皮尺				头发				跑步			
纽扣				别针				耳朵				睡觉			
牙刷				橡皮				手腕				吸烟			
火柴				表带				拇指				摔跤			
钥匙				发卡				中指				喝水			
词命名总分	/40分														

2. 颜色命名（共12分）

请告诉我，这是什么颜色？红、黄、黑、蓝、白、绿。

问题	答案	评分2	言语特征
1. 晴天的天空是？	蓝		
2. 春天的草是？	绿		
3. 煤是？	黑		
4. 稻谷熟了是？	黄		
5. 牛奶是？	白		
6. 少先队员的领巾是？	红		
总分 /12分			

3. 反应命名（共10分）

问题	答案	评分2	言语特征
1. 您切菜用什么？	刀		
2. 看什么可以知道几点了？	钟、表		
3. 用什么点烟？	火柴、打火机		
4. 天黑了什么可以使房间亮？	电灯、蜡烛		

续 表

问题	答案	评分2	言语特征
5. 到哪儿能买到药？	医院、药店		
总分 /10分			

五、阅读

1. 视一读（共10分，每项1分）

内容	评分1	言语特征	内容	评分1	言语特征
明			妹		
肚			鸭		
动			村		
和			砂		
睛			转		
总分 /10分					

2. 听字一辨认（共10分，每字1分）

目标词	备选词					得分	备注
（第）47	17	74	14	47	407		
（水）田	由	甲	申	电	田		
（喝）水	永	水	本	木	术		
成（功）	戊	成	戌	咸	威		
唱（歌）	倡	昌	唱	畅	常		
（棉）被	背	被	披	杯	倍		
（铅）笔	币	必	笔	比	毕		
（电）灯	登	灯	邓	瞪	等		
（您）好	佳	良	棒	冠	好		
坏（人）	次	差	坏	下	未		

3. 字一画匹配（共40分，共20项，朗读、配画各1分）

图画	朗读	配画	图形	朗读	配画	动作	朗读	配画	颜色	朗读	配画
钥匙			圆形			喝水			黑		
铅笔			方块			跑步			红		
火柴			三角			睡觉			黄		
梳子			螺旋			吸烟			绿		
菊花			五星			摔倒			蓝		
			朗读	/20分		配画	/20分				
总分											

4. 读指令，并执行（共30分）

内容	朗读	执行	言语特征
（1）闭眼	1	1	
（2）摸右耳	1	1	
1　　2 （3）指门，再指窗户	3	3	
2　　2 （4）先摸铅笔，后摸钥匙	4	4	
3　　　　0 （5）用梳子指铅笔，然后交叉放在一起	6	6	
总分	/15分	/15分	

5. 读句选答案填空（共30分）

句子	答案	评分	备注
（1）苹果是……的	原的、圆的、圆圈、方的	2	
（2）解放军带 ……	呛、枪、强、仓	2	
（3）老王修理汽车和卡车，他是……	清洁工、司机、机器、修理工	6	
（4）孙悟空本领高强，会七十二变，若不是……唐僧怎管得住他	想取经、紧箍咒、如来佛、猪八戒	10	
（5）中国地大物博，人口众多，但是人均可耕地少，因此，应该珍惜 ……	经济、水源、承包、土地	10	
总分		/30分	

六、书写

1. 写姓名、地址（共10分）

	评分	特征
姓名3		
地址7		
总分	/10分	

2. 抄写（共10分，每字1分）

北京是世界文明的都市　　　　________/10分

3. 系列书写1～24（最高20分）　　________/20分

4. 听写（共34分）

（1）偏旁（共5分）

立人1	言1	提手1	走之1	土1	总分

（2）数字（共7分）

各1分			各2分		总分
7	15	42	193	1860	

（3）字（共5分，每字1分）

火柴	铅笔	嘴的口	方块	黄颜色	总分

（4）词（共10分，每字1分）

梳子	钥匙	睡觉	跑步	五星	总分

（5）短句（共7分，每字1分）

春风吹绿了树叶	评分：　　分

听写总分：______/34分

5．看图写字（共20分，每图2分）　　________/20分

6．写病情（最高5分）　　________/5分

七、结构与空间（共19分）

1. 照图画（共10分）

图一1	图二2	图三3	图四4	总分
				/10分

2. 摆方块（共9分）

方块一1.5	方块二3	方块三4.5	总分
			/9分

结构与空间总分：______/19分

八、运用（最高30分）

1. 面部（共8分）

动作	执行2	模仿1	用实物0.5	未完成0	备注
咳嗽					
吹灭火柴					
鼓腮					
用吸管吸水					
总分					

2. 上肢（共8分）

动作	执行2	模仿1	用实物0.5	未完成0	备注
挥手再见					
致礼					
刷牙					
梳头					
总分					

3. 复杂（共14分）

动作	得分	备注
假装划火柴（3），点烟（3）		
假装把信纸叠起来（3），放进信封（3），封好（2）		
总分		

运用总分：______/30分

九、计算（共每题2分，共24分）

加法		
5＋4＝9，20，1，8	6＋7＝12，13，52，14	9＋3＝6，17，12，21
乘法		
4×2＝6，2，8，1	6×7＝13，21，2，42 8×3＝5，1，24，40	
减法		
6−2＝8，4，12，3	8−3＝5，11， 24，16	1−7＝18， 4，8，17
除法		
9÷3＝12，3，6，27	64÷8＝40，5，6，8，32	35÷7＝5，28，12，21
总分　　/24分		

十、ABC法评定结果总结表

口语表达							听理解			阅读							书写						
信息量	流利性	系列语言	复述	命名			自发书写	听辨认	口头指令	视读	听字辨认	字画匹配		读指令执行		填空	姓名地址	抄写	听写	系列书写	看图书写	自发书写	
				视命名	反应命名	颜色命名						朗读	理解	朗读	理解								
																							100%
																							90%
																							80%
																							70%
																							60%
																							50%
																							40%
																							30%
																							20%
																							10%
																							0%

附录C 汉语失语症成套测验（ABC法）操作手册

一、谈话（流畅度9～27分、信息量0～6分）

1. 问答（录音）

将患者谈话录音，对7、8项应鼓励尽量多说，录音至少5～10分钟，患者连续说时不要打断他。一分钟内无或偶有文法结构词为无文法结构，一分钟内一半以下语句有文法结构词为少。

信息量：

记分	表现
0分	哑
1分	刻板言语，或难以听懂的错语、咕噜声，不表达任何信息
2分	部分表达信息，少量实质词，偶有短句，或有大量错语
3分	能简单表达信息，电报式，或较多错语，找词明显困难
4分	能表达意思，句子大多完整，有轻度找词困难，少量错语，或难以扩展
5分	能表达思想，能扩展，无错语，偶有找词困难，或主观困难
6分	正常

流畅度：

言语特征	1	2	3
语量	＜50字/分	51～99字/分	＞100字/分
语调	不正常	轻度不正常	正常
发音	构音困难	轻度不正常	正常
短语长短	短（1～2字）		正常（3～4字）
用力程度	明显费力	中度费力	不费力
强迫言语	无		有
用词	实质词	少量实质词	缺实质词
文法	无	少量文法	有
错语	无	偶有	有

*9～13，非流利；14～20，中间型；21～27，流利。

2. 系列语言（录音）

让患者从1数到21。

二、理解

（一）是/否问题（共60分）（录音）

指导为：现在我向您提一些问题，请用“是”或“不是”（对或不对）回答。如口语表达有困难，可告诉患者用“举手”或“摆手”分别表示“是”或“不是”，如需要提问可重复一次，但需全句重复。在患者回答时，不要以任何表示让患者觉出其回答对或不对。如患者明确表示错了而改正，以后一回答为准。提问后5秒未回答0分（回答错为0分且记x）。5秒后回答正确给原分的一半。1—14每正确回答2分，15～22每正确回答4分。检查中如必要可重复说明要求。

（二）听辨认（共90分，45项，每项2分）

听到名称后，让患者从一组物、画或身体部位中选出正确的。

指导为：将实物和图片不规则地放在患者面前，注意放在视野内。对患者说：“这儿有些东西（或图），请您指一下哪个是______。5秒内无反应记0分，指错则在0分下记x，若患者指两次以上亦为0分。如患者指两项以上亦为0分，记x。除非患者明确表示改正，以后一次为准。身体左右指令必须左、右和部位均对才记分，否则记0分，并在错的字上画x。

（三）口头指令（共80分）

从简单到多步骤和有语法指令，让患者听到后执行。

指导和指令：请您照着我说的做。必要时可重复全句一次。第4题结束后，患者面前按序放钥匙、铅笔、纸、梳子，告诉患者“看清这些东西吗？请您照着我说的做”。给指令前可以示范，“如我说用钥匙指铅笔就这样做”。注意每项做完，按原序放好。

三、复述（共100分）（录音）

包括常用词和不常用词、具体词和抽象词、短句、长句、超常复合和无意义词组。注意患者复述时有无错语，复述结果是缩短还是延长，有困难时要分辨是听理解还是表达障碍引起。

指导：“请您跟我学，我说什么您也说什么。”如患者未听清，可以全句（词）重复。如有构音障碍，与自发语言相似且可听出复述内容按正确记，每字一分，错语扣分。

四、命名（录音）

包括指物（身体部位或画）命名、列名、色命名和反应命名。

指物命名是依托视觉的命名，如看物或图时的命名；列名为不依托视觉时，在1分钟内能说出的蔬菜名称数；色命名包括颜色命名和以颜色名回答提问；反应命名是以物体名称回答问题。

（一）词命名（共40分，20项）（录音）

按次序出示实物，问患者“这是什么？”。（或图片，“这个人在干什么？”）正确回答记2分，触摸后才正确回答记1分。触摸后5秒内仍不能说出正确答案，治疗人员说包括正确名称的三个词，让患者选，选对记1/2分。如仍说不出，提示第一个音后才正确回答记1/2分。回答错记×，记0分。无反应记0分。

（二）列名（录音）

“您试着说蔬菜的名称，能说多少说多少，比如白菜是蔬菜，还有什么菜呢？”。记录前半分钟和后半分钟说出的蔬菜名，重复举例的词不算。

（三）颜色命名（共12分）（录音）

“请告诉我，这是什么颜色？”红、黄、黑、蓝、白、绿。

（四）反应命名（共10分）（录音）

五、阅读

具体如下。①视读：看着字朗读10个合体字；②听字辨认：从一组形似、音似、意似字中选出听到的字；③朗读词并配画：先朗读所示的词，无论朗读是否正确均要求配上相应的画，以考查患者的文字理解；④朗读指令并执行：先朗读字卡上的句，无论朗读是否正确均应按文字指令执行；⑤选词填空：对留有空档的句朗读或默读后从备选词中选出正确的填空，此时朗读不记分。

（一）视一读（共10分，每项1分）（录音）

“请您念一下这些字。”

（二）听字一辨认（共10分，每字1分）

“请您指出每行字中，我念的是哪一个？”，并指出该行。每次只限一个，指对的画“√”，指出两个以上无分，除非患者明确表示更正。

（三）字一画匹配（共40分，共20项，朗读、配画各1分）（录音）

“请您念一下每个词，再指出画上是哪一个”。如果读不出，亦要求指。每正确反应给1分。朗读、配画分别记分。

（四）读指令，并执行（共30分）（录音）

“请您读这些句子，然后照着做”。如果读不出或朗读错误，仍要求按照句子的意思做。

（五）读句选答案填空（共30分）

“请您从每句下四个词中选一个正确的填空”。在患者指出的词上画“√”，正确记分，错误则

“0”分。举例1:“树上有____”“正确的应选哪一个呢?”如患者选错可指出正确的。(针、叶、革、味)举例2:“小张在学校里教书,他是____”(学生、电工、老师、朋友)。

六、书写(记录文字)

包括写姓名、地址;抄写;写系列数字;听写(包括偏旁、数、字、词和句);看图写和写病史。

(一)写姓名、地址(共10分)(记录文字)

“请您写下您的名字、地址。”

(二)抄写(共10分,每字1分)(记录文字)“请您照着这句话抄下来。”

(三)系列书写1～24(最高20分)(记录文字)

“请您从1写到24。”检查者写1、2、3示范,连续正确每字1分,漏、颠倒均无分。

(四)听写(共34分)(记录文字)

1. 偏旁(共5分)(记录文字)。
2. 数字(共7分)(记录文字)。
3. 字(共5分,每字1分)(记录文字)。
4. 词(共10分,每字1分)(记录文字)。
5. 短句(共7分,每字1分)(记录文字)如患者记不住,可分部分念。

(五)看图写字(共20分,每图2分)(记录文字)

“这个图上是什么,请写下来”。写到红、黄时提示是什么色,如因对图误解,但按误解的意思能写出正确字,仍给分。

(六)写病情(最高5分)(记录文字)

“请您写一下您现在怎么不好,要按句子写,就好像给别人写信时说您现在的情况一样”。记分要求意思、笔画和句法正确。

0分:无反应;1分:近似的单个字、构字障碍,不能表达信息;2分:有正确关键词;3分:有短语,可表达信息;4分:偶有构字障碍或语法不当,但有能表达信息的完整句;5分:正常。

七、结构与空间(共19分)

(一)照图画(共10分)(记录图画)

让患者照画二维、三维的图形,观察是否能完成。

图一（1分）	图二（2分）	图三（3分）	图四（4分）	总分
				/10分

（二）摆方块（共9分）

让患者按要求摆方块，看是否能完成。

方块一（1.5分）	方块二（3分）	方块三（4.5分）	总分
			9分

结构与空间总分：______/19分

八、运用（最高30分）

让患者按指示做一些动作，观察完成情况。
指导：“我现在让您做些动作，如招手叫人应这么做”（示范），然后让患者做下述动作。

（一）面部（共8分）

共4个动作，能执行2分，能模仿操作1分，能用事物操作0.5分，未完成0分。

动作	执行（2分）	模仿（1分）	用实物（0.5分）	未完成（0分）	备注
咳嗽					
吹灭火柴					
鼓腮					
用吸管吸水					
总分					

（二）上肢（共8分）

共4个动作，能执行2分，能模仿操作1分，能用事物操作0.5分，未完成0分。

动作	执行（2分）	模仿（1分）	用实物（0.5分）	未完成（0分）	备注
挥手再见					
致礼					

续　表

动作	执行（2分）	模仿（1分）	用实物（0.5分）	未完成（0分）	备注
刷牙					
梳头					
总分					

（三）复杂（共14分）

共5个动作，每个动作得分按标注分数，未完成得0分。

动作	得分	备注
假装划火柴(3)，点烟(3)		
假装把信纸叠起来(3)，放进信封(3)，封好(2)		
总分		

运用总分：　　　/30分

九、计算（共每题2分，共24分）

让患者进行简单的运算。

指导："根据左方的算式，请您指出右方哪个是正确得数"。如果患者看不清或看错，可以念算式给他听。如未指对，说对也记分。但只能指1次，除非患者明确表示改正，并按后一次记分。

总评：全部测验完毕后，分别以言语正常对照组的均值作为100%，计算出患者信息量、流畅度、复述等23项的得分相当于言语正常组的百分率，填于下面的总表中。由于仅评定失语时，结构与视空间及其后的各项可不查。

（阅读和书写各项需为小学文化水平及以上者。）

附录D　失语症类型诊断

表中是常见失语类型9项检查的近似平均值

类型	信息量	流畅性	复述	命名			听理解		
				词	色	反应性	是否题	辨认	执行命令
Broca型（BA）	15	15	7	5	5	12	68	65	28
Wernicke型（WA）	36	76	10	15	14	5	20	30	10
传导型（CA）	50	70	32	48	59	48	81	83	46
经皮质运动型（TCM）	62	57	86	83	82	85	87	90	66
经皮质感觉型（TCS）	55	73	80	60	67	55	62	70	30
经皮质混合型（MT）	28	48	65	23	18	22	47	28	7
命名型（AA）	68	76	92	48	59	79	88	83	63
完全型（GA）	13	8	2	1	1	0	12	6	2
丘脑型（TA）	58	60	87	67	72	78	77	77	49
基底型（BaA）	57	58	77	68	77	72	82	85	50

将患者的上述9项内容检查结果相当于正常人的百分率和该表比较，即可看出患者相近失语类型。

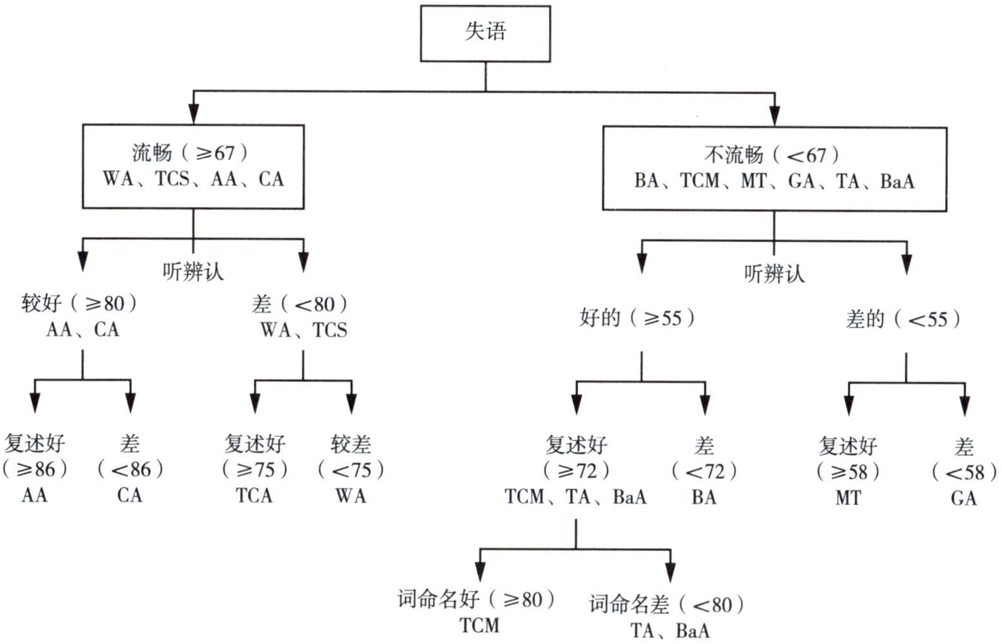

图D-1　失语症类型诊断